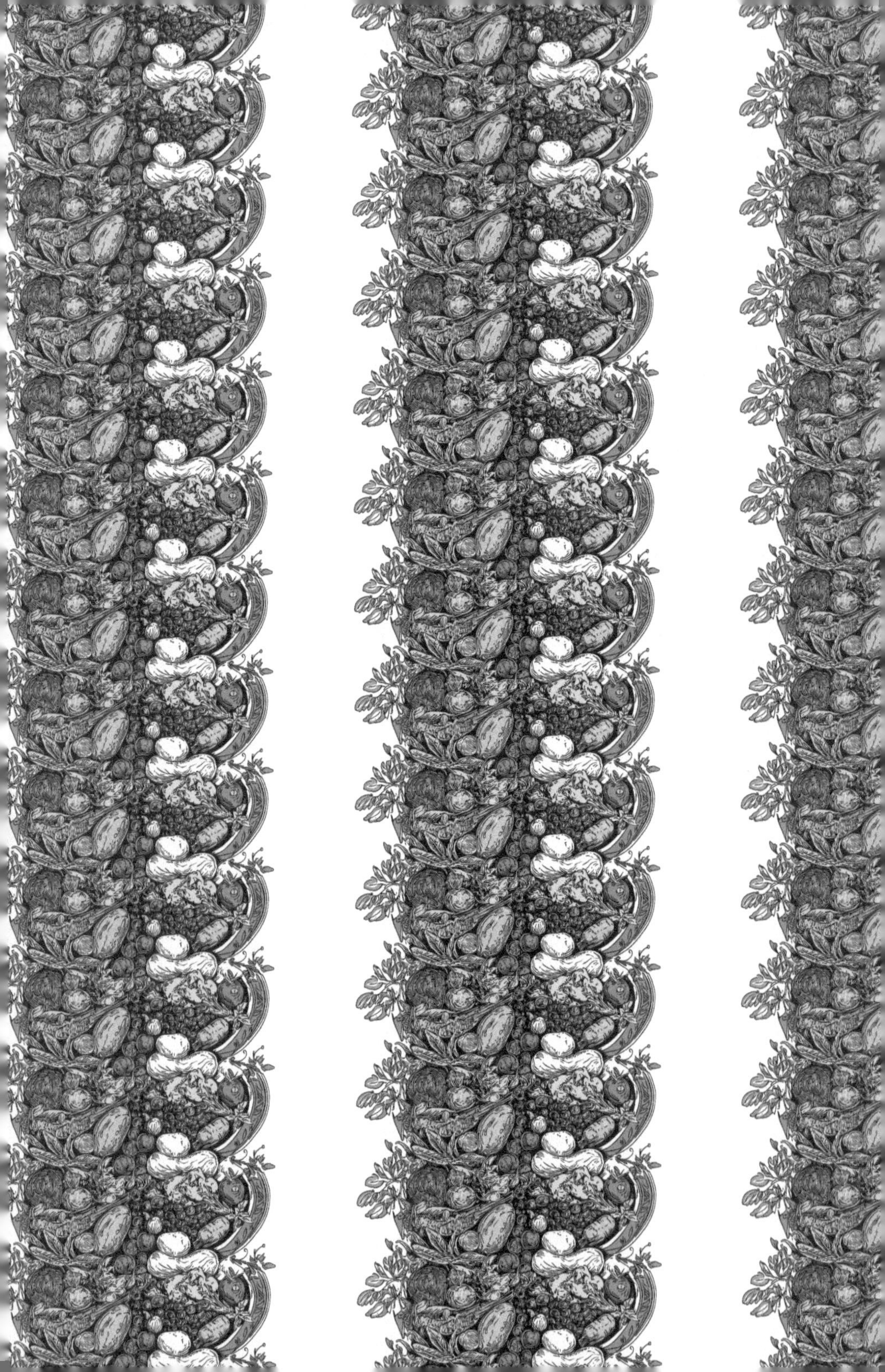

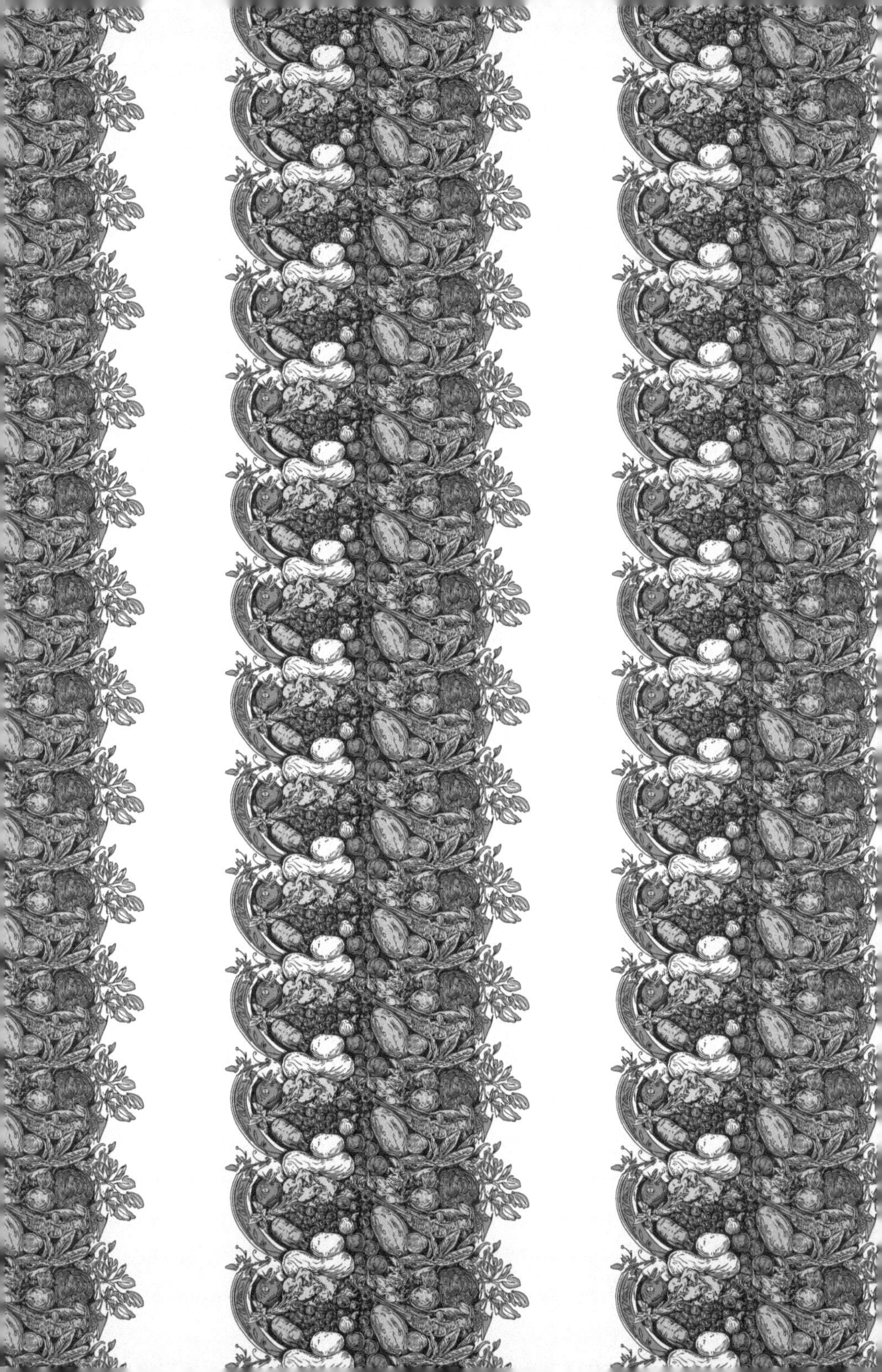

## Aviso legal

Saage Media GmbH
c/o SpinLab – The HHL Accelerator
Spinnereistraße 7
04179 Leipzig, Germany
E-Mail: contact@SaageMedia.com
Web: www.SaageMedia.com
Commercial Register: Local Court Leipzig, HRB 42755 (Handelsregister: Amtsgericht Leipzig, HRB 42755)
Managing Director: Rico Saage (Geschäftsführer)
VAT ID Number: DE369527893 (USt-IdNr.)

Editorial: Saage Media GmbH
Publicación: 02.2025
Diseño de portada: Saage Media GmbH
ISBN Tapa blanda (es): 978-3-384-53305-0
ISBN Ebook (es): 978-3-384-53306-7

## Legal / Avisos


Los enlaces externos y las referencias a fuentes enumerados en este libro fueron verificados al momento de la publicación. El autor no tiene influencia sobre los diseños y contenidos actuales y futuros de las páginas vinculadas. El proveedor del sitio web vinculado es el único responsable de los contenidos ilegales, incorrectos o incompletos, así como de los daños que surjan del uso o no uso de la información, no quien hace referencia a la publicación respectiva a través de enlaces. Todas las fuentes externas utilizadas se enumeran en la bibliografía. A pesar del cuidadoso control del contenido, no asumimos ninguna responsabilidad por el contenido de fuentes externas. Los operadores de las fuentes citadas son los únicos responsables de su contenido. Las imágenes y fuentes de terceros están marcadas como tales. La reproducción, procesamiento, distribución y cualquier tipo de explotación fuera de los límites de los derechos de autor requieren el consentimiento por escrito del autor o creador respectivo.
Este libro ha sido traducido del alemán. No se pueden descartar completamente las desviaciones del original o los errores de traducción. Todas las fuentes citadas en el libro están disponibles en inglés. No asumimos ninguna responsabilidad por inexactitudes o malentendidos de contenido que puedan surgir por la traducción.
Los datos de los diagramas que no están marcados explícitamente con una fuente no se basan en estudios, sino que son suposiciones no vinculantes para una mejor visualización.
Este libro fue creado utilizando Inteligencia Artificial (IA) y otras herramientas. Entre otras cosas, se utilizaron herramientas para la investigación, la escritura/edición y la generación de ilustraciones decorativas. A pesar del control, no se pueden descartar completamente los errores. Nos gustaría enfatizar que el uso de la IA sirve como herramienta de apoyo para proporcionar a nuestros lectores una experiencia de lectura de alta calidad e inspiradora.

Las referencias y citas contenidas en este libro han sido cuidadosamente investigadas y reproducidas en su significado. La interpretación y presentación del contenido citado refleja la comprensión del autor y no necesariamente corresponde con la intención u opinión de los autores originales. Para las citas parafraseadas, las declaraciones principales de las fuentes originales se han incorporado al contexto de esta obra según el mejor saber y entender, pero pueden desviarse de las formulaciones originales y matices de significado debido a la transferencia y simplificación. Todas las fuentes utilizadas están completamente listadas en la bibliografía y pueden leerse allí en el original. La responsabilidad de la interpretación y la incorporación contextual del contenido citado recae en el autor de este libro. Para preguntas científicas e información detallada, se recomienda consultar las fuentes originales. El autor se ha esforzado por presentar temas científicos complejos de manera generalmente comprensible. No se pueden excluir simplificaciones y generalizaciones. No se puede garantizar la exactitud técnica y la integridad de las presentaciones simplificadas. La reproducción parafraseada de citas y hallazgos científicos se realiza conscientemente cumpliendo con la ley de citas según § 51 UrhG y todas las disposiciones relevantes de derechos de autor de otros países. Al simplificar, transferir y posiblemente traducir contenido científico a un lenguaje generalmente comprensible, se pueden perder matices de significado y detalles técnicos. El autor no reclama derechos sobre las obras citadas y respeta todos los derechos de autor de los autores originales. Si se detecta un uso no autorizado, el autor solicita ser notificado para tomar las medidas apropiadas. Para fines académicos y cuando se utiliza como referencia científica, se recomienda expresamente consultar las fuentes originales. La presentación simplificada sirve exclusivamente para información científica popular.

La información contenida en este libro sobre nutrición autoinmune y medicina nutricional ha sido investigada cuidadosamente y compilada con el mejor conocimiento y conciencia. Sin embargo, no se pueden excluir completamente los errores. Las recomendaciones y conceptos nutricionales presentados no sustituyen el asesoramiento médico profesional, el diagnóstico o el tratamiento. Antes de iniciar un cambio en la dieta, consulte obligatoriamente a su médico tratante o a un nutricionista calificado, especialmente si ya está tomando medicamentos o padece problemas de salud. Las enfermedades autoinmunes son cuadros clínicos complejos que pueden variar considerablemente de una persona a otra. Los enfoques nutricionales descritos pueden tener un efecto de apoyo, pero no garantizan el éxito en la curación. No se asume ninguna responsabilidad por posibles daños a la salud que resulten de la aplicación de las recomendaciones nutricionales presentadas. La investigación médica está en constante evolución. En el momento de la impresión, toda la información corresponde al estado actual de la ciencia, pero puede cambiar con nuevos hallazgos. Todas las marcas y nombres de productos mencionados en el libro están protegidos por derechos de marca, marcas registradas o derechos de patente de sus respectivos propietarios. Los estudios y fuentes científicas utilizados se enumeran en el apéndice.

Bendis Saage

# Nutrición Autoinmune: Alimentación Antiinflamatoria para Sanar

## Guía práctica de medicina nutricional para tratar con éxito enfermedades autoinmunes con una dieta antiinflamatoria y paleo

76 Fuentes
45 Diagramas
86 Imágenes
7 Ilustraciones

**Queridos lectores,**

les agradecemos de corazón que hayan elegido este libro. Con su elección, no solo nos han brindado su confianza, sino también parte de su valioso tiempo. Lo apreciamos mucho.

Las enfermedades autoinmunes afectan a millones de personas y les presentan diariamente desafíos relacionados con la alimentación. Este libro especializado ofrece una visión fundamentada sobre las interrelaciones entre la alimentación y las reacciones autoinmunes. Muestra cómo las dietas antiinflamatorias, desde la paleo hasta la mediterránea, pueden ser utilizadas de manera específica para aliviar los síntomas. A través de guías prácticas, consejos de compra y recetas aptas para la vida cotidiana, aprenderá a optimizar su alimentación paso a paso. Se consideran tanto los fundamentos de la nutrición médica como los últimos hallazgos científicos. El libro combina conocimientos teóricos con recomendaciones concretas de acción y le apoya en el desarrollo de su estrategia alimentaria individual. Utilice esta obra de referencia orientada a la práctica como acompañante en su camino hacia una alimentación que promueva la salud.

Esta guía le proporciona información comprensible y práctica sobre un tema complejo. Gracias a herramientas digitales desarrolladas internamente que también utilizan redes neuronales, pudimos realizar investigaciones exhaustivas. El contenido se ha estructurado de manera óptima y desarrollado hasta la versión final para proporcionarle una visión general bien fundamentada y de fácil acceso. El resultado: obtiene una visión integral y se beneficia de explicaciones claras y ejemplos ilustrativos. El diseño visual también se ha optimizado mediante este método avanzado para que pueda captar y utilizar la información rápidamente.

Nos esforzamos por la máxima precisión, pero agradecemos cualquier indicación de posibles errores. Visite nuestro sitio web para encontrar las últimas correcciones y adiciones a este libro. Estas también se incorporarán en futuras ediciones.

¡Esperamos que disfrute leyendo y descubriendo cosas nuevas! Si tiene sugerencias, críticas o preguntas, esperamos sus comentarios. Solo mediante el intercambio activo con ustedes, los lectores, las futuras ediciones y obras podrán ser aún mejores. ¡Manténgase curioso!

**Bendis Saage**

Saage Media GmbH - Equipo

- www.SaageBooks.com/es
- support@saagemedia.com
- Spinnereistraße 7 - c/o SpinLab – The HHL Accelerator, 04179 Leipzig, Germany

## Acceso rápido al conocimiento

Para garantizar una experiencia de lectura óptima, nos gustaría familiarizarle con las características principales de este libro:

- **Estructura Modular:** Cada capítulo es independiente y puede leerse sin depender de los demás.
- **Investigación Exhaustiva:** Todos los capítulos se basan en una investigación exhaustiva y están respaldados por referencias científicas. Los datos mostrados en los diagramas sirven para una mejor visualización y se basan en suposiciones, no en los datos proporcionados en las fuentes. Una lista completa de fuentes y créditos de imágenes se encuentra en el apéndice.
- **Terminología Clara:** Los términos técnicos subrayados se explican en el glosario.
- **Resúmenes de Capítulos:** Al final de cada capítulo, encontrará resúmenes concisos que le dan una visión general de los puntos clave.
- **Recomendaciones Concretas:** Cada subcapítulo concluye con una lista de consejos específicos para ayudarle a poner en práctica lo aprendido.

## Materiales adicionales de bonificación en nuestro sitio web

En nuestro sitio web, planeamos poner a su disposición los siguientes materiales exclusivos:

- Contenido adicional y capítulos extra
- Un resumen general compacto
- Una versión de radioteatro. (En planificación)

El sitio web está actualmente en construcción.

www.SaageBooks.com/es/
alimentacion_para_enfermedades_autoinmunes-bonus-SPOOCP

# Índice

# 1. Fundamentos de la Nutrición Autoinmune

¿Por qué a veces nuestro sistema inmunológico reacciona contra el propio cuerpo y qué papel juega nuestra alimentación diaria en esto? La respuesta radica en la compleja interacción entre los alimentos y nuestro sistema inmunológico, que va más allá de la mera ingesta calórica. La investigación moderna muestra que ciertos alimentos pueden promover o inhibir procesos inflamatorios. Los nutrientes adecuados, por otro lado, apoyan la autorregulación del sistema inmunológico y pueden aliviar los síntomas. En este capítulo, descubrirá las bases científicas de una terapia nutricional dirigida en enfermedades autoinmunes.

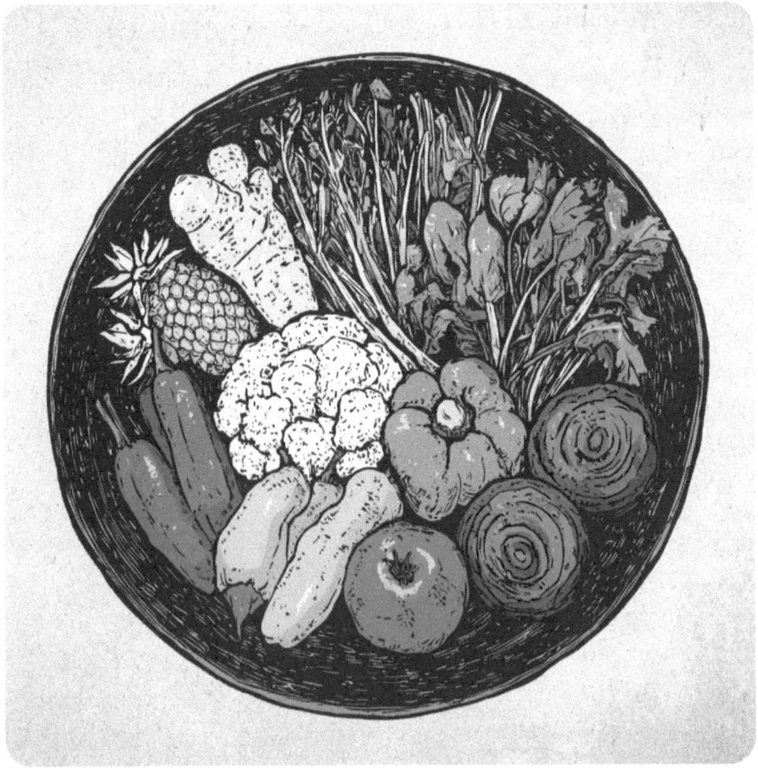

## 1. 1 Principios de la Medicina Nutricional

Los principios de la medicina nutricional forman la base de cualquier estrategia dietética para enfermedades autoinmunes. Un suministro adecuado de nutrientes influye de manera significativa en el sistema inmunológico y la salud intestinal, que juegan un papel central en las enfermedades autoinmunes. Una alimentación desequilibrada puede promover la inflamación y agravar los síntomas, mientras que un cambio dietético específico puede aliviar las molestias y aumentar el bienestar. Descubra a continuación cómo puede influir positivamente en su salud a través de las decisiones alimentarias correctas.

*Una dieta equilibrada y una flora intestinal saludable son esenciales para un sistema inmunológico funcional y pueden reducir las inflamaciones, que juegan un papel central en las enfermedades autoinmunes.*

## Relación entre la nutrición y el sistema inmunitario

La nutrición influye significativamente en el sistema inmunitario al proporcionar la disponibilidad de nutrientes necesarios para el desarrollo y la función de células inmunitarias. Una ingesta insuficiente de ciertos nutrientes puede debilitar la respuesta inmunitaria y aumentar la susceptibilidad a infecciones. Por ejemplo, una deficiencia de vitamina D puede reducir las defensas. [s1] Este vínculo es especialmente relevante en personas con un sistema inmunitario debilitado, como los pacientes con VIH. Aquí, una ingesta adecuada de nutrientes es importante para apoyar la eficacia de los medicamentos y prevenir infecciones. [s2] Además de la cantidad de nutrientes, su calidad también es crucial. Las vitaminas, ácidos grasos omega-3 y polifenoles pueden modular la función inmunitaria y fortalecer así las defensas. [s1] Otro aspecto importante en la relación entre la nutrición y el sistema inmunitario es la salud intestinal. El intestino alberga una gran parte de las células inmunitarias y desempeña un papel crucial en la defensa contra patógenos. La alimentación influye en la composición de la flora intestinal (microbiota), que a su vez regula la respuesta inmunitaria. [s1] Una dieta desequilibrada puede llevar a una alteración de la flora intestinal y, como consecuencia, a una mayor predisposición a la inflamación en

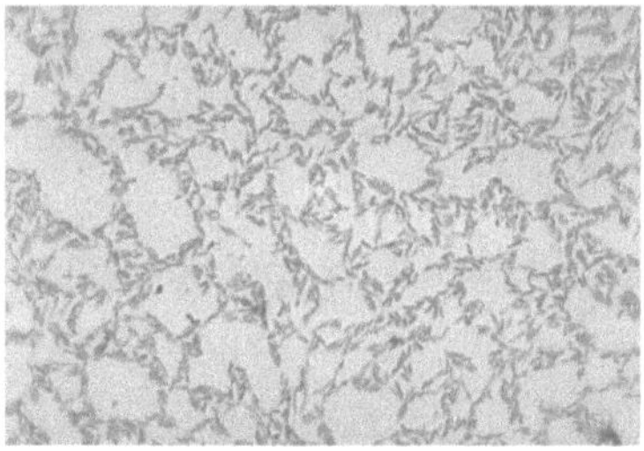

*Microbiota* [i1]

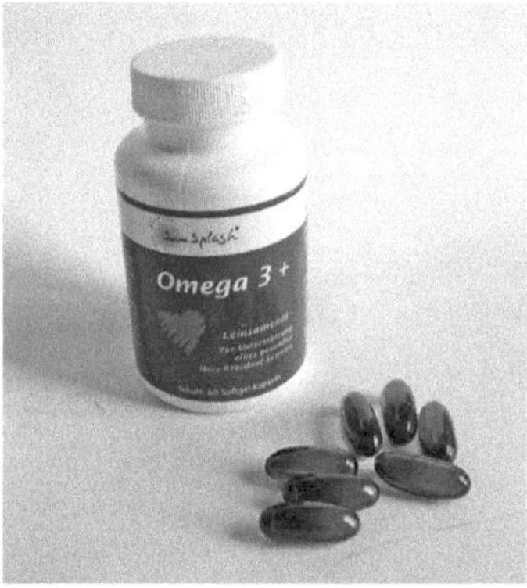


*Ácidos grasos omega-3* [i2]

el cuerpo. Las inflamaciones crónicas, a su vez, pueden aumentar el riesgo de diversas enfermedades, incluido el cáncer. [s1] En el caso de enfermedades autoinmunitarias, donde el sistema inmunitario ataca

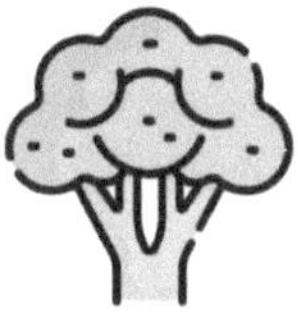

erróneamente las células del propio cuerpo, un cambio dietético específico puede ayudar a reducir la inflamación y aliviar los síntomas. Al eliminar intencionadamente ciertos alimentos y reintroducirlos gradualmente, se puede determinar qué alimentos provocan reacciones inflamatorias y cuáles promueven la salud intestinal. [s3] Un "intestino permeable" puede intensificar la inflamación en enfermedades autoinmunitarias, y una dieta adaptada puede ayudar a mejorar esta condición. [s3] En resumen, una dieta equilibrada con suficientes vitaminas, minerales, ácidos grasos omega-3 y polifenoles constituye la base para un sistema inmunitario fuerte. Una alimentación amigable con el intestino, rica en frutas, verduras y fibra, apoya una flora intestinal saludable y puede reducir la inflamación. En ciertas enfermedades como el VIH o las enfermedades autoinmunitarias, un cambio dietético específico puede apoyar la terapia y mejorar la calidad de vida. Quienes padecen una enfermedad autoinmunitaria deben buscar asesoramiento profesional para desarrollar una estrategia dietética adaptada a sus necesidades.

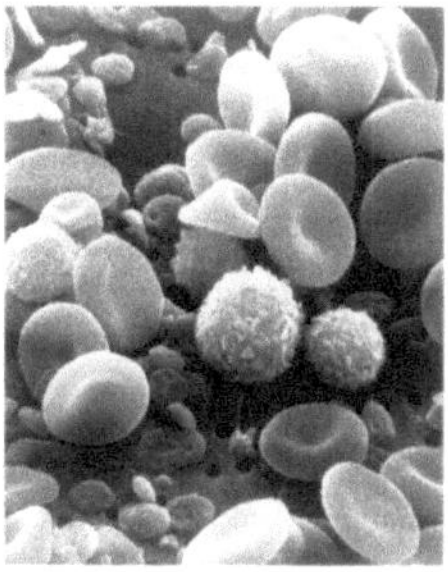

*célula inmunitaria* [i3]

## Bueno saber

### Enfermedades autoinmunitarias

Las enfermedades autoinmunitarias son afecciones en las que el sistema inmunitario ataca erróneamente las células y tejidos del propio cuerpo. Ejemplos de enfermedades autoinmunitarias incluyen la esclerosis múltiple, la enfermedad de Crohn y la artritis reumatoide. Un cambio dietético específico puede ayudar a reducir la inflamación y aliviar los síntomas de las enfermedades autoinmunitarias.

### Intestino permeable

Un "intestino permeable" (síndrome de intestino permeable) es una condición en la que la mucosa intestinal se vuelve más permeable y sustancias que normalmente deberían permanecer en el intestino ingresan al torrente sanguíneo. Esto puede promover la inflamación en el cuerpo y contribuir a diversos problemas de salud, incluidas las enfermedades autoinmunitarias. Una dieta adaptada puede ayudar a fortalecer la mucosa intestinal y reducir la permeabilidad.

### Minerales

Los minerales son nutrientes inorgánicos que el cuerpo necesita para diversas funciones, incluida la formación de huesos y dientes, la regulación del equilibrio hídrico y la función del sistema nervioso. Una ingesta adecuada de minerales es importante para un sistema inmunitario fuerte y la prevención de enfermedades crónicas.

## Impacto de los cambios en la dieta sobre los marcadores inflamatorios

Ilustra la correlación entre las intervenciones dietéticas y la respuesta inflamatoria en un paciente hipotético.

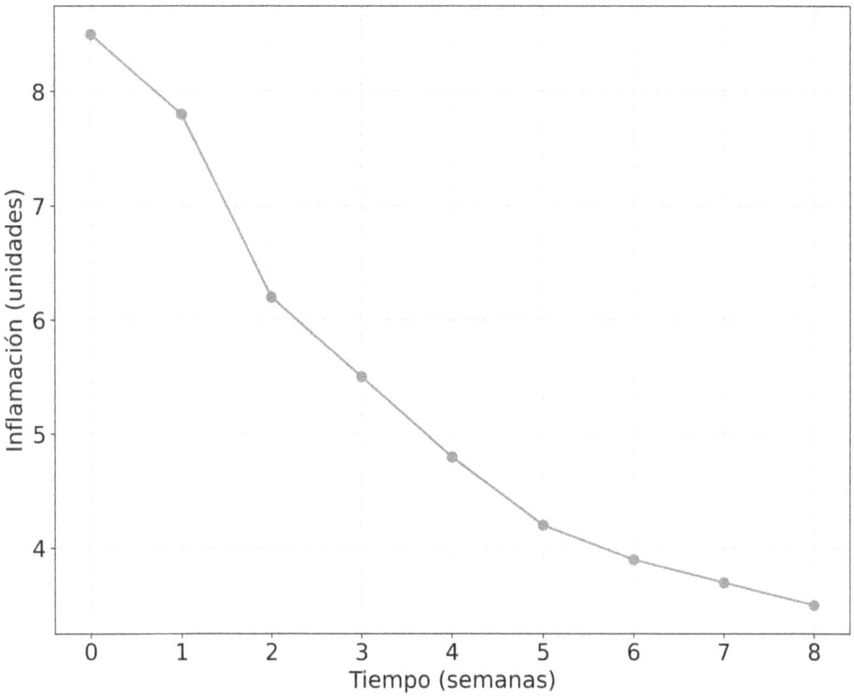


El gráfico muestra una disminución notable en los marcadores inflamatorios después de la implementación de una dieta de eliminación. Esto sugiere una correlación positiva entre los ajustes dietéticos y una reducción de la inflamación, lo que podría indicar una mejor regulación inmunológica. Se necesita más investigación para identificar alimentos desencadenantes específicos y optimizar el manejo dietético a largo plazo.

## Mecanismo de acción de los alimentos antiinflamatorios

Los alimentos antiinflamatorios actúan influyendo en los procesos inflamatorios del cuerpo de manera multifacética. Proporcionan nutrientes que intervienen directamente en el metabolismo inflamatorio. Compuestos vegetales bioactivos, como los que se encuentran en frutas y verduras, pueden, por ejemplo, inhibir la actividad de las enzimas que promueven la inflamación. [s4] Además, las dietas antiinflamatorias, como la descrita en la fuente [s5], fomentan la diversidad de la flora intestinal. Una microbiota equilibrada produce ácidos grasos de cadena corta, que a su vez refuerzan la barrera intestinal y reducen la penetración de sustancias que provocan inflamación en la sangre. Otro mecanismo de acción radica en la reducción del estrés oxidativo mediante la ingesta de antioxidantes. Estos protegen las células de daños causados por radicales libres, que favorecen los procesos inflamatorios. Por ejemplo, las bayas, ricas en antioxidantes, pueden ayudar a mitigar la inflamación en el cuerpo. El enfoque en alimentos no procesados dentro de los conceptos de dieta antiinflamatoria también minimiza la ingesta de aditivos y grasas trans, que también pueden promover la inflamación. [s4] La fase de eliminación mencionada en la fuente [s6] de la dieta del protocolo autoinmune (AIP) ilustra este enfoque al excluir inicialmente grupos de alimentos potencialmente inflamatorios como cereales y productos lácteos. La reintroducción gradual permite identificar intolerancias individuales y apoya el desarrollo de una estrategia dietética personalizada a largo plazo. [s5] Esta combinación de ingesta de nutrientes específica, promoción de la salud intestinal y evitación de sustancias proinflamatorias forma la base para el efecto positivo de los alimentos antiinflamatorios.

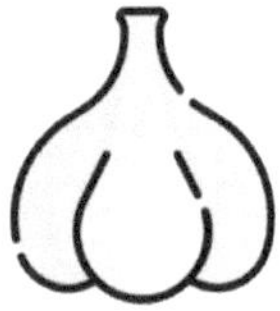

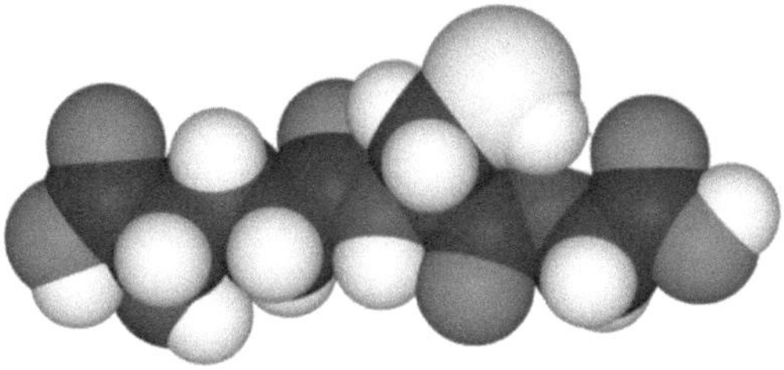

*Antioxidantes* [i4]

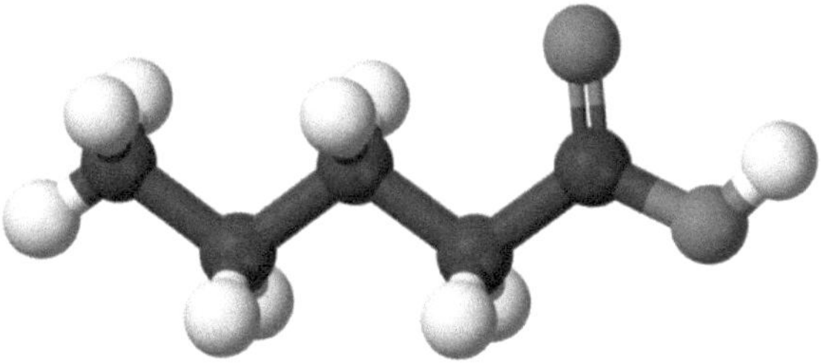

*Ácidos grasos de cadena corta* [i5]

**Compuestos vegetales bioactivos**

Los compuestos vegetales bioactivos, que se encuentran en frutas, verduras, hierbas y especias, pueden modular la inflamación, regular el sistema inmunológico y afectar positivamente la salud intestinal. Juegan un papel importante en la nutrición autoinmune, ya que pueden ayudar a aliviar los síntomas de las enfermedades autoinmunes.

**Dieta del protocolo autoinmune (AIP)**

La dieta del protocolo autoinmune (AIP) es una dieta de eliminación que tiene como objetivo identificar y eliminar alimentos proinflamatorios. Puede ayudar en el tratamiento de enfermedades autoinmunes al reducir la inflamación y mejorar la salud intestinal.

## Eficacia de los Alimentos Antiinflamatorios

Eficacia, biodisponibilidad y frecuencia de consumo de alimentos antiinflamatorios.

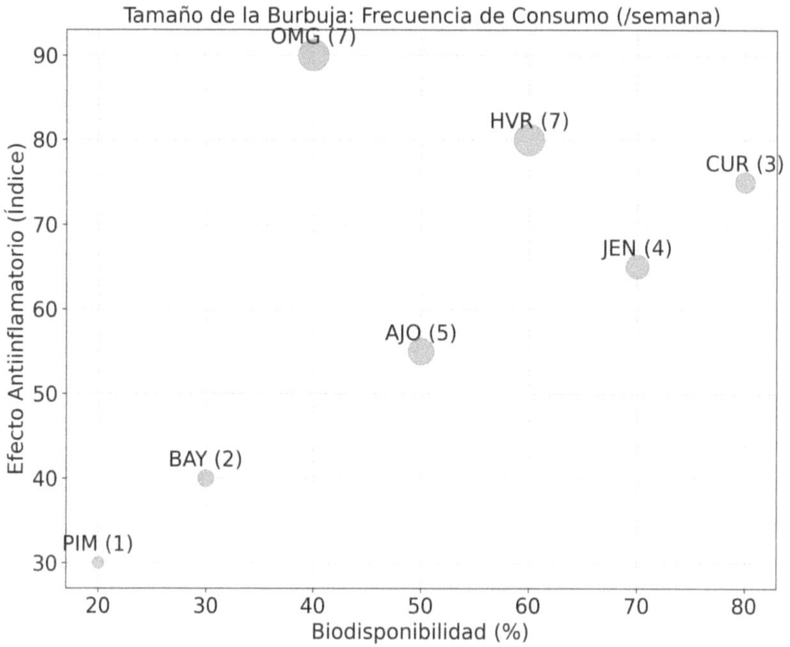


Blasengröße: Frec. de Cons. (/semana)

AJO: Ajo

BAY: Bayas

CUR: Cúrcuma

HVR: Vegetales de Hoja Verde

JEN: Jengibre

OMG: Omega-3

PIM: Pimienta

Los alimentos con alta biodisponibilidad como la cúrcuma y el jengibre muestran fuertes efectos antiinflamatorios incluso con un consumo moderado. Las verduras de hoja verde, aunque requieren una mayor frecuencia, ofrecen beneficios sustanciales debido a su buena biodisponibilidad. Los ácidos grasos omega-3, a pesar de su menor biodisponibilidad, demuestran fuertes efectos con un consumo frecuente. Algunos alimentos con menor biodisponibilidad y consumo poco frecuente pueden contribuir a los beneficios antiinflamatorios generales, pero muestran un impacto menos prominente.

## Importancia de la salud intestinal

El intestino, mucho más que un órgano digestivo, influye en numerosas funciones corporales, desde el sistema inmunológico hasta el metabolismo y la salud mental. La mikrobiota intestinal, una compleja comunidad de microorganismos, modula la respuesta inmunitaria al interactuar con el sistema inmunológico asociado al intestino (GALT) [s7]. Los nutrientes de los alimentos, así como los antígenos de la microbiota misma, son absorbidos por el GALT y desencadenan reacciones inmunitarias específicas. Esta interacción es crucial para la inmunohomostasis, es decir, el equilibrio del sistema inmunológico. Una disbiosis, una composición desequilibrada de la flora intestinal, puede alterar esta homeostasis y contribuir a una mayor predisposición a la inflamación y a diversos problemas de salud, como síntomas gastrointestinales en la disautonomía y síndromes de hipermovilidad [s8]. Para influir positivamente en la flora intestinal y mejorar la absorción de nutrientes, una dieta rica en probióticos (como los que se encuentran en los alimentos fermentados) y prebióticos (como las fibras en frutas y verduras) puede ser beneficiosa. Aquellos que sufren de síntomas como hinchazón o dolor abdominal podrían experimentar alivio al evitar alimentos que fomentan una disbiosis. Las fibras y fitonutrientes, abundantes en alimentos vegetales, no solo promueven la salud intestinal, sino que también fortalecen el sistema cardiovascular e inmunológico [s9]. Una dieta predominantemente vegetal ofrece beneficios antiinflamatorios y antioxidantes. La optimización de la absorción de nutrientes a través de este tipo de alimentación puede reducir el riesgo de enfermedades crónicas.

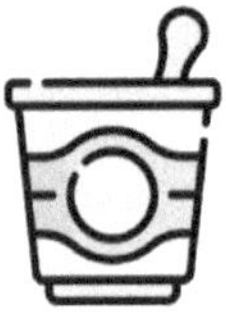

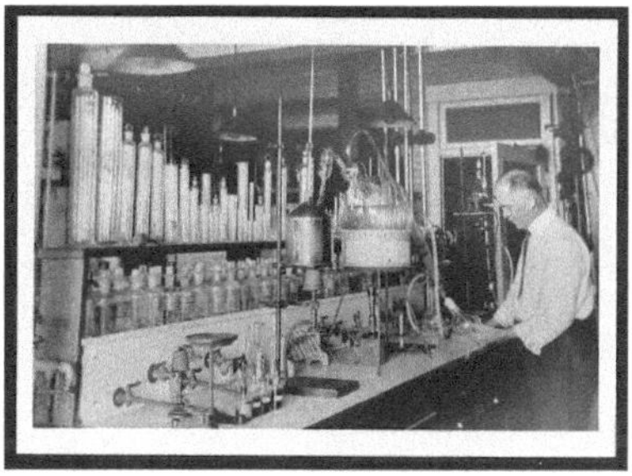

*Fitonutrientes* [i6]

## Bueno saber

### Antioxidantes

Las sustancias antioxidantes protegen las células de daños causados por radicales libres y pueden reducir la inflamación y el riesgo de enfermedades autoinmunitarias.

### Fitonutrientes

Los fitonutrientes son compuestos bioactivos de las plantas que tienen propiedades antioxidantes y antiinflamatorias. Pueden fortalecer el sistema inmunológico y reducir el riesgo de enfermedades autoinmunitarias.

### Inmunohomostasis

La inmunohomostasis es el equilibrio del sistema inmunológico y se ve influenciada por la interacción entre la microbiota y el GALT. Las alteraciones de este equilibrio pueden favorecer enfermedades autoinmunitarias.

### Síndromes de hipermovilidad

Los síndromes de hipermovilidad son trastornos del tejido conectivo que pueden llevar a articulaciones hipermóviles. También pueden estar asociados con problemas intestinales que pueden ser influenciados positivamente por una dieta adaptada.

## Composición de la Flora Intestinal

Distribución típica de la flora intestinal en un adulto sano.

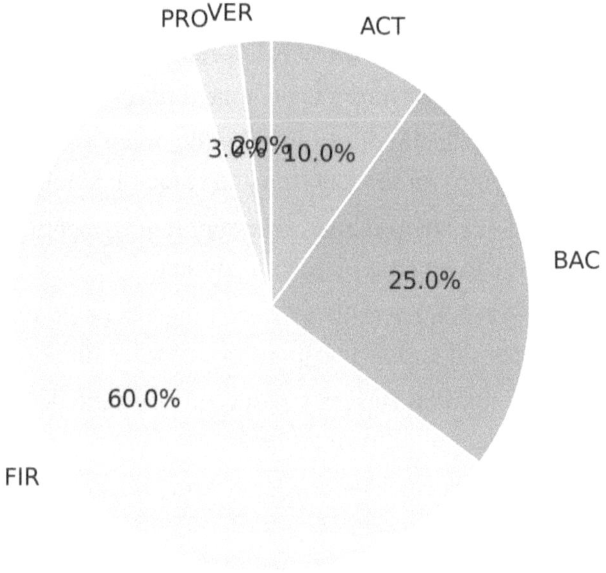


ACT: Actinobacterias

BAC: Bacteroidetes

FIR: Firmicutes

PRO: Proteobacterias

VER: Verrucomicrobia

Un microbioma intestinal equilibrado es crucial para la salud en general, particularmente en el contexto de las enfermedades autoinmunes. Si bien existen variaciones individuales, este gráfico representa una distribución general de filos bacterianos. El predominio de Firmicutes y Bacteroidetes subraya su importancia en la digestión, la absorción de nutrientes y la regulación inmunológica. Una reducción significativa en cualquiera de los dos, junto con un aumento en Proteobacteria, podría sugerir disbiosis y puede justificar una mayor investigación.

**Consejos concretos**

- Integra regularmente alimentos fermentados como chucrut o kimchi en tu dieta para apoyar tu flora intestinal.
- Experimenta con diferentes fuentes de fibra, desde semillas de lino hasta cáscaras de psyllium y semillas de chía, para encontrar la tolerancia óptima para tu intestino.
- Concéntrate en alimentos con propiedades antiinflamatorias, como cúrcuma, jengibre y verduras de hoja verde.
- Crea un diario de alimentación para documentar la influencia de ciertos alimentos en tu bienestar y tu reacción autoinmune.
- Varía tus fuentes de proteínas e integra regularmente proteínas vegetales como lentejas, frijoles y quinoa.
- Asegúrate de mantener una adecuada ingesta de líquidos, idealmente con agua, tés sin endulzar y jugos de verduras diluidos.
- Prepara tus comidas frescas y reduce el consumo de alimentos procesados para minimizar aditivos.
- Come de manera consciente y lenta para apoyar la digestión y reducir el estrés al comer.
- Planifica tus comidas con anticipación para evitar hábitos alimenticios poco saludables en situaciones estresantes.
- Busca el intercambio con otros afectados para motivarse mutuamente y obtener nuevas inspiraciones para tu dieta.
- Observa tus reacciones individuales a los alimentos y ajusta tu dieta en consecuencia.
- Establece metas realistas y celebra tus éxitos para mantener tu motivación a largo plazo.
- Invierte en tu salud eligiendo alimentos de alta calidad y prestando atención a las señales de tu cuerpo.

## 1. 2 Tipos de Nutrición Antiinflamatoria

Las inflamaciones crónicas juegan un papel central en las enfermedades autoinmunes y afectan de manera significativa el curso de la enfermedad. Las dietas antiinflamatorias ofrecen un enfoque prometedor para aliviar los síntomas y mejorar la calidad de vida. Este apartado examina diversas estrategias dietéticas, desde conceptos orientados al paleo hasta la dieta mediterránea y formas tradicionales de alimentación curativa, analizando sus potenciales y desafíos. Descubra cómo puede contribuir activamente a su bienestar mediante un cambio dietético específico.

*Tanto las dietas paleo-orientadas como las mediterráneas ofrecen beneficios antiinflamatorios, pero requieren una interpretación flexible y una adaptación individual para evitar deficiencias nutricionales y garantizar la viabilidad a largo plazo.*

## Formas de dieta paleo-orientadas

Las formas de dieta paleo-orientadas, a menudo simplificadas como "dieta paleo", se basan en los hábitos alimenticios supuestos de nuestros antepasados de la Edad de Piedra. Esto significa un enfoque en alimentos no procesados como carne magra, pescado, frutas, verduras, nueces y semillas. Se evitan los productos de cereales, legumbres, productos lácteos y azúcar refinado, que solo aparecieron en la dieta humana con el desarrollo de la agricultura y la ganadería. [s10] Este enfoque puede tener efectos positivos en la salud, pero también conlleva riesgos. La reducción de la ingesta de carbohidratos debido a la eliminación de cereales y legumbres puede llevar a una pérdida de peso inicial y a una mejor sensibilidad a la insulina. La alta proporción de frutas y verduras proporciona vitaminas, minerales y antioxidantien importantes. El enfoque en alimentos no procesados puede ayudar a reducir el consumo de productos altamente procesados con aditivos, grasas trans y azúcar refinado, que se asocian con inflamaciones crónicas. Al mismo tiempo, existe el riesgo de deficiencias nutricionales, especialmente de calcio, vitamina D y vitaminas del grupo B, al seguir estrictamente la dieta paleo-orientada. Una ingesta insuficiente de estos nutrientes puede tener consecuencias negativas a largo plazo para la salud ósea, el sistema nervioso y el

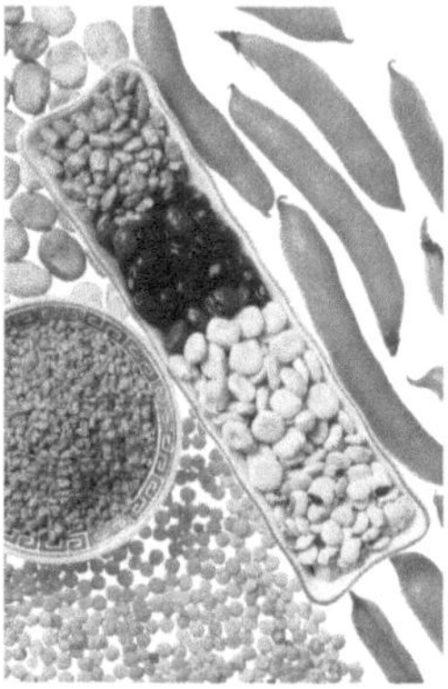

*Legumbres* [i7]

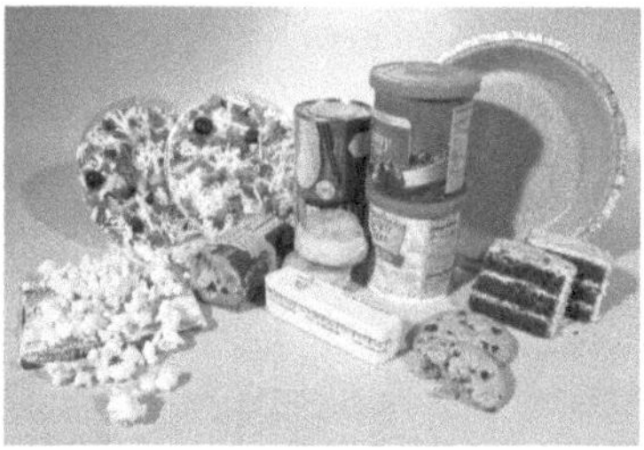

*Grasas trans* [i8]

metabolismo energético. Además, la dieta paleo puede ser difícil de implementar para muchos debido a las amplias restricciones alimentarias en la vida cotidiana. Mantenerla a largo plazo requiere planificación y disciplina. Por ejemplo, visitar un restaurante o participar en eventos sociales donde no se pueden preparar los alimentos uno mismo puede presentar dificultades. Los estudios indican que en algunas enfermedades se pueden observar efectos positivos a

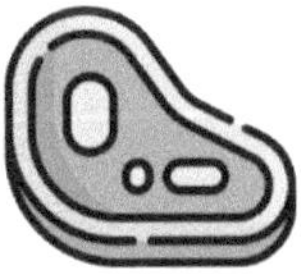

través de una dieta paleo-orientada. Por ejemplo, en ciertos grupos de pacientes puede haber una mejora en la fatiga. [s11] Sin embargo, esta observación debe ser considerada de manera diferenciada, ya que la base de estudios aún es limitada y se necesita más investigación para evaluar de manera integral los efectos a largo plazo y los riesgos potenciales de una dieta paleo-orientada. En lugar de entender la dieta paleo como un concepto rígido, se sugiere una interpretación flexible. Así, principios como el enfoque en alimentos no procesados y una ingesta reducida de azúcar refinado pueden integrarse en el plan dietético individual sin necesidad de renunciar completamente a cereales, legumbres y productos lácteos. Una dieta "paleo-orientada" de este tipo puede ayudar a beneficiarse de las ventajas del concepto mientras se minimiza el riesgo de deficiencias nutricionales. Esta forma adaptada permite más flexibilidad y facilita la integración a largo plazo en la vida cotidiana. Una consulta dietética individual puede ayudar a encontrar el equilibrio óptimo para cada persona.

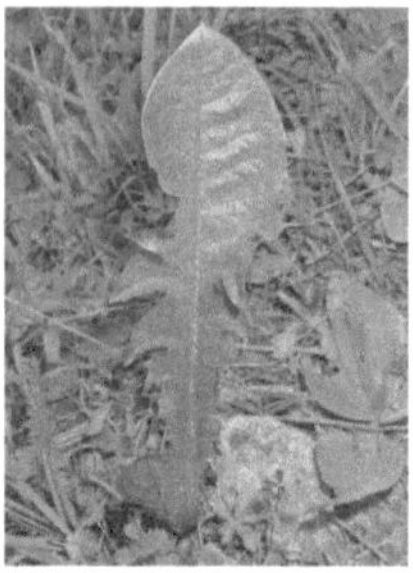

*Déficit de nutrientes* [i9]

**Formas de dieta paleo-orientadas**

Las formas de dieta paleo-orientadas se centran en alimentos que habrían estado disponibles en la Edad de Piedra, como carne magra, pescado, frutas, verduras, nueces y semillas. Generalmente excluyen cereales, legumbres, productos lácteos y alimentos procesados. En el contexto de enfermedades autoinmunes, este enfoque puede ayudar a reducir la inflamación y mejorar la salud intestinal al eliminar factores desencadenantes potenciales. Sin embargo, es importante prestar atención a una ingesta adecuada de nutrientes, ya que la eliminación de ciertos grupos de alimentos puede llevar a deficiencias.

**Sensibilidad a la insulina**

La sensibilidad a la insulina describe cuán efectivamente el cuerpo responde a la hormona insulina. Una alta sensibilidad a la insulina significa que las células pueden absorber glucosa del torrente sanguíneo de manera efectiva, lo que lleva a un nivel de azúcar en sangre estable. En enfermedades autoinmunes, una mejor sensibilidad a la insulina puede ayudar a reducir la inflamación y disminuir el riesgo de enfermedades secundarias.

## Variaciones y Enfoque de la Dieta Paleo

Comparación de las variaciones de la dieta Paleo y su enfoque.

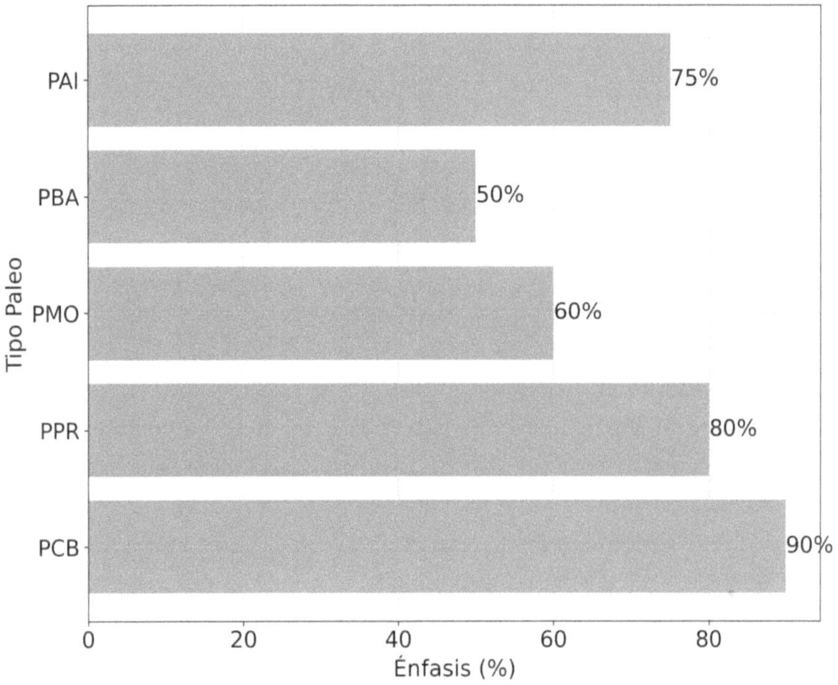


PAI: Protocolo Autoinmune

PBA: Paleo Bajo en Carbohidratos

PCB: Paleo Compatible con Whole30

PMO: Paleo Modificado

PPR: Paleo Primal

El gráfico destaca el énfasis variable en componentes dietéticos específicos en los diferentes enfoques Paleo. Si bien todos priorizan los alimentos integrales, la importancia relativa de factores como el cumplimiento estricto del PAI o la restricción de carbohidratos difiere, lo que permite una adaptación personalizada basada en las necesidades y tolerancias individuales.

## Dieta Mediterránea

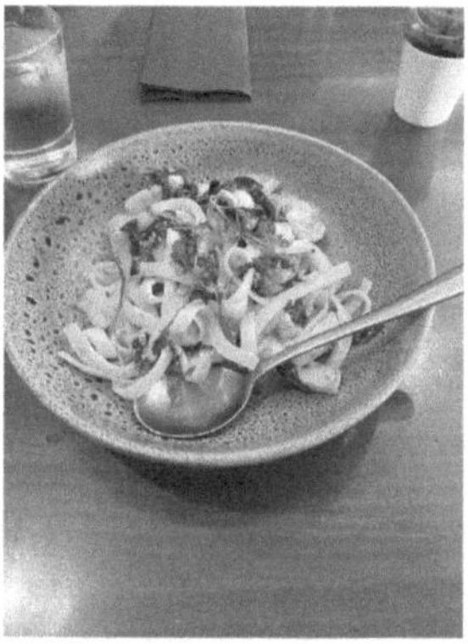

*Mariscos* [i10]

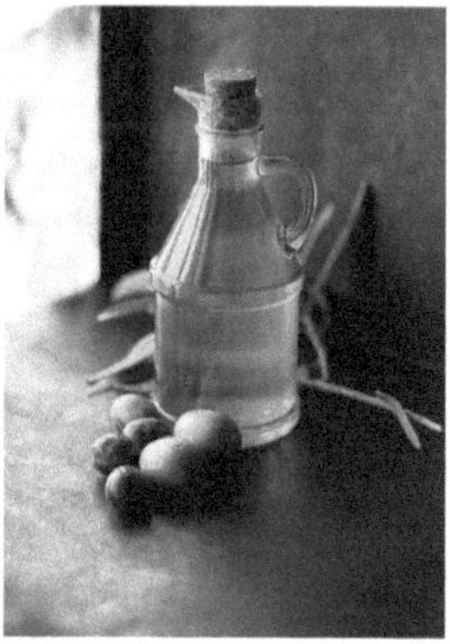

*Aceite de oliva* [i11]

La dieta mediterránea, basada en productos frescos, de temporada y regionales, se considera una forma de alimentación antiinflamatoria eficaz. [s12] El núcleo de esta dieta son cantidades generosas de frutas y verduras, granos enteros, ácidos grasos insaturados y proteínas magras de legumbres y pescado. [s12] El aceite de oliva sirve como fuente principal de grasa y proporciona valiosos fenoles, que no solo tienen efectos antiinflamatorios, sino que también protegen el sistema nervioso del estrés oxidativo. [s13] Un consumo moderado de vino también puede ser parte de esta forma de alimentación. [s14] A diferencia de la dieta occidental típica, con su alto contenido de carne roja, ácidos grasos saturados y azúcar, la dieta mediterránea prioriza los alimentos de origen vegetal y limita el consumo de carne roja, huevos y dulces. [s15] Un plan de comidas semanal podría incluir, por ejemplo, pescado y mariscos varias veces, diferentes tipos de frutas y verduras a diario, así como granos enteros, mientras que la carne roja aparece raramente en la mesa. La dieta mediterránea tiene como objetivo reducir la ingesta de grasas saturadas y trans, prefiriendo en su lugar las grasas insaturadas. [s12] Esto tiene un efecto positivo en el perfil lipídico y disminuye el riesgo de enfermedades cardiovasculares. [s12] La combinación de diferentes alimentos saludables en la dieta mediterránea potencia los efectos positivos, ya que la ingesta aislada de nutrientes individuales en cantidades suficientes a menudo es difícil. [s16] Los efectos positivos de la dieta mediterránea también se reflejan en un menor riesgo de ciertos tipos de cáncer, como el cáncer de mama y de colon, así como de enfermedades neurodegenerativas como el Alzheimer. [s12] [s15] Además, la alta ingesta de fibra de frutas, verduras y granos enteros apoya un microbioma intestinal saludable, que a su vez promueve la producción de ácidos grasos de cadena corta y fortalece la barrera intestinal. [s17] [s18] Estos ácidos grasos de cadena corta también contribuyen a la reducción de la inflamación. Estudios demuestran que la dieta mediterránea puede reducir marcadores inflamatorios como la proteína C-reactiva, interleucina-6 y factor de necrosis tumoral-alfa. [s14] Estas propiedades antiinflamatorias se atribuyen a los antioxidantes y compuestos fenólicos presentes. [s14] Por lo tanto, la dieta mediterránea puede considerarse un enfoque prometedor para la prevención y tratamiento de enfermedades inflamatorias crónicas, incluidas las enfermedades autoinmunes. [s17]

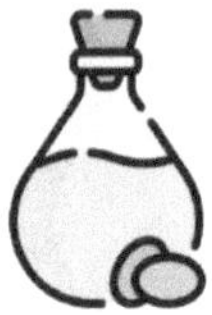

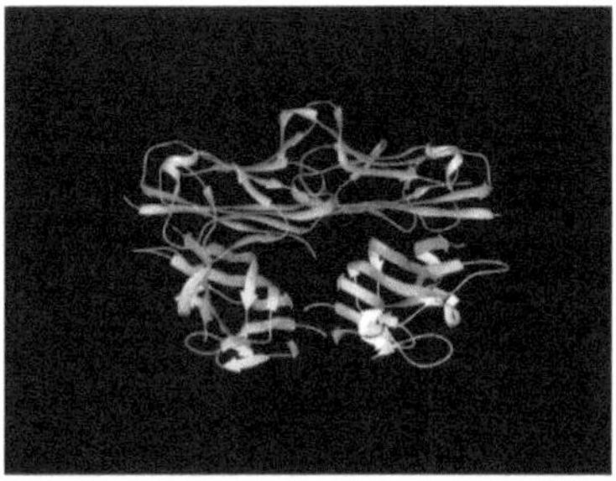

*Factor de necrosis tumoral alfa (TNF-α)* [i12]

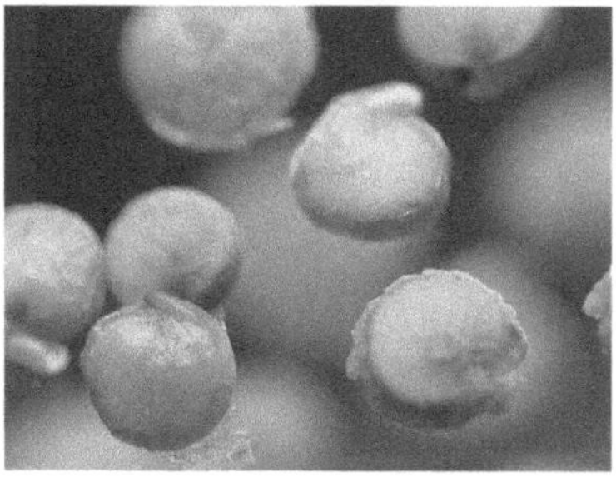

*Productos integrales* [i13]

## Bueno saber

**Dieta Mediterránea**

La dieta mediterránea puede ayudar a regular las reacciones autoinmunes y aliviar los síntomas mediante la reducción de marcadores inflamatorios y el fortalecimiento del sistema inmunológico. Es rica en antioxidantes que protegen las células del daño y previenen la inflamación.

**Factor de necrosis tumoral-alfa**

El factor de necrosis tumoral-alfa es otro mediador inflamatorio que juega un papel en las enfermedades autoinmunes. La dieta mediterránea puede ayudar a reducir la concentración de factor de necrosis tumoral-alfa y, por lo tanto, a inhibir la inflamación.

## Grupos de Alimentos de la Dieta Mediterránea

Distribución típica de grupos de alimentos en una dieta mediterránea.

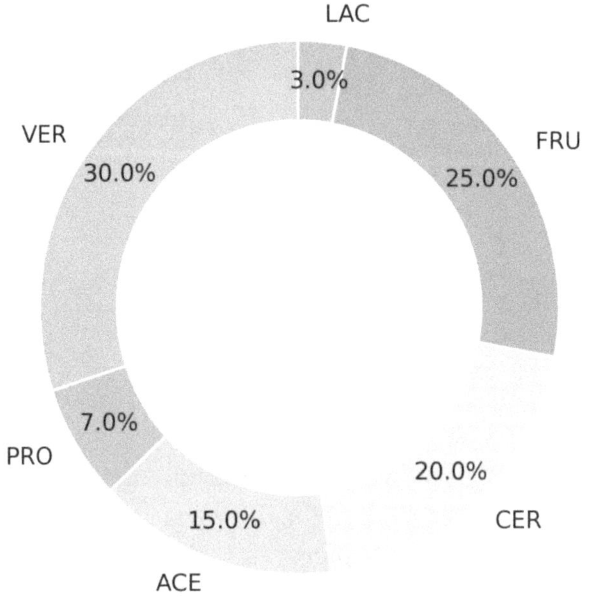


ACE: Aceite de Oliva y Grasas Saludables
CER: Cereales Integrales
FRU: Frutas
LAC: Lácteos (Yogur, Queso)
PRO: Proteína Magra (Pescado, Aves, Legumbres)
VER: Verduras

Este gráfico destaca el énfasis en los alimentos de origen vegetal en la dieta mediterránea. Las frutas, verduras y cereales integrales constituyen la mayor parte de la ingesta, proporcionando una rica fuente de fibra, vitaminas y antioxidantes. Las grasas saludables del aceite de oliva y los frutos secos contribuyen significativamente, mientras que las porciones moderadas de proteínas magras y lácteos completan el patrón dietético. Este equilibrio contribuye a las propiedades antiinflamatorias de la dieta.

## Formas tradicionales de alimentación curativa

Las formas tradicionales de alimentación curativa ofrecen diversos enfoques para aliviar la inflamación y apoyar la salud. Ayurveda, la medicina tradicional india, enfatiza el equilibrio de los doshas – Vata, Pitta y Kapha – a través de una dieta adaptada individualmente. Así, el jengibre y la cúrcuma se consideran antiinflamatorios y tienen un amplio uso en la cocina ayurvédica. La Medicina Tradicional China (MTC) también utiliza alimentos para armonizar el Yin y el Yang y el flujo del Qi. Aquí, por ejemplo, se emplean especias calentadoras como la canela para síntomas de frío, mientras que se recomiendan alimentos refrescantes como el pepino para síntomas de calor. La dieta mediterránea, rica en aceite de oliva, pescado, frutas y verduras, también muestra efectos antiinflamatorios comprobados. Esta forma de alimentación proporciona valiosos ácidos grasos insaturados y antioxidantien, que pueden controlar las reacciones de estrés oxidativo y así reducir los procesos inflamatorios [s19] [s20]. Otro aspecto de las formas tradicionales de alimentación curativa es la consideración del microbioma intestinal. Una dieta rica en fibra, como es habitual en muchas formas de alimentación tradicionales, promueve un ambiente intestinal saludable y también puede contrarrestar la inflamación [s19].

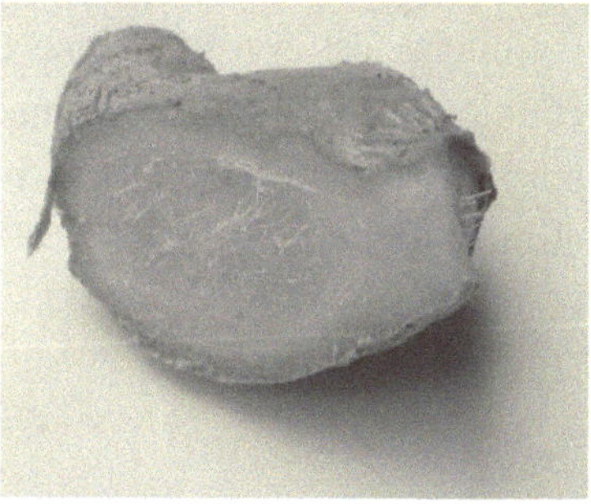

*Jengibre* [i14]

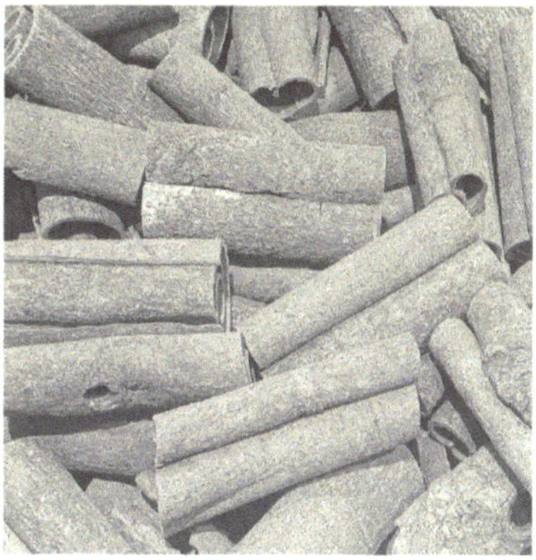

*Canela* [i15]

La integración de elementos de las formas tradicionales de alimentación curativa puede enriquecer el plan dietético individual y afectar positivamente la salud. Una consulta dietética individual puede ayudar a encontrar la estrategia alimentaria adecuada y a integrarla en la vida cotidiana. Tal consulta tiene en cuenta las necesidades personales y las condiciones de salud, y puede ofrecer un enfoque personalizado que aproveche al máximo los beneficios de las formas tradicionales de alimentación curativa.

### Bueno saber

**Ayurveda**

El Ayurveda es un sistema médico tradicional indio que considera la alimentación como una herramienta importante para la prevención y el tratamiento de enfermedades, incluidas las enfermedades autoinmunes. Al adaptar la dieta al tipo de constitución individual (dosha), se pueden reducir las inflamaciones y fortalecer el sistema inmunológico.

**Microbioma intestinal**

El microbioma intestinal es el conjunto de microorganismos que viven en el intestino. Un microbioma intestinal saludable juega un papel crucial en la función inmunológica y puede influir en la inflamación. La dieta puede influir positivamente en el microbioma intestinal y así contribuir a aliviar las enfermedades autoinmunes.

## Enfoques dietéticos antiinflamatorios en los sistemas de curación tradicionales

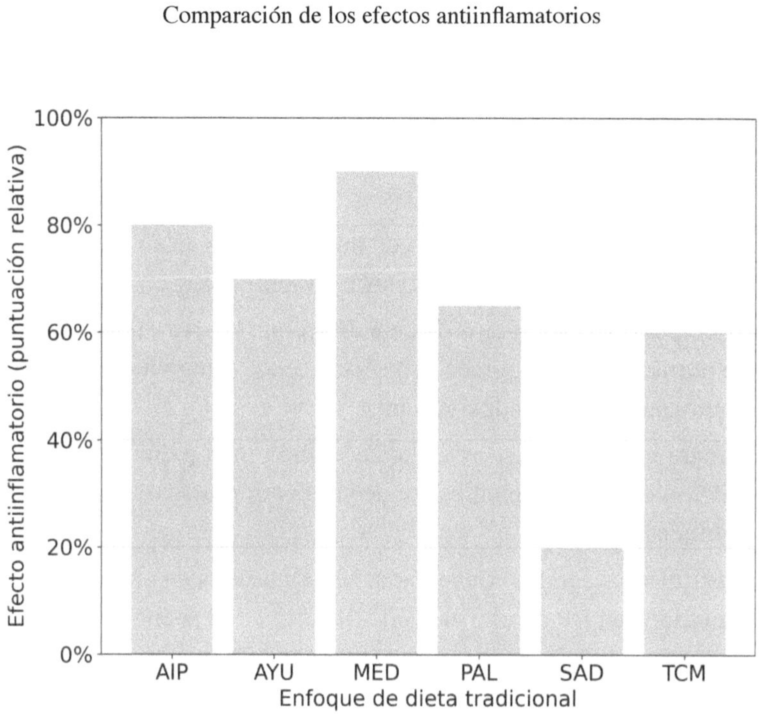


AIP: Protocolo autoinmune

AYU: Ayurvédica

MED: Mediterránea

PAL: Paleo

SAD: Dieta estadounidense estándar

TCM: Medicina tradicional china

Este gráfico destaca el potencial antiinflamatorio relativo de varias dietas tradicionales. La dieta mediterránea exhibe las propiedades antiinflamatorias más fuertes, probablemente debido a su énfasis en frutas, verduras y grasas saludables. Si bien las dietas ayurvédica y de medicina tradicional china también demuestran efectos antiinflamatorios notables, se necesita más investigación para comprender completamente sus mecanismos y la aplicación óptima para las enfermedades autoinmunes. La dieta estadounidense estándar muestra el menor potencial antiinflamatorio, lo que subraya la importancia de los cambios en la dieta para controlar la inflamación.

**Consejos concretos**

- Descubra la diversidad de especias y hierbas y utilícelas de manera específica para realzar el sabor de sus comidas y, al mismo tiempo, beneficiarse de sus propiedades antiinflamatorias.
- Cree sus propios batidos antiinflamatorios con ingredientes como espinacas, bayas y cúrcuma para absorber nutrientes esenciales de manera concentrada.
- Incorpore regularmente caldo de huesos casero en su dieta para apoyar su salud intestinal y su sistema inmunológico.
- Reemplace los productos de cereales refinados por alternativas ricas en nutrientes como quinoa, trigo sarraceno o amaranto para optimizar su ingesta de nutrientes.
- Integre hierbas silvestres y plantas como ortiga o diente de león en su alimentación para beneficiarse de sus compuestos antiinflamatorios naturales.
- Sustituya los aceites convencionales por aceites de alta calidad y prensados en frío, como el aceite de linaza o el aceite de oliva, para mejorar su aporte de ácidos grasos esenciales.
- Experimente con diferentes métodos de preparación, como al vapor o estofado, para conservar al máximo los nutrientes de sus alimentos.
- Enfoque su atención en alimentos de temporada y locales para beneficiarse de su frescura y alto contenido nutricional.
- Cree un ambiente de comida relajado para favorecer su digestión y potenciar el efecto positivo de su alimentación.
- Aprenda a prestar atención a las señales de saciedad y coma solo lo que su cuerpo realmente necesita.

## 1. 3 Necesidades Nutricionales en Enfermedades Autoinmunes

En las enfermedades autoinmunitarias, la provisión de nutrientes juega un papel decisivo. Minerales como el zinc, el cobre y el selenio, así como vitaminas como la D y la B6, influyen de manera crucial en la respuesta inmunitaria y pueden modular el curso de la enfermedad. Una deficiencia o un desequilibrio de estos micronutrientes puede afectar la función inmunológica y aumentar los procesos inflamatorios. También los fitoquímicos, que se encuentran en frutas y verduras, tienen un impacto en el sistema inmunológico. Interactúan con receptores que están involucrados en la regulación de las reacciones inmunitarias. Este capítulo le proporciona el conocimiento necesario para entender la importancia de los nutrientes en las enfermedades autoinmunitarias y para aplicar estrategias nutricionales de manera óptima.

*En las enfermedades autoinmunitarias, un equilibrio mineral adecuado, especialmente de zinc, selenio, cobre y hierro, es crucial para una modulación inmunológica saludable y puede influir positivamente en el curso de la enfermedad.*

## Minerales esenciales

Los minerales son parte de numerosos procesos en el cuerpo y, por lo tanto, también influyen en el curso de las enfermedades autoinmunes. Un desequilibrio en el metabolismo de ciertos minerales como el zinc, el cobre, el manganeso y el hierro puede estar asociado con una actividad antioxidante reducida y la aparición de enfermedades autoinmunes [s21]. El zinc modula la respuesta inmune al activar la producción de citoquinas Th1 y prevenir un desplazamiento excesivo hacia las células Th2 [s21]. Si los niveles de zinc disminuyen, como a menudo se observa en pacientes con enfermedades autoinmunes, esto puede llevar a defectos inmunológicos [s21]. El cobre participa en la transferencia de energía y la respiración celular. Una deficiencia de cobre puede provocar cambios en la función inmunológica [s21]. El cromo, a su vez, influye en el metabolismo de lípidos, proteínas y carbohidratos. Una deficiencia puede estar asociada con una mala tolerancia a la glucosa [s21]. Las complejas interacciones entre diferentes oligoelementos pueden desempeñar un papel en el desarrollo de enfermedades metabólicas [s21]. Así, una deficiencia de zinc puede reducir la función de las células asesinas naturales y la fagocitosis de los neutrófilos, lo que aumenta la susceptibilidad a infecciones [s22]. También la biodisponibilidad de minerales como el zinc y el selenio influye en su eficacia en la modulación inmune, especialmente en enfermedades autoinmunes [s23]. El zinc puede inhibir las vías de señalización NF-$\kappa$B y, por lo tanto, reducir la producción de citoquinas proinflamatorias [s23]. El selenio también tiene un efecto antiinflamatorio y puede aumentar la respuesta inmune de las células Th1 y la producción de anticuerpos [s23]. En la tiroiditis de Hashimoto, una enfermedad autoinmune de la tiroides, las deficiencias de minerales pueden desempeñar un papel en la aparición y desarrollo de la enfermedad [s24]. El hierro y el selenio son necesarios para la formación de las hormonas tiroideas T3 y T4, mientras que el zinc activa los receptores de T3 [s24]. Una deficiencia de zinc puede alterar los niveles de T3 y T4 y aumentar la producción de anticuerpos contra antígenos tiroideos [s24]. Además de estos minerales, el magnesio, el potasio, el fósforo y el cromo son relevantes para la función tiroidea [s24]. El yodo es esencial para la síntesis de hormonas tiroideas [s25]. El selenio puede reducir los autoanticuerpos de la tiroides y mejorar la función tiroidea, pero requiere un monitoreo cuidadoso [s25]. Una ingesta adecuada de yodo, selenio y hierro es importante para la síntesis y el metabolismo de las hormonas tiroideas [s26]. Las inflamaciones en el ojo pueden ser reducidas por la vitamina D [s27]. Las personas con agrandamiento de la tiroides deben verificar sus niveles de zinc [s25].

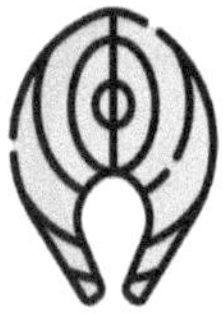

**Ingesta de minerales esenciales para enfermedades autoinmunes**

Ingesta diaria recomendada de minerales clave.

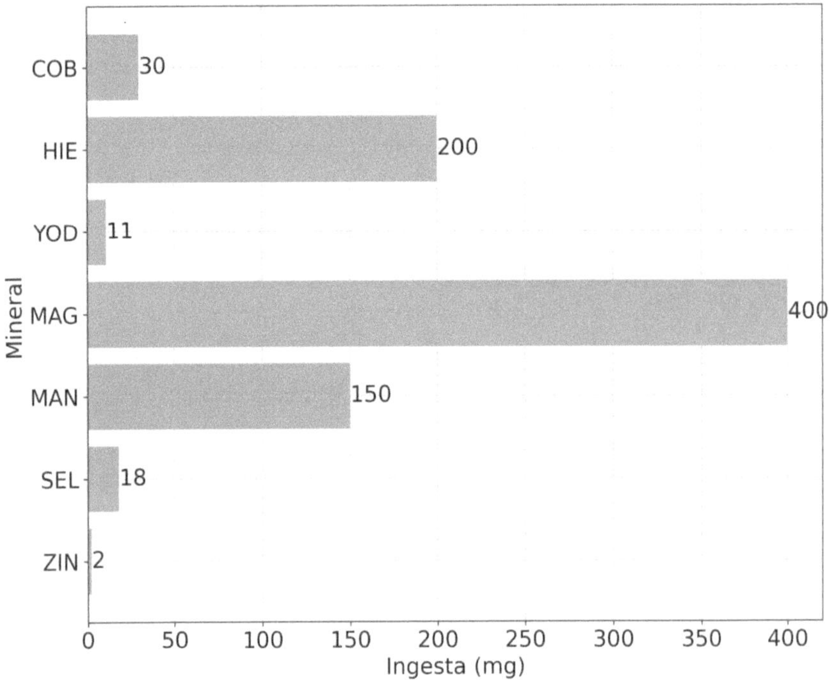


COB: Cobre

HIE: Hierro

MAG: Magnesio

MAN: Manganeso

SEL: Selenio

YOD: Yodo

ZIN: Zinc

Este gráfico destaca las diferentes ingestas diarias recomendadas para varios minerales esenciales, enfatizando la importancia de una ingesta equilibrada de minerales para las personas que manejan enfermedades autoinmunes. El magnesio y el zinc muestran ingestas recomendadas comparativamente más altas, lo que sugiere su posible importancia para apoyar la función inmunológica y la salud general en este contexto. Si bien las necesidades individuales pueden variar, este gráfico proporciona una descripción general de los niveles de ingesta objetivo.

## Vitaminas importantes

Las vitaminas son compuestos orgánicos que el cuerpo necesita para diversas funciones, incluida la regulación del sistema inmunológico. En enfermedades autoinmunes, donde el sistema inmunológico ataca erróneamente las células del propio cuerpo, una adecuada provisión de vitaminas es especialmente importante. La vitamina D influye tanto en la respuesta inmunitaria innata como en la adaptativa y puede modular los procesos inflamatorios [s28]. Los estudios sugieren que la suplementación con vitamina D podría ser beneficiosa en ciertas enfermedades de la tiroides [s28]. Otro micronutriente importante es la vitamina B6, que participa en la formación de linfocitos y interleucina-2, ambos componentes importantes de la defensa inmunológica [s29]. La deficiencia de vitamina B6 puede afectar la función inmunológica y llevar a diversos problemas de salud [s29]. En personas con malabsorción, por ejemplo, debido a la enfermedad celíaca o la enfermedad de Crohn, la absorción de vitamina B6 puede estar reducida, lo que puede requerir suplementación [s29]. Además de la vitamina D y B6, las vitaminas A y C también son relevantes para la función inmunológica. La vitamina A regula la inmunidad innata y mediada por células, así como la producción de anticuerpos [s30]. La vitamina C actúa como antioxidante y puede inhibir la producción de

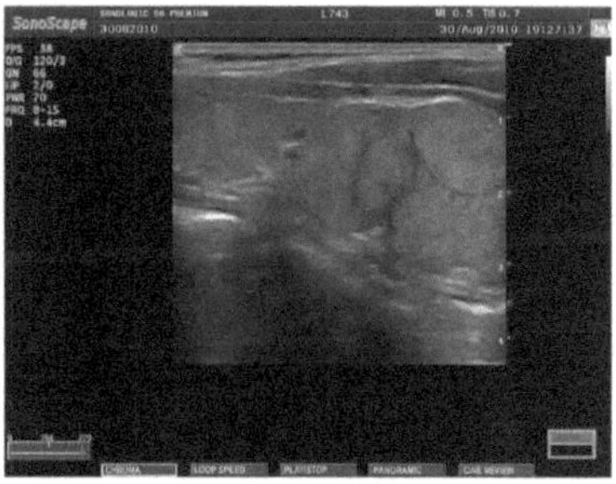

*Tiroiditis de Hashimoto* [i16]

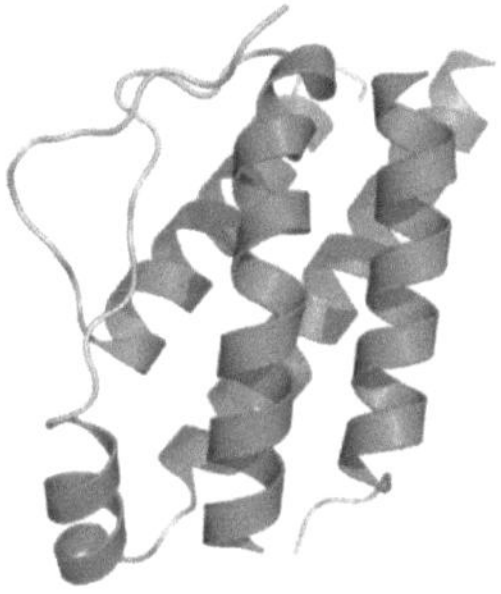

*Interleucina-2* [i17]

mediadores proinflamatorios (citosinas) [s30]. Además de las vitaminas mencionadas, la melatonina y la vitamina B12 también juegan un papel en las enfermedades autoinmunes. La melatonina tiene propiedades antioxidantes y puede modular la respuesta inmunitaria [s31]. Se ha observado una deficiencia de vitamina D y melatonina en pacientes con tiroiditis de Hashimoto, lo que sugiere una posible relación con el desarrollo de la enfermedad [s31]. La vitamina B12 es, junto con el hierro y el ácido fólico, importante para la formación de sangre y puede ayudar a evitar la anemia en pacientes con Hashimoto [s32]. Una dieta sin gluten, que a menudo se recomienda en enfermedades autoinmunes, puede afectar la absorción de vitamina D [s32]. Por lo tanto, es importante controlar regularmente los niveles de vitamina D en una dieta sin gluten y suplementar si es necesario.

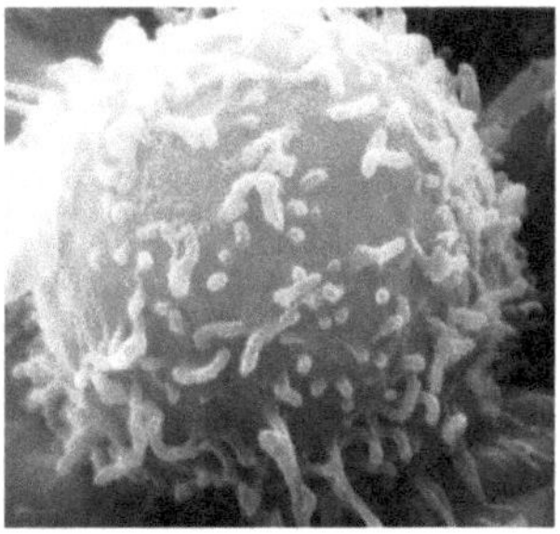

*Linfocito* [i18]

## Bueno saber

**Dieta sin gluten**

Es un estilo de alimentación que excluye el gluten, una proteína presente en el trigo, el centeno y la cebada. Se recomienda a menudo en la enfermedad celíaca y otras intolerancias al gluten, y puede aliviar los síntomas en algunas enfermedades autoinmunes. Sin embargo, una dieta sin gluten puede afectar la absorción de ciertos nutrientes, como la vitamina D.

**Linfocitos**

Son un tipo de glóbulos blancos que juegan un papel importante en el sistema inmunológico. Reconocen y combaten patógenos y desempeñan un papel clave en el desarrollo y curso de las enfermedades autoinmunes.

**Tiroiditis de Hashimoto**

Es una enfermedad autoinmune en la que la tiroides es atacada por el propio sistema inmunológico. La deficiencia de ciertos nutrientes, como la vitamina D y la melatonina, puede estar relacionada con el desarrollo y el curso de la enfermedad.

## Importancia de los micronutrientes en las enfermedades autoinmunes

Comparación de la ingesta diaria recomendada frente a la posible necesidad en afecciones autoinmunes

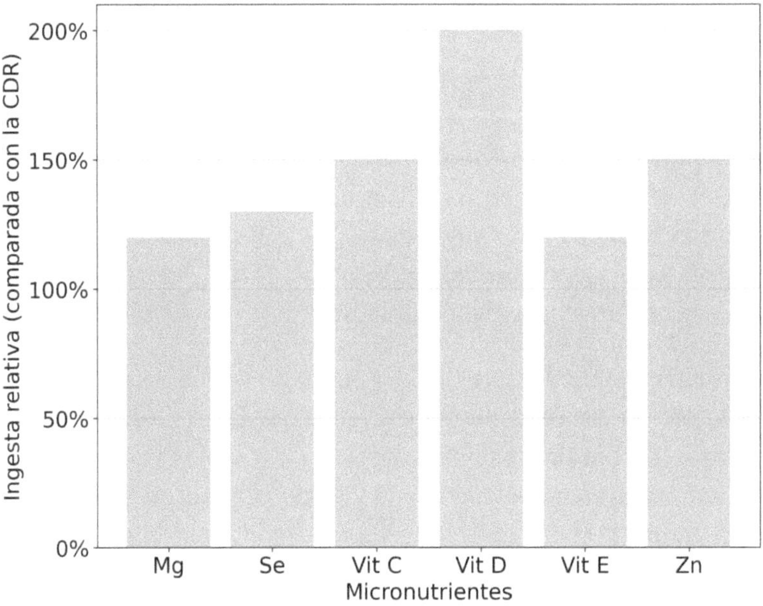


Mg: Magnesio

Se: Selenio

Vit C: Vitamina C

Vit D: Vitamina D

Vit E: Vitamina E

Zn: Zinc

Este gráfico destaca el posible aumento de la necesidad de ciertos micronutrientes en personas con enfermedades autoinmunes. Si bien las CDR generales proporcionan una base, el tratamiento de las afecciones autoinmunes puede requerir una mayor ingesta de vitaminas y minerales específicos para apoyar la función inmunitaria y la salud en general. Consulte con un profesional de la salud o un dietista registrado para determinar los niveles de ingesta adecuados en función de las necesidades individuales.

## Compuestos vegetales secundarios

Los compuestos vegetales secundarios, también llamados fitoquímicos, son sustancias bioactivas que se encuentran en frutas, verduras, hierbas y especias. No son esenciales para la supervivencia, pero pueden influir positivamente en la salud, especialmente en enfermedades autoinmunes. Los fitoquímicos ejercen su efecto, entre otros, a través del Receptor de hidrocarburos aromáticos (AhR) [s33] [s34]. Este receptor está involucrado en la regulación del sistema inmunológico y puede ser modulado por la unión de ciertas sustancias. Estudios muestran que varios fitoquímicos, incluidos flavonoides, chalconas y alcaloides, tienen una alta afinidad por el AhR, incluso después de su metabolismo en el cuerpo (Biotransformación) [s33] [s34]. A través de la ingesta regular de estas sustancias a través de la dieta, es posible influir en el AhR de tal manera que se inhiba la aparición de enfermedades autoinmunes [s33] [s34]. Un plan de alimentación variado con abundantes alimentos vegetales, como cinco porciones de verduras y dos porciones de frutas al día, proporciona una amplia gama de fitoquímicos y apoya así la salud. La selección debe ser lo más colorida posible, ya que diferentes colores indican diferentes fitoquímicos. Por ejemplo, las bayas contienen antocianinas, que tienen propiedades antioxidantes, mientras que las zanahorias son ricas en carotenoides, que apoyan la visión.

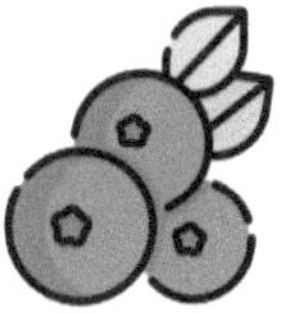

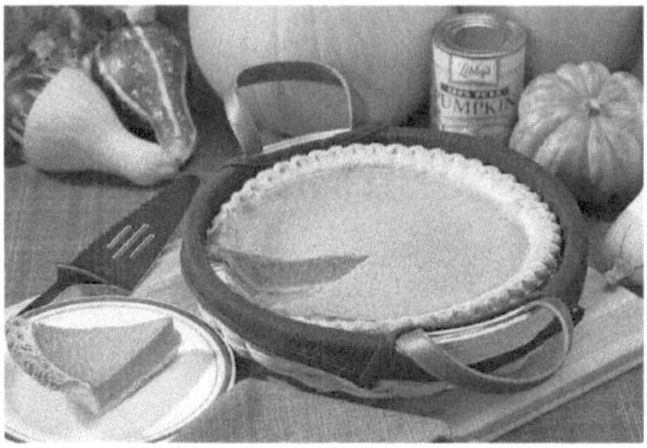

*Carotenoides* [i19]

## Bueno saber

**Biotransformación**

La conversión de sustancias en el cuerpo, por ejemplo, de fitoquímicos, que puede influir en su efecto en el cuerpo, especialmente en el contexto de enfermedades autoinmunes.

**Carotenoides**

Pigmentos que se encuentran en frutas y verduras y que tienen propiedades antioxidantes. Pueden ayudar a reducir la inflamación, que juega un papel en las enfermedades autoinmunes.

**Compuestos vegetales secundarios**

Pueden reducir la inflamación y modular el sistema inmunológico, lo que puede ser beneficioso en enfermedades autoinmunes.

**Receptor de hidrocarburos aromáticos**

Un receptor en el cuerpo que está involucrado en la regulación del sistema inmunológico y puede ser influenciado por ciertos fitoquímicos, lo que puede inhibir el desarrollo de enfermedades autoinmunes.

## Biodisponibilidad de fitonutrientes en enfermedades autoinmunes

Biodisponibilidad y concentración de fitonutrientes y su impacto en las necesidades de nutrientes en enfermedades autoinmunes.

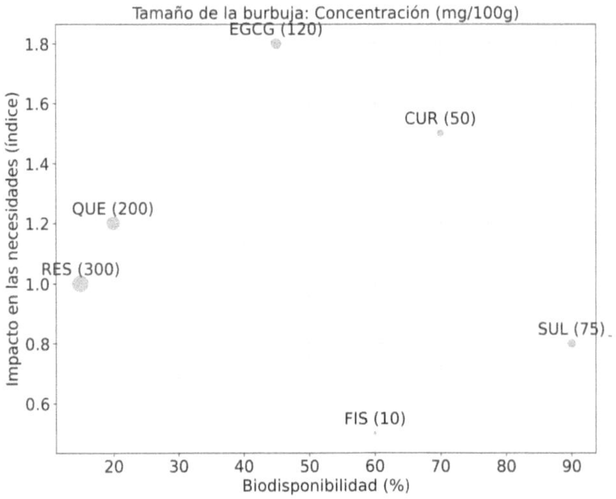


Blasengröße: Concentración (mg/100g)

| | |
|---|---|
| CUR: Curcumina | EGCG: EGCG (Té Verde) |
| FIS: Fisetina | QUE: Quercetina |
| RES: Resveratrol | SUL: Sulforafano |

Este gráfico destaca la compleja interacción entre la concentración de fitonutrientes, la biodisponibilidad y su impacto en las necesidades de nutrientes en personas con enfermedades autoinmunes. La alta biodisponibilidad combinada con un impacto positivo en las necesidades de nutrientes sugiere que estos fitonutrientes deben priorizarse. Por el contrario, la baja biodisponibilidad, incluso con un impacto positivo, puede requerir una mayor ingesta o estrategias alternativas para maximizar la absorción. El tamaño de las burbujas indica la concentración general del fitonutriente en fuentes alimenticias comunes, proporcionando contexto para las recomendaciones dietéticas. Estos datos subrayan la importancia de considerar tanto la biodisponibilidad como la concentración al adaptar los planes nutricionales para el manejo de enfermedades autoinmunes.

**Consejos concretos**

- Utilice los efectos sinérgicos de los nutrientes: combine, por ejemplo, alimentos ricos en hierro con aquellos que contengan vitamina C para mejorar la absorción de hierro.
- Cree una lista de nutrientes individualizada para su enfermedad autoinmune específica, investigue qué nutrientes son especialmente relevantes e integre los alimentos correspondientes en su plan de comidas.
- Sumérjase en el mundo de los tés de hierbas: ciertos tés de hierbas, como el té de ortiga, pueden apoyar el equilibrio mineral.
- Haga revisar regularmente sus niveles de nutrientes para tomar medidas específicas y detectar posibles deficiencias a tiempo.
- Cocine con agua rica en minerales: utilice, por ejemplo, agua del grifo filtrada o agua mineral sin gas con un alto contenido de magnesio y calcio.
- Germine legumbres y cereales: al germinar, se aumenta la biodisponibilidad de los nutrientes contenidos.
- Invierta en una licuadora de alta calidad: así podrá preparar batidos y sopas ricos en nutrientes que faciliten la absorción de nutrientes.
- Utilice hierbas y especias secas de manera suave al cocinar para conservar el contenido de nutrientes.
- Integre regularmente nueces y semillas en su dieta: son ricas en minerales y vitaminas importantes que apoyan el sistema inmunológico.
- Preste atención al almacenamiento adecuado de los alimentos para minimizar las pérdidas de nutrientes.
- Opte por la diversidad alimentaria: cuanto más colorido sea su plato, mayor será la probabilidad de absorber todos los nutrientes importantes.

## Revisión - 1. Fundamentos de la Nutrición Autoinmune

La alimentación juega un papel decisivo en las enfermedades autoinmunes. No solo influye en la disponibilidad de nutrientes esenciales para sus células inmunitarias, sino también en la composición de su flora intestinal y, por ende, en toda su respuesta inmunitaria. Un cambio dietético dirigido puede ayudarle a reducir la inflamación, mejorar la salud intestinal y aliviar sus síntomas. Sin embargo, el camino hacia una nutrición óptima en enfermedades autoinmunes es individual y requiere una comprensión de los mecanismos subyacentes.

Un enfoque importante es fortalecer su salud intestinal. Su intestino alberga gran parte de su sistema inmunológico e interactúa estrechamente con la flora intestinal. Una dieta desequilibrada puede llevar a una disbiosis, un desequilibrio de la flora intestinal, lo que favorece la inflamación. Para influir positivamente en su flora intestinal, debe prestar atención a una dieta rica en fibra, con abundantes frutas, verduras y alimentos fermentados. Los probióticos, que se encuentran en alimentos fermentados como el yogur o el chucrut, pueden promover el crecimiento de bacterias beneficiosas. Los prebióticos, como las fibras en frutas, verduras y productos integrales, sirven de alimento para estas bacterias. También preste atención a los alimentos que pueden causarle molestias, como gases o dolor abdominal, y trate de eliminarlos temporalmente de su dieta.

Los alimentos antiinflamatorios también pueden ayudarle a controlar su enfermedad autoinmune. Estos alimentos proporcionan nutrientes que intervienen directamente en el metabolismo inflamatorio. Los fitoquímicos bioactivos en frutas y verduras, por ejemplo, pueden inhibir la actividad de las enzimas proinflamatorias. Los antioxidantes protegen sus células de daños causados por radicales libres, que favorecen los procesos inflamatorios. Los ácidos grasos omega-3, que se encuentran en pescados grasos, semillas de lino y semillas de chía, también tienen un efecto antiinflamatorio. Dietas como la mediterránea o una alimentación orientada al paleo pueden servirle de inspiración. Sin embargo, tenga en cuenta que una dieta paleo estricta puede llevar a deficiencias nutricionales. Por lo tanto, integre los principios de estas formas de alimentación de manera flexible en su vida diaria y asegúrese de tener un suministro adecuado de todas las vitaminas y minerales importantes.

Implementar una dieta para enfermedades autoinmunes puede ser un desafío. Comience con pequeños pasos y concéntrese primero en la integración de alimentos amigables para el intestino y antiinflamatorios en su dieta. Lleve un diario de alimentación para identificar posibles alimentos desencadenantes. No dude en buscar apoyo profesional. Un nutricionista puede ayudarle a desarrollar una estrategia dietética individualizada que se ajuste a sus necesidades específicas y a su enfermedad autoinmune. Con paciencia, perseverancia y el enfoque adecuado, puede influir positivamente en su alimentación y mejorar su calidad de vida de manera sostenible. El camino hacia un mayor bienestar comienza con lo que le proporciona a su cuerpo.

## 2. Aplicación Práctica en la Vida Diaria

¿Cómo se puede integrar una alimentación que promueva la salud en la a menudo agitada vida cotidiana? El camino hacia una alimentación adecuada no comienza en la cocina, sino ya en la planificación y preparación. Con las estrategias y herramientas adecuadas, las complejas pautas nutricionales se convierten en una rutina práctica. Este capítulo presenta soluciones concretas para desafíos típicos, desde la lista de compras hasta el plato terminado. Descubra cómo el conocimiento teórico puede transformarse en una práctica vivible.

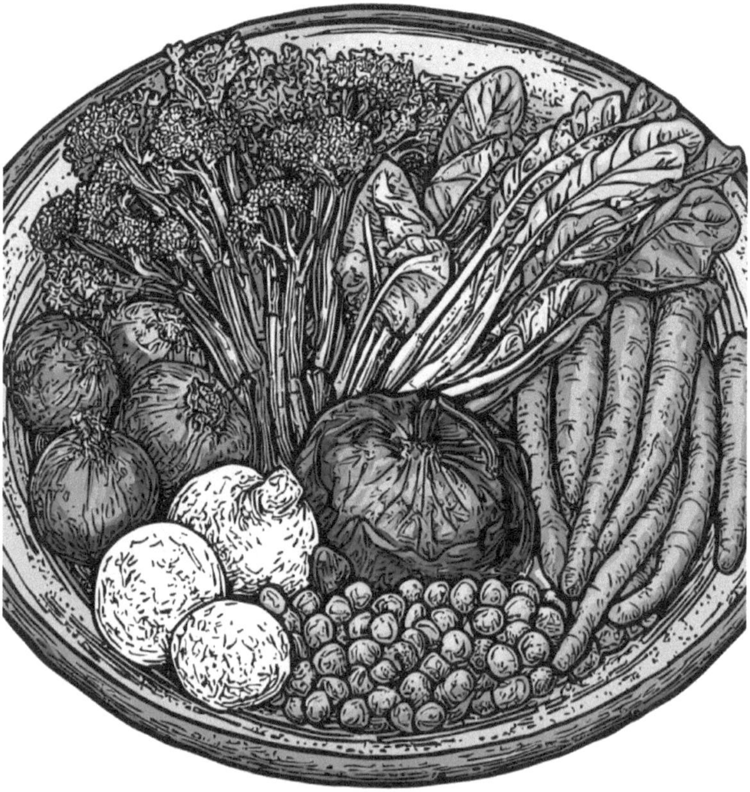

## 2. 1 Planificación de Comidas

La planificación óptima de las comidas en enfermedades autoinmunes presenta muchos desafíos. Se deben considerar las tolerancias individuales, las necesidades nutricionales y la evitación de alimentos que fomentan la inflamación. Al mismo tiempo, el plan de comidas debe ser variado y práctico para mantener la motivación a largo plazo. Esto se aplica tanto al desayuno como a las comidas principales y a los refrigerios. Diferentes formas de alimentación, como la dieta carnívora o la mediterránea, ofrecen puntos de partida, pero también pueden conllevar restricciones. La elección adecuada de alimentos y combinaciones inteligentes son decisivas para el éxito de la terapia. Descubra en este capítulo cómo planificar sus comidas de manera efectiva y adaptarlas de forma placentera a sus necesidades individuales.

*Una planificación de comidas bien pensada, que tenga en cuenta el desayuno, las comidas principales y los refrigerios, es la clave para la implementación exitosa de una alimentación autoinmune en la vida cotidiana.*

## Variaciones de desayuno

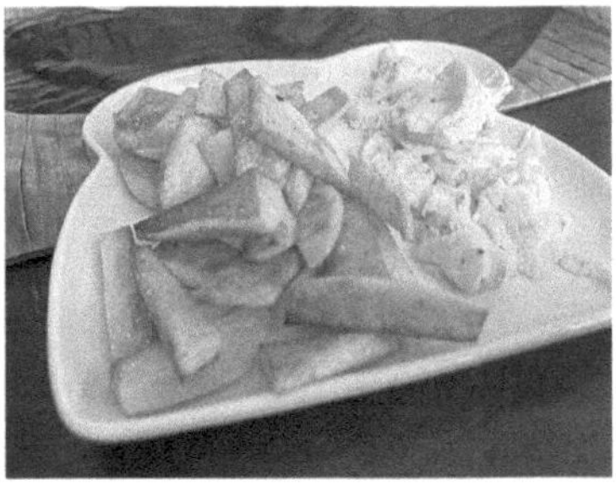

*Huevos* [i20]

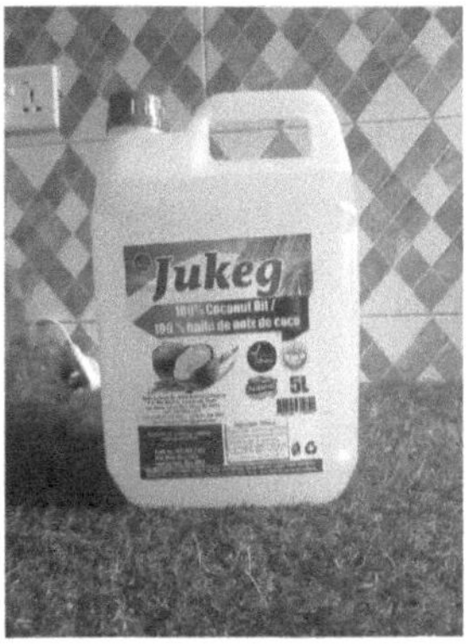


*Aceite de coco* [i21]

Un desayuno variado es esencial dentro de una dieta de alimentación autoinmune o una dieta de medicina nutricional para asegurar el suministro de nutrientes y mantener la motivación a largo plazo [s35]. No se trata solo de la ingesta de alimentos, sino también de la tolerancia individual a los mismos. Diferentes perfiles de nutrientes ayudan a prevenir deficiencias y a apoyar óptimamente al cuerpo. Especialmente en dietas restrictivas, como la dieta carnívora, las variaciones en el desayuno ofrecen la oportunidad de hacer que el plan de comidas sea interesante a pesar de la selección limitada de alimentos [s36]. Por ejemplo, se pueden utilizar diferentes combinaciones de huevos, carne y grasas para crear variedad y al mismo tiempo satisfacer las necesidades de nutrientes esenciales. La dieta carnívora, que se basa exclusivamente en productos de origen animal, ilustra cómo se pueden crear comidas variadas incluso con pocos alimentos básicos. El hígado, integrado en el desayuno, puede satisfacer la necesidad de micronutrientes como el hierro y el folato [s36]. Los huevos son un alimento valioso en este contexto, ya que no solo representan una fuente de proteína económica [s37], sino que también permiten diversas formas de preparación. Pueden aumentar la ingesta de nutrientes que a menudo son insuficientes en la dieta [s37]. La sensación de saciedad después de consumir huevos puede reducir la ingesta de alimentos en comidas posteriores y así apoyar el manejo del peso [s37]. La combinación de huevos con otros alimentos, como espinacas en una dieta autoinmune o carne rica en grasa en una dieta carnívora, optimiza la absorción de nutrientes y promueve una alimentación equilibrada, especialmente para personas con necesidades nutricionales aumentadas [s37]. Un ejemplo de desayuno dentro de una dieta autoinmune sería huevos revueltos con espinacas y un poco de aceite de coco. A través de las espinacas se obtienen vitaminas y minerales adicionales, mientras que el aceite de coco proporciona grasas saludables y apoya la absorción de vitaminas liposolubles. Tales combinaciones permiten una adaptación individual del desayuno a la forma de alimentación y a las necesidades personales.

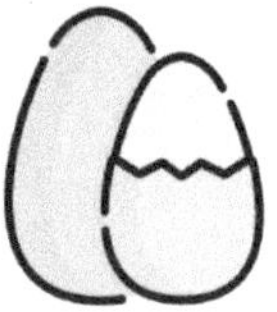

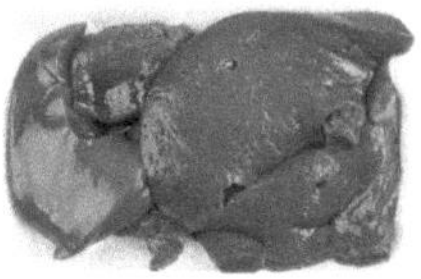

*Hígado* [i22]

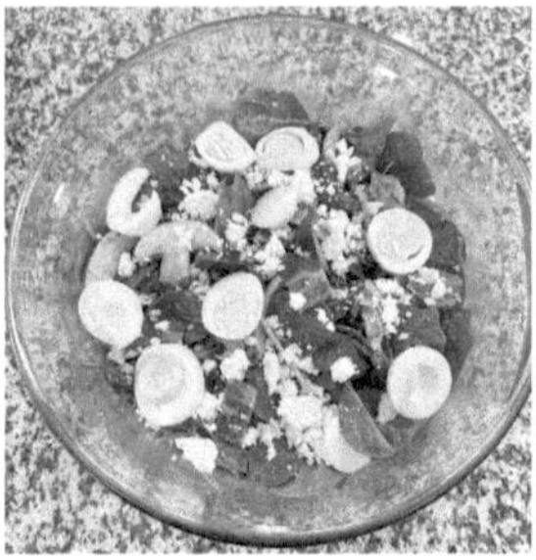

*Espinacas* [i23]

## Bueno saber

**Dieta Autoinmune**

Un plan de alimentación que tiene como objetivo reducir la inflamación y modular el sistema inmunológico para aliviar los síntomas de enfermedades autoinmunes. A menudo, esto implica la eliminación de ciertos grupos de alimentos que se consideran inflamatorios, como el gluten, los productos lácteos o las solanáceas.

**Dieta Carnívora**

Una forma de alimentación que se basa exclusivamente en el consumo de productos de origen animal como carne, pescado, huevos y algunos productos lácteos, excluyendo completamente los alimentos de origen vegetal. En el contexto de la alimentación autoinmune, puede ayudar a aliviar síntomas en algunas personas, pero requiere una planificación cuidadosa para evitar deficiencias nutricionales.

**Micronutrientes**

Nutrientes esenciales que el cuerpo necesita en pequeñas cantidades, como vitaminas y minerales. Juegan un papel importante en diversas funciones corporales, incluyendo el sistema inmunológico, el metabolismo y la salud celular. Al planificar comidas, es importante considerar suficientes micronutrientes para prevenir deficiencias.

## Composición óptima del desayuno para personas con enfermedades autoinmunes

Representación visual de un desayuno equilibrado para personas con enfermedades autoinmunes.

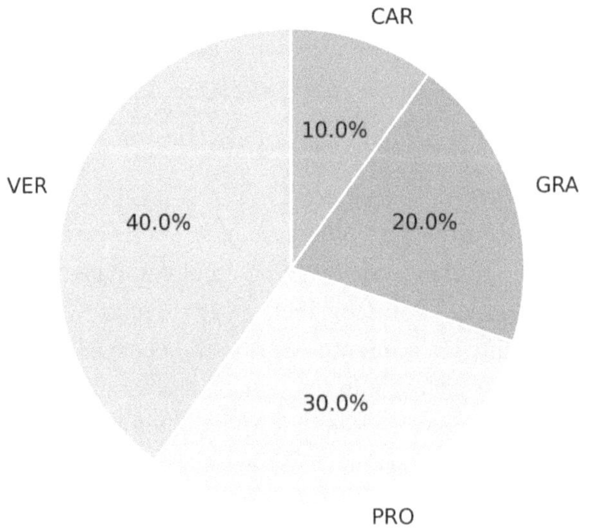


CAR: Carbohidratos complejos (ej. boniato, quinoa)

GRA: Grasas saludables (ej. aguacate, aceite de oliva, aceite de coco)

PRO: Proteínas (ej. huevos, pescado, nueces, semillas)

VER: Verduras sin almidón (ej. verduras de hoja verde, espinacas, pimientos)

Este gráfico destaca la importancia de un desayuno equilibrado para personas con enfermedades autoinmunes. Una parte significativa enfatiza las verduras ricas en nutrientes, lo que indica su papel crucial en el suministro de vitaminas, minerales y fibra. Las fuentes de proteínas también son sustanciales, contribuyendo a la saciedad y apoyando la masa muscular. Las grasas saludables juegan un papel vital en la regulación hormonal y la función celular. Si bien una porción más pequeña se dedica a los carbohidratos con almidón, es importante elegir carbohidratos complejos que proporcionen energía sostenida y minimicen los picos de azúcar en la sangre. Este enfoque equilibrado ayuda a controlar la inflamación y apoya el bienestar general.

## Comidas principales

Almuerzos y cenas ofrecen la oportunidad de proporcionar al cuerpo nutrientes de manera integral y considerar las necesidades de una alimentación autoinmune. Los aspectos antiinflamatorios son primordiales. omegafettsaeuren, presentes en abundancia en pescados grasos como el salmón o la caballa, apoyan este enfoque. Un almuerzo con salmón a la parrilla, brócoli y quinoa proporciona nutrientes valiosos y ácidos grasos Omega-3. En lugar de carne roja y grasas saturadas, que se asocian con un mayor riesgo de artritis reumatoide, se deben integrar regularmente alimentos vegetales ricos en fibra, como verduras, frutas y granos enteros, en las comidas principales [s38]. La fibra promueve una flora intestinal saludable, que a su vez puede tener un efecto antiinflamatorio. También la mediterraneane_ernaehrungsweise, que se basa en abundantes frutas, verduras, granos enteros y grasas saludables, tiene un efecto positivo en la artritis reumatoide [s38]. Además, es recomendable reducir las bebidas azucaradas y la alta ingesta de sal. Una cena con pechuga de pollo, ensalada mixta y verduras al horno ofrece un aporte equilibrado de nutrientes y evita al mismo tiempo componentes desfavorables. A través de la correcta composición de las comidas principales, considerando las necesidades individuales, se puede adaptar la alimentación de manera efectiva a una dieta autoinmune.

**Artritis reumatoide**

Una enfermedad articular crónica e inflamatoria, caracterizada por dolor, hinchazón y rigidez en las articulaciones. La alimentación juega un papel importante en el tratamiento y alivio de los síntomas.

## Proporción de Macronutrientes para Comidas Aptas para Autoinmunes

Distribución ideal de macronutrientes para las comidas principales.

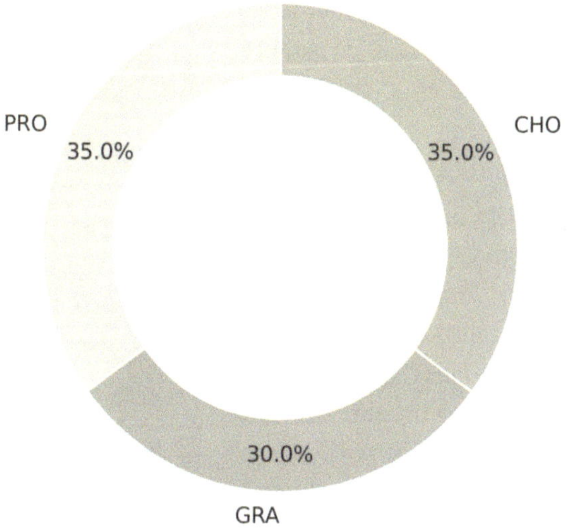


- CHO: Carbohidratos Complejos (ej. verduras, frutas)
- GRA: Grasas Saludables (ej. aguacate, aceite de oliva, nueces)
- PRO: Proteínas (ej. carnes magras, pescado, legumbres)

Este gráfico visualiza una proporción equilibrada de macronutrientes con énfasis en alimentos integrales. La porción significativa de proteínas apoya la reparación de tejidos y la saciedad. El contenido moderado de grasas proporciona energía sostenida y apoya la producción de hormonas. La porción controlada de carbohidratos se centra en carbohidratos complejos de verduras y frutas, minimizando los picos de azúcar en la sangre y promoviendo la salud intestinal. Esta proporción se puede ajustar según las necesidades y tolerancias individuales.

## Refrigerios

Los refrigerios pueden ser un complemento útil en una dieta adaptada a enfermedades autoinmunes o a pautas de medicina nutricional, para mantener constante el nivel de azúcar en sangre y prevenir antojos. Una planificación cuidadosa de estos refrigerios contribuye significativamente a optimizar la ingesta de nutrientes y a considerar las necesidades dietéticas individuales [s39]. Así, una selección específica de alimentos no solo puede satisfacer las necesidades de vitaminas y minerales, sino también influir positivamente en la digestión y aumentar el bienestar general. La frecuencia y la composición de los refrigerios deben adaptarse a la forma de alimentación y al metabolismo personal [s40]. Dos a tres refrigerios al día, con 150–300 kcal cada uno, pueden ser útiles según las necesidades [s40]. Si los refrigerios se planifican con antelación, al igual que las comidas principales, aumenta la probabilidad de elegir alimentos saludables y variados [s39]. Una planificación así apoya la implementación coherente de las pautas dietéticas y contribuye a un estilo de vida saludable a largo plazo [s39]. Los refrigerios posibles podrían ser un puñado de nueces y una pieza de fruta, o un batido de verduras con un poco de proteína en polvo. La elección adecuada de los refrigerios puede evitar fluctuaciones en el

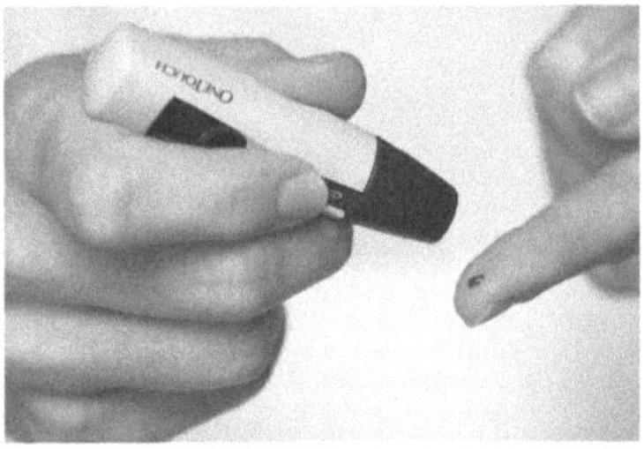

*nivel de azúcar en sangre* [i24]

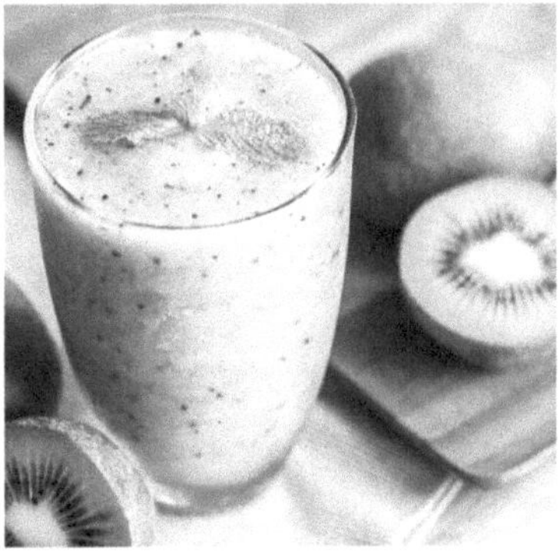

*Batido de verduras* [i25]

balance energético y aplicar de manera óptima las pautas de la terapia nutricional individual.

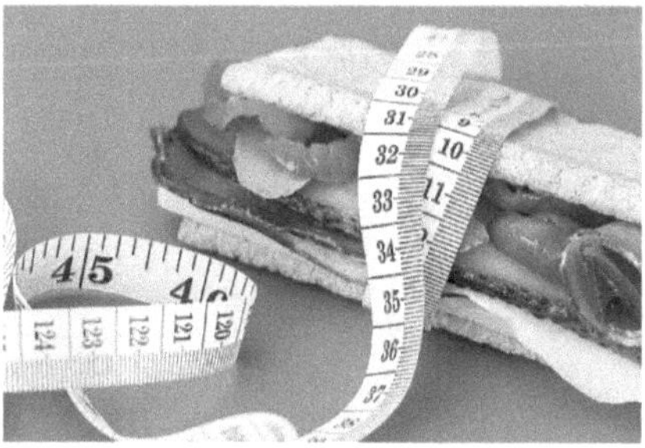

*Ingesta de nutrientes* [i26]

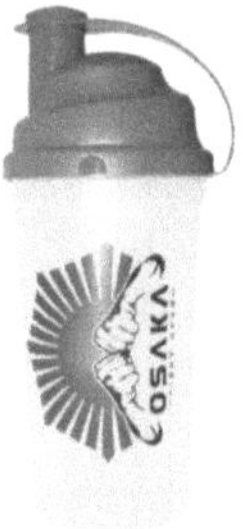


*Proteína en polvo* [i27]

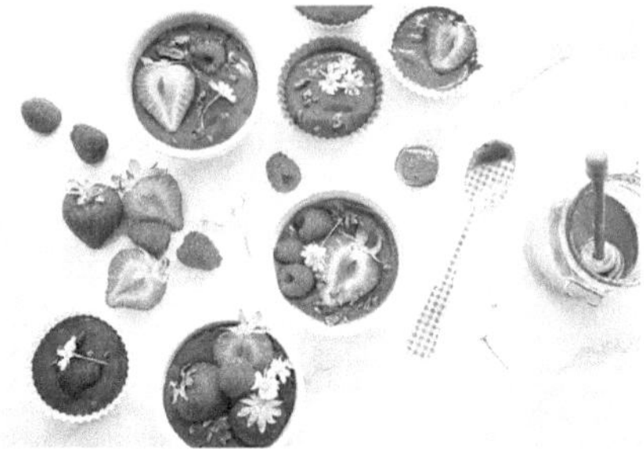

*Ataques de hambre* [i28]

## Bueno saber

### Antojos

Los antojos pueden surgir de una dieta desequilibrada y llevar a hábitos alimenticios poco saludables. A través de una adecuada planificación de las comidas, incluidos los refrigerios, se pueden prevenir los antojos y así alcanzar mejor los objetivos de la terapia nutricional.

### Ingesta de nutrientes

Una ingesta óptima de nutrientes es esencial para un sistema inmunológico funcional y la regeneración del cuerpo. En las enfermedades autoinmunes, es especialmente importante asegurar un suministro adecuado de vitaminas, minerales y oligoelementos para inhibir procesos inflamatorios y promover la salud. La combinación adecuada de alimentos en las comidas contribuye a optimizar la ingesta de nutrientes.

### Nivel de azúcar en sangre

El nivel de azúcar en sangre juega un papel importante en las enfermedades autoinmunes. Un nivel estable de azúcar en sangre puede reducir la inflamación y apoyar el sistema inmunológico. Los refrigerios pueden ayudar a mantener constante el nivel de azúcar en sangre y así aliviar los síntomas.

**Refrigerios adecuados para dietas autoinmunes**

Densidad de nutrientes y potencial antiinflamatorio

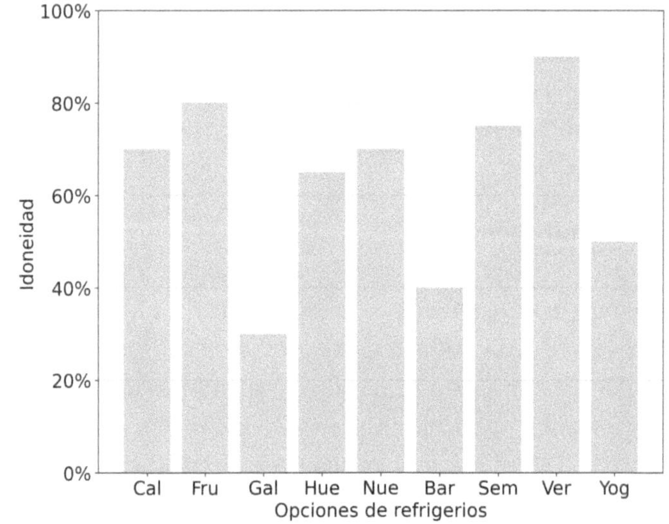


Bar: Barra de proteína (sin aditivos)

Cal: Caldo de huesos

Fru: Frutas bajas en glucemia (p. ej., bayas, aguacate)

Gal: Galletas/Papas fritas sin gluten

Hue: Huevos duros

Nue: Nueces (p. ej., almendras, nueces)

Sem: Semillas (p. ej., chía, lino)

Ver: Verduras sin almidón (p. ej., zanahorias, apio)

Yog: Yogur (entero, sin azúcar añadido)

Este gráfico destaca la idoneidad relativa de varios refrigerios para personas que siguen un protocolo autoinmune. Se hace hincapié en la densidad de nutrientes y las posibles propiedades antiinflamatorias. Si bien algunos refrigerios, como las frutas y verduras, ofrecen amplios beneficios, otros, como los frutos secos y las semillas, son valiosos por sus perfiles nutricionales específicos. Los refrigerios procesados, incluso los que se comercializan como "saludables", generalmente son menos adecuados debido a posibles ingredientes inflamatorios o un valor nutricional limitado. La tolerancia individual puede variar, por lo que es importante controlar las reacciones y ajustar en consecuencia.

**Consejos concretos**

- Transforma tu desayuno en una experiencia de sabor: Experimenta con combinaciones de especias inusuales como canela y cardamomo en la avena o curry en los huevos revueltos.
- Aprovecha el poder de los colores: Imagina tus comidas como una pintura y elige alimentos de la mayor variedad de colores posible para aumentar la diversidad de nutrientes.
- Dale textura a tus platos: Combina alimentos crujientes, cremosos y suaves en una comida para hacer la experiencia de comer más interesante y fomentar la saciedad.
- Come con atención y todos los sentidos: Concéntrate conscientemente en el sabor, el aroma y la textura de tus alimentos al comer.
- Convierte cada comida en una pequeña celebración: Pon la mesa de manera bonita, incluso si comes solo, y disfruta de tu comida con tranquilidad.
- Transforma las sobras en nuevos platos: Sé creativo y convierte las verduras que te sobraron en una deliciosa sopa o un gratinado.
- Prueba regularmente nuevas recetas: Así descubrirás nuevos platos favoritos y evitarás el aburrimiento en la cocina.
- Prepara tus comidas junto a otros: No solo es divertido, sino que también fomenta el intercambio sobre una alimentación saludable.
- Recompénsate por tus logros: Date un capricho, por ejemplo, con una noche de relajación o un nuevo libro de cocina.
- Supera tus límites: Atrévete a probar nuevos alimentos y métodos de preparación, incluso si hasta ahora has sido escéptico.

## 2. 2 Compra y Almacenamiento

La compra y el almacenamiento juegan un papel decisivo en el éxito de un cambio en la alimentación en enfermedades autoinmunes. La selección y el almacenamiento adecuados de los alimentos influyen tanto en el suministro de nutrientes como en la implementación de la terapia nutricional en la vida cotidiana. En este sentido, la disponibilidad estacional, la durabilidad y la evitación de alimentos que fomentan la inflamación representan desafíos especiales. Descubra en este capítulo cómo superar estos desafíos y crear un suministro saludable y beneficioso.

> *Mediante una combinación hábil de compras estacionales y diversos métodos de conservación (congelación, enlatado, deshidratación, fermentación), se puede crear un abundante suministro de alimentos antiinflamatorios que apoyan una dieta adecuada para enfermedades autoinmunes durante todo el año.*

## Guía de compra de temporada

Comprar productos de temporada ofrece numerosas ventajas para las personas que buscan una modificación de la dieta autoinmune. Las frutas y verduras frescas, cosechadas en su punto óptimo de madurez, a menudo contienen concentraciones más altas de vitaminas, minerales y fitoquímicos. [s41] Estos micronutrientes y compuestos bioactivos pueden fortalecer las defensas del cuerpo y contribuir a la reducción de la inflamación, que juega un papel en las enfermedades autoinmunes. [s41] Integrar calabaza en la dieta durante el invierno permite beneficiarse de su riqueza en beta-caroteno, que se convierte en vitamina A en el cuerpo y posee propiedades antioxidantes. Al centrarse en productos de temporada, se fomenta la diversidad en el plato, lo que a su vez contribuye a una ingesta equilibrada de nutrientes. Los alimentos de temporada también suelen ser más económicos, ya que los costos de transporte y almacenamiento son menores. [s41] Rutas de transporte cortas también significan una menor carga ambiental, ya que se generan menos emisiones de $CO_2$. [s41] Otro aspecto es el sabor: los productos de temporada tienen un sabor más intenso, ya que se cosechan en su punto óptimo y no necesitan ser transportados inmaduros. Al comprar en el mercado local o directamente del agricultor, se puede verificar la frescura de los productos. El plan de compras de temporada se puede ampliar mediante el congelado o conservación de ciertas frutas y verduras, para beneficiarse de sus propiedades positivas incluso fuera de temporada. Por ejemplo, se pueden congelar bayas en verano para usarlas en batidos o postres en invierno. Así, la compra consciente de alimentos de temporada no solo contribuye a la salud personal, sino que también apoya a los proveedores locales y protege el medio ambiente.

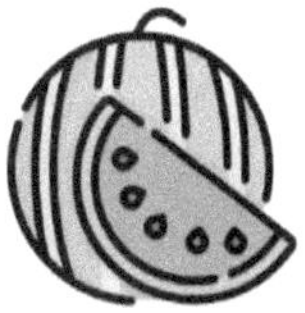

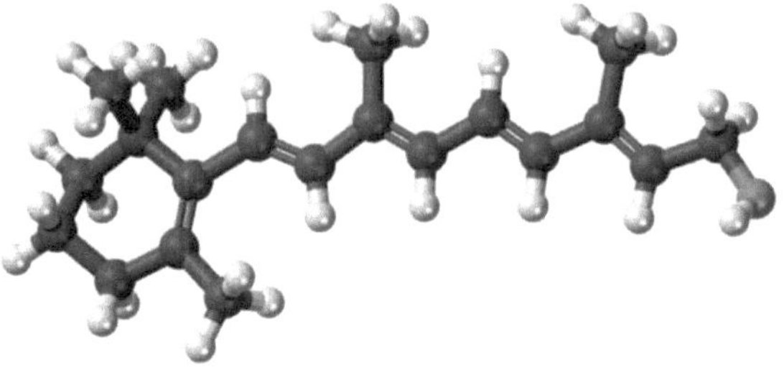

*Vitamina A* [i29]

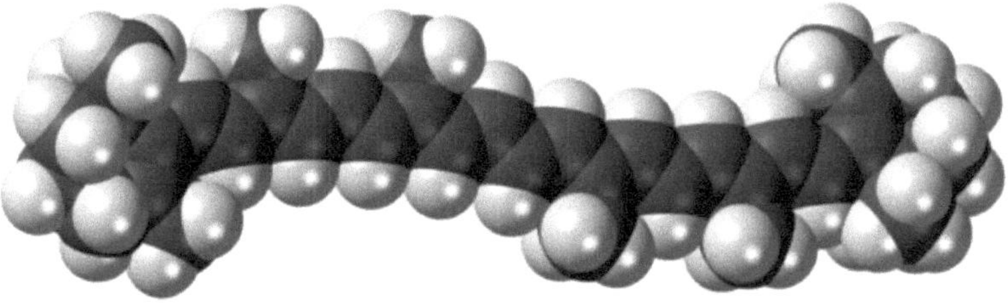

*Betacaroteno* [i30]

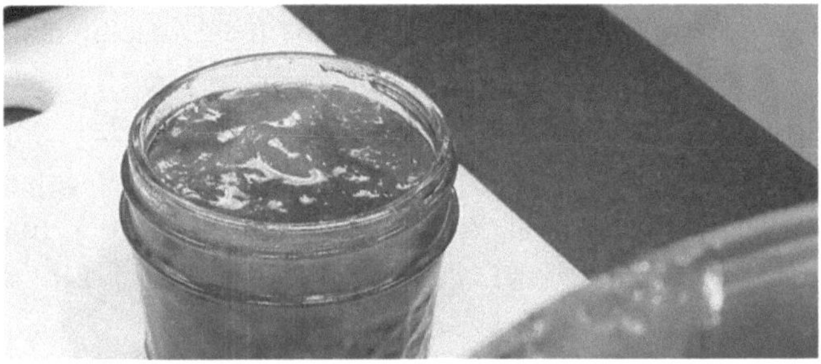

*Conservar/Envasar* [i31]

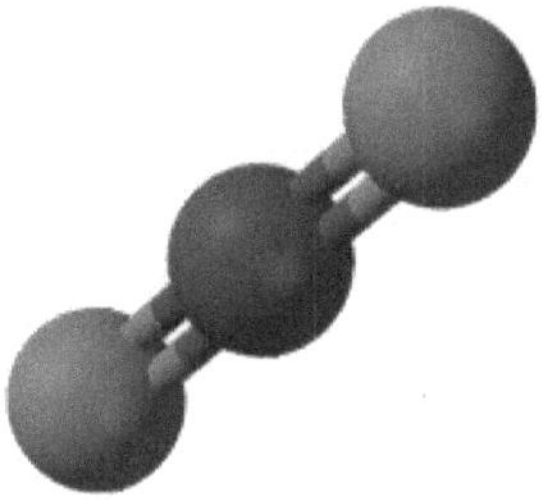

*Dióxido de carbono* [i32]

# Bueno saber

**Congelado**

Un método de conservación de alimentos mediante congelación, que preserva en gran medida el contenido de nutrientes y permite almacenar y utilizar alimentos de temporada durante un período más prolongado.

**Modificación de la dieta autoinmune**

Una modificación de la dieta que busca reducir la inflamación y modular el sistema inmunológico mediante la selección de ciertos alimentos para aliviar los síntomas de las enfermedades autoinmunes.

**Productos de temporada**

Alimentos que se cosechan en su tiempo natural de madurez y, por lo tanto, a menudo tienen un mayor contenido de nutrientes y un sabor más intenso. Comprar productos de temporada apoya a los proveedores locales, protege el medio ambiente y fomenta una dieta variada.

**Propiedades antioxidantes**

La capacidad de las sustancias para neutralizar los radicales libres en el cuerpo y así prevenir daños celulares. Los antioxidantes juegan un papel importante en la prevención de enfermedades crónicas y se pueden obtener mediante el consumo de frutas y verduras de temporada.

## Disponibilidad de productos de temporada

Disponibilidad máxima de alimentos clave para la autoinmunidad.

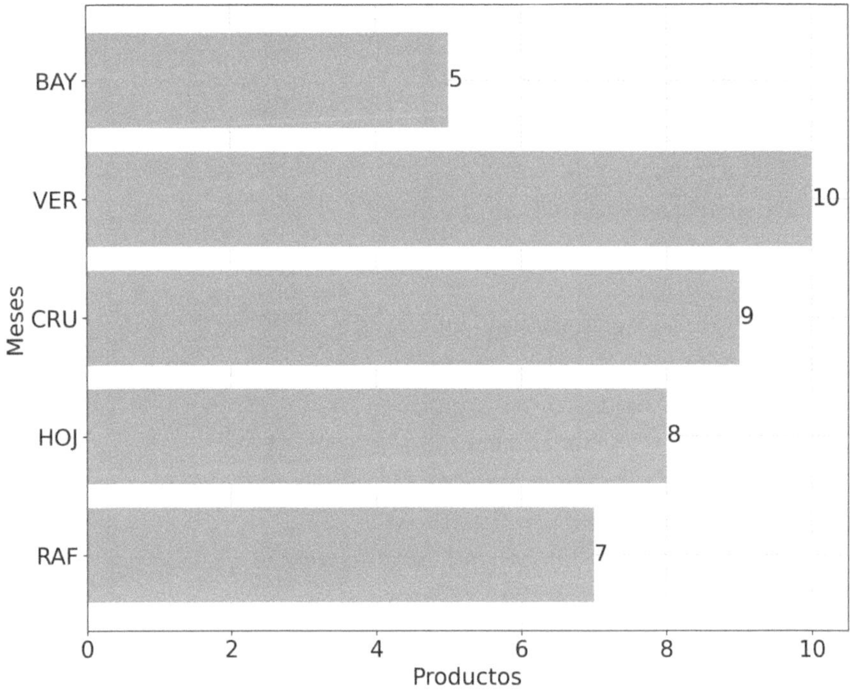


BAY: Bayas

HOJ: Verduras de Hoja

VER: Verduras de Raíz

CRU: Vegetales Crucíferos

RAF: Raíces

El gráfico destaca los meses con mayor abundancia de varios productos agrícolas, lo que permite a las personas que siguen una dieta autoinmune priorizar las compras de temporada para una frescura y densidad de nutrientes óptimas. Elegir productos de temporada a menudo resulta en una mejor calidad y potencialmente menores costos.

## Almacenamiento de alimentos antiinflamatorios

Una adecuada gestión del almacenamiento es esencial para una alimentación antiinflamatoria. El enfoque debe estar en alimentos frescos y no procesados. [s42] Las verduras y frutas congeladas ofrecen una alternativa práctica a los productos frescos y conservan muchos de sus valiosos nutrientes. Las legumbres secas, nueces y semillas también son buenas opciones para el almacenamiento a largo plazo y proporcionan proteínas, fibra y grasas saludables. Al seleccionar aceites, se deben preferir las variedades prensadas en frío, como el aceite de oliva o el aceite de linaza, que son ricos en omegafettsaeuren. Estos ácidos grasos poliinsaturados tienen un efecto positivo en los procesos inflamatorios del cuerpo. Así, un suministro de semillas de lino o nueces, que también son ricas en ácidos grasos omega-3, puede asegurar el abastecimiento incluso fuera de temporada para nueces frescas. Por el contrario, se deben evitar los alimentos proinflamatorios, como los productos procesados, el azúcar y el alcohol. [s42] La preparación también juega un papel: la bioavailability y, por lo tanto, el efecto antiinflamatorio de ciertos ingredientes, como los flavonoides, pueden verse influenciados por la preparación. Los flavonoides que se presentan como agliconas son mejor absorbidos por el cuerpo y, por lo tanto, despliegan su efecto completo. [s43] Un plato con brócoli al

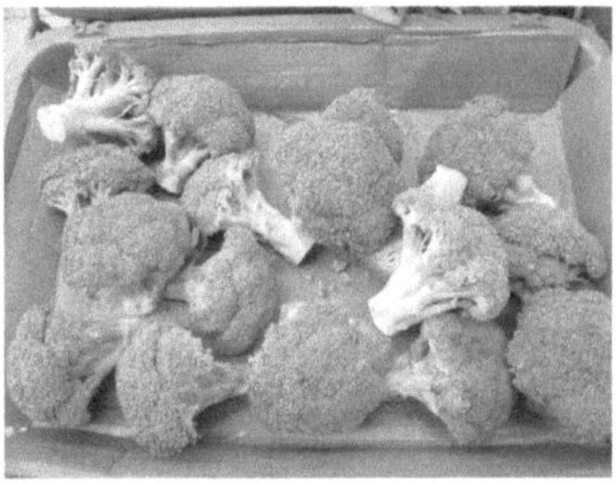

*Brócoli* [i33]

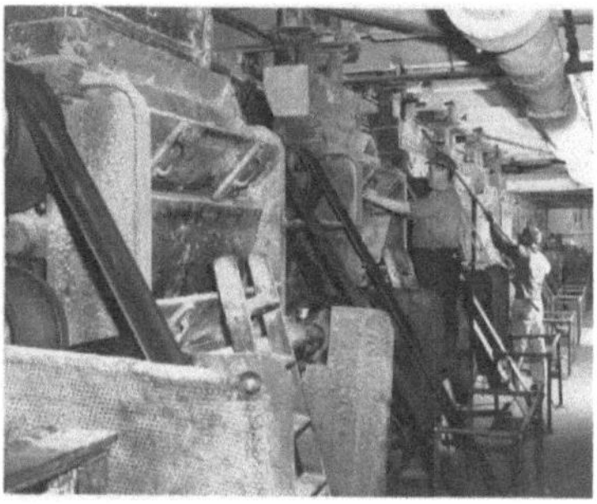

*Aceite de linaza* [i34]

vapor (rico en agliconas de flavonoides) es, por lo tanto, más antiinflamatorio que uno con brócoli crudo, que contiene más flavonglucósidos. La selección y preparación intencionada de alimentos permite optimizar el efecto antiinflamatorio de la dieta y beneficiarse a largo plazo de sus ventajas para la salud.

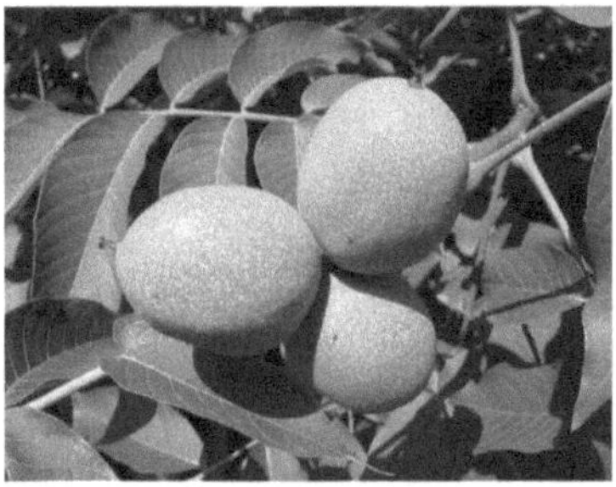

*Nuez* [i35]

**Alimentación antiinflamatoria**

Un estilo de alimentación que busca reducir la inflamación en el cuerpo evitando alimentos proinflamatorios y favoreciendo alimentos antiinflamatorios. Juega un papel importante en el tratamiento de enfermedades autoinmunes.

**Bioavailability**

Indica cuán bien un nutriente puede ser absorbido y utilizado por el cuerpo. Varios factores, como la preparación de los alimentos, pueden influir en la bioavailability.

**Flavonglucósidos**

Flavonoides que están unidos a una molécula de azúcar. Este enlace debe ser descompuesto en el intestino antes de que el cuerpo pueda absorberlos.

## Distribución del Almacenamiento de Alimentos Antiinflamatorios

Distribución de las categorías de almacenamiento de alimentos antiinflamatorios.

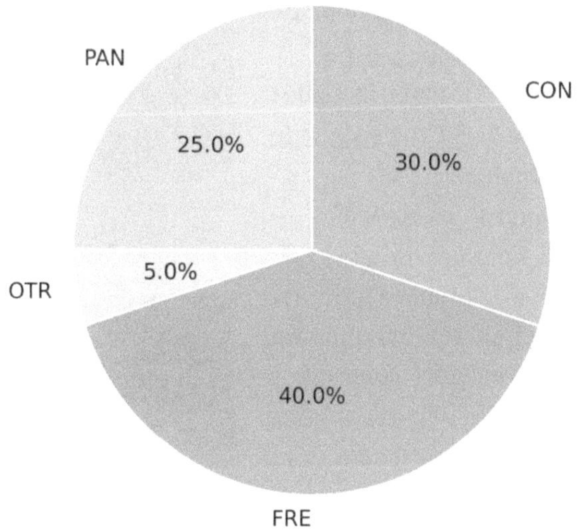


CON: Congelados (Frutas, Verduras y Comidas)

FRE: Productos Frescos (Frutas y Verduras)

OTR: Otros (Hierbas, Especias, Aceites, etc.)

PAN: Alimentos Básicos de la Despensa (Granos, Legumbres, Frutos Secos, Semillas)

La mayor parte del almacenamiento se centra en productos frescos, lo que refleja la importancia de las vitaminas y los antioxidantes disponibles. Los artículos congelados constituyen una reserva sustancial de productos agrícolas y comidas preparadas, lo que garantiza el acceso continuo a ingredientes beneficiosos. Los alimentos básicos de la despensa forman una base para la preparación de comidas, mientras que la categoría más pequeña, "otros", probablemente incluye artículos como hierbas, especias y aceites especiales, que contribuyen al sabor y a otros beneficios antiinflamatorios.

# Conservación

La conservación de alimentos ofrece diversas oportunidades para aprovechar a largo plazo los beneficios de una dieta antiinflamatoria y adecuada para enfermedades autoinmunes. A través de métodos de conservación adecuados, se pueden aprovechar los picos estacionales y asegurar la disponibilidad de nutrientes valiosos durante todo el año. La congelación es un método especialmente suave para conservar vitaminas y sekundaere_pflanzenstoffe. Los congeladores ofrecen espacio para bayas, verduras o hierbas, que así mantienen su frescura. La congelación es adecuada, por ejemplo, para frutas porcionadas para batidos o verduras para sopas. La conservación en tarros, un método tradicional de conservación, permite conservar frutas y verduras en frascos. Al calentar, se eliminan microorganismos y se preservan los alimentos. Las mermeladas, chutneys o verduras en conserva caseras amplían el menú y reducen la necesidad de productos procesados industrialmente. Secar es otro método para prolongar la durabilidad. Las frutas, verduras, hierbas y setas pueden secarse suavemente y luego almacenarse en envases herméticos. Los alimentos secos son excelentes para preparar sopas, salsas o como bocadillos. La fermentación, es decir, la fermentación controlada de alimentos, es un método valioso para la conservación y ofrece beneficios adicionales para la salud. Los alimentos fermentados como el chucrut, el kimchi o

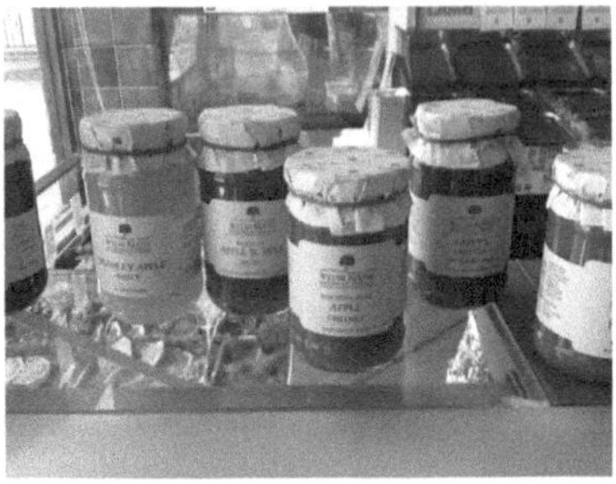

*Chutney* [i36]

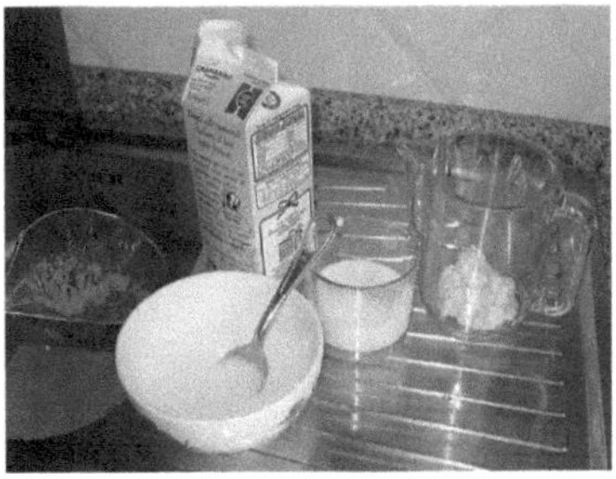

*Kéfir* [i37]

el kéfir contienen probióticos que promueven la salud intestinal. Un intestino sano juega un papel importante en el sistema

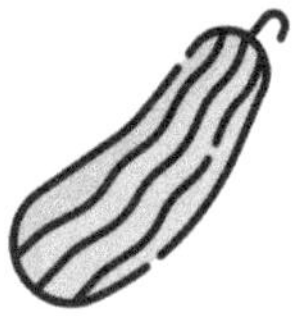

inmunológico y puede ayudar a reducir la inflamación. En todos los métodos de conservación, se debe prestar atención a la higiene para prevenir el crecimiento de mohos y bacterias. El almacenamiento adecuado de los alimentos conservados también es crucial para mantener la calidad y el contenido de nutrientes. Fresco, seco y oscuro son condiciones óptimas para la mayoría de los suministros. Así, puede asegurarse de que sus alimentos se mantengan duraderos y saludables. Al combinar diferentes métodos de conservación, se puede crear un suministro variado y saludable que forme la base para una dieta equilibrada y apoye de manera óptima los efectos positivos de la terapia nutricional.

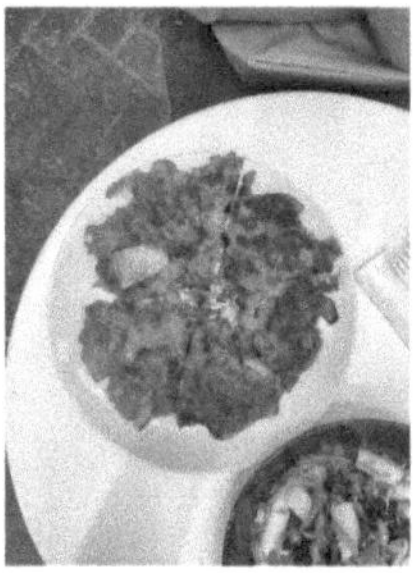

*Kimchi* [i38]

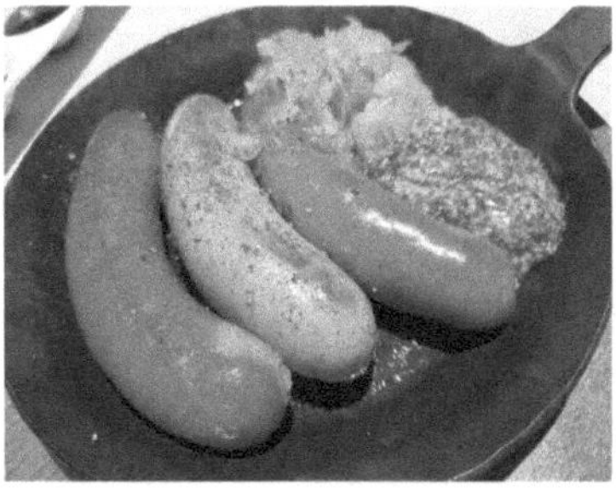

*chucrut* [i39]

## Bueno saber

**Antiinflamatorio**

En el contexto de la nutrición autoinmune, antiinflamatorio significa que los alimentos o medidas ayudan a reducir la inflamación crónica en el cuerpo, que a menudo se asocia con enfermedades autoinmunes.

**Métodos de conservación**

Los métodos de conservación sirven para prolongar la durabilidad de los alimentos. Permiten disfrutar de alimentos de temporada durante todo el año y reducir el desperdicio de alimentos.

**Terapia nutricional**

La terapia nutricional utiliza la alimentación para tratar o prevenir enfermedades. En el contexto de las enfermedades autoinmunes, su objetivo es reducir la inflamación y regular el sistema inmunológico.

## Retención de Nutrientes a lo Largo del Tiempo

Pérdida de nutrientes en diferentes métodos de conservación de alimentos a lo largo del tiempo.

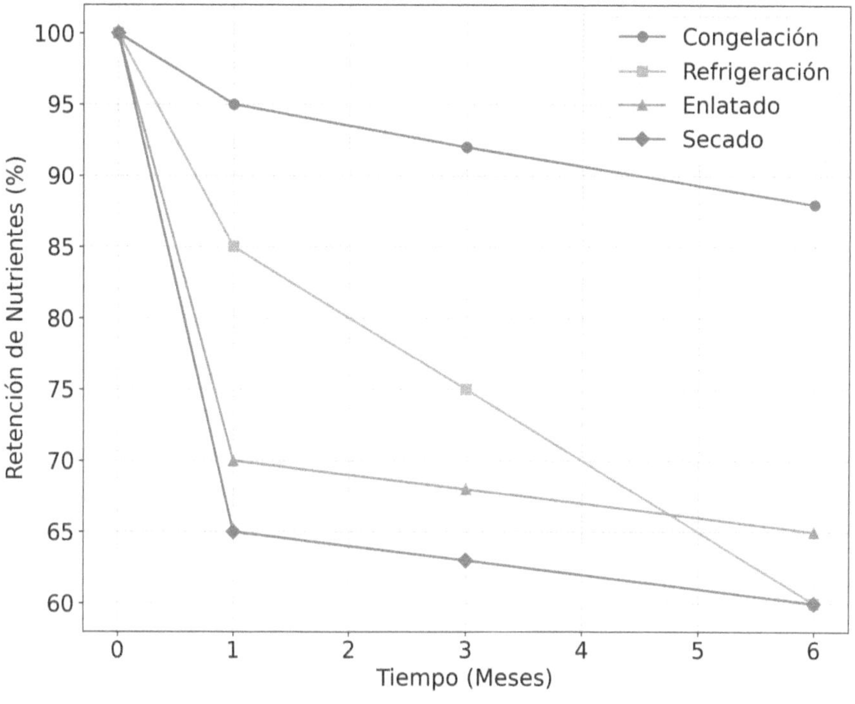


La congelación generalmente conserva los nutrientes mejor que otros métodos, especialmente durante períodos más largos. La refrigeración muestra una disminución gradual, mientras que el enlatado y el secado experimentan una pérdida inicial significativa, pero luego se estabilizan. Esto destaca la importancia de elegir el método de conservación adecuado para alimentos específicos y la retención de nutrientes deseada.

**Consejos concretos**

- Establezca un 'calendario de temporada' que le facilite la visión general de la oferta actual de frutas y verduras regionales al hacer la compra.
- Visite regularmente los mercados de agricultores en su área y descubra allí variedades de verduras desconocidas y antiguas variedades de frutas.
- Intercambie información con los vendedores del mercado sobre el almacenamiento y la preparación óptimos de los productos.
- Organice su despensa según la durabilidad y el uso, para minimizar el desperdicio de alimentos y mantener siempre una visión general.
- Etiquete los alimentos congelados con la fecha y el contenido, para mantener el control y utilizarlos a tiempo.
- Cree un pequeño jardín de hierbas en el balcón o en el alféizar de la ventana, para tener hierbas frescas siempre a mano.
- Experimente con la conservación de verduras en vinagre o aceite: así creará reservas aromáticas y duraderas.
- Prepare grandes cantidades de sopas, guisos o salsas y congélelas en porciones, para tener rápidamente una comida saludable a mano.
- Utilice el fin de semana para preparar frutas y verduras de temporada para la semana, ahorrando así tiempo en la vida cotidiana.
- Establezca un ritual en el que revise su despensa una vez al mes y consuma lo que está a punto de caducar.
- Transforme las frutas y verduras que ya no están lo suficientemente frescas para el consumo directo en batidos, sopas o purés.
- Seque los restos de pan y conviértalos en migas de pan o picatostes.

## 2. 3 Técnicas de Cocina

Una alimentación adecuada para enfermedades autoinmunes a menudo requiere técnicas culinarias especiales. La preparación correcta conserva nutrientes valiosos y afecta el sabor, la textura y la durabilidad de los alimentos. Es necesario superar desafíos como la pérdida de nutrientes por el calor o procesos que requieren mucho tiempo. Los métodos de cocción suaves minimizan la pérdida de vitaminas solubles en agua y preservan minerales importantes. Una preparación eficiente y estrategias que ahorran tiempo facilitan su implementación en la vida cotidiana. Descubra en este capítulo cómo puede optimizar y disfrutar de su alimentación adecuada para enfermedades autoinmunes con las técnicas culinarias correctas.

*Para una alimentación rica en nutrientes en enfermedades autoinmunitarias, son fundamentales métodos de cocción suaves como el vapor, la cocción en microondas o el sous-vide, ya que minimizan las pérdidas de vitaminas y minerales y mejoran la disponibilidad de nutrientes.*

## Preparación suave

La preparación suave reduce la pérdida de nutrientes y mantiene la calidad de los alimentos. Los vitaminas solubles en agua, como la vitamina C, son sensibles al calor y a la lixiviación en el agua de cocción [s44]. Cocinar al vapor y en microondas minimiza estas pérdidas, ya que se reduce el contacto con el agua y el tiempo de cocción [s44]. Las paredes celulares de las verduras se rompen por la acción del calor, lo que aumenta la disponibilidad de vitaminas liposolubles, pero el corto tiempo de cocción evita pérdidas significativas de nutrientes [s44]. Así, el brócoli cocido suavemente conserva más vitaminas que el cocido durante mucho tiempo. También el β-caroteno se beneficia de la preparación suave, ya que las paredes celulares rotas por el calor facilitan la absorción de esta provitamina [s44]. Además de cocinar al vapor y en microondas, el sous-vide, que consiste en cocinar en bolsas al vacío a bajas temperaturas, ofrece más ventajas [s45]. Gracias al control preciso de la temperatura y la falta de contacto con el oxígeno, el sabor, la textura y los nutrientes se mantienen óptimamente [s45] [s46]. Las verduras cocidas al sous-vide conservan más aroma y vitaminas, ya que los nutrientes solubles en agua permanecen en la bolsa al vacío [s45]. La vida útil de los alimentos también puede extenderse mediante el sous-vide, ya que el crecimiento de bacterias se inhibe por las bajas temperaturas y el vacío [s46]. La preparación suave de la carne, como el cocción a baja temperatura durante mucho tiempo, también conserva los nutrientes y mejora al mismo tiempo la ternura y el sabor [s47]. Por lo tanto, la elección del método adecuado depende del alimento y del resultado deseado.

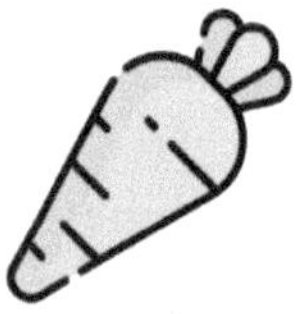

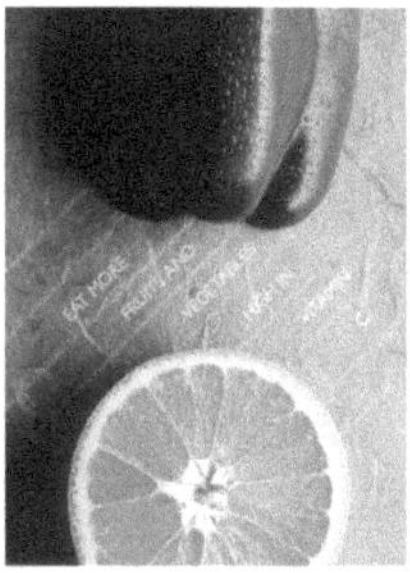


*Vitamina C* [i40]

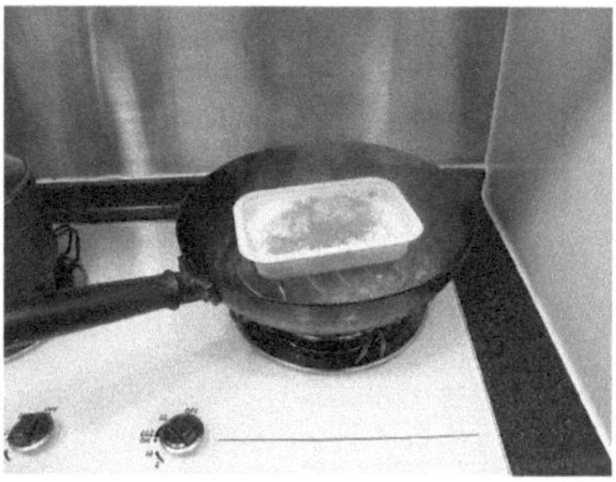

*Cocción al vapor* [i41]

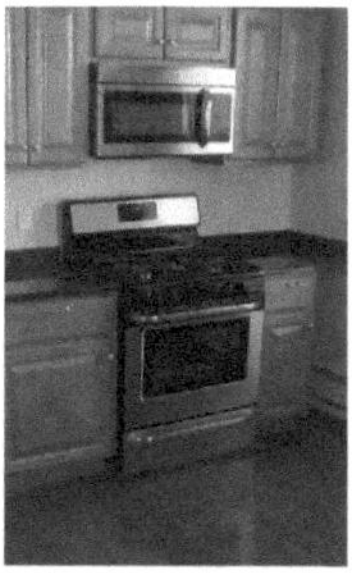

*Cocción en microondas* [i42]

**Cocción a baja temperatura durante mucho tiempo**

La cocción a baja temperatura durante mucho tiempo es un método de cocción en el que los alimentos se cocinan durante un período prolongado a bajas temperaturas. Este método hace que la carne sea especialmente tierna y jugosa, al tiempo que conserva los nutrientes. En enfermedades autoinmunitarias, este método de cocción puede ayudar a mejorar la digestibilidad de la carne y optimizar la ingesta de nutrientes.

**Vitamina C**

La vitamina C es un antioxidante importante que ayuda en la formación de colágeno, la cicatrización de heridas y el fortalecimiento del sistema inmunológico. En enfermedades autoinmunitarias, una ingesta adecuada de vitamina C puede ayudar a reducir el estrés oxidativo y apoyar la función inmunológica.

**Vitaminas liposolubles**

Las vitaminas liposolubles (A, D, E y K) desempeñan un papel importante en diversas funciones corporales, incluido el sistema inmunológico, la salud ósea y la función celular. En enfermedades autoinmunitarias, es importante asegurar una ingesta adecuada de estas vitaminas para prevenir deficiencias y apoyar la salud.

## Retención de Nutrientes en Métodos de Cocción

Comparación de la retención de nutrientes en varios métodos de cocción relevantes para dietas autoinmunes.

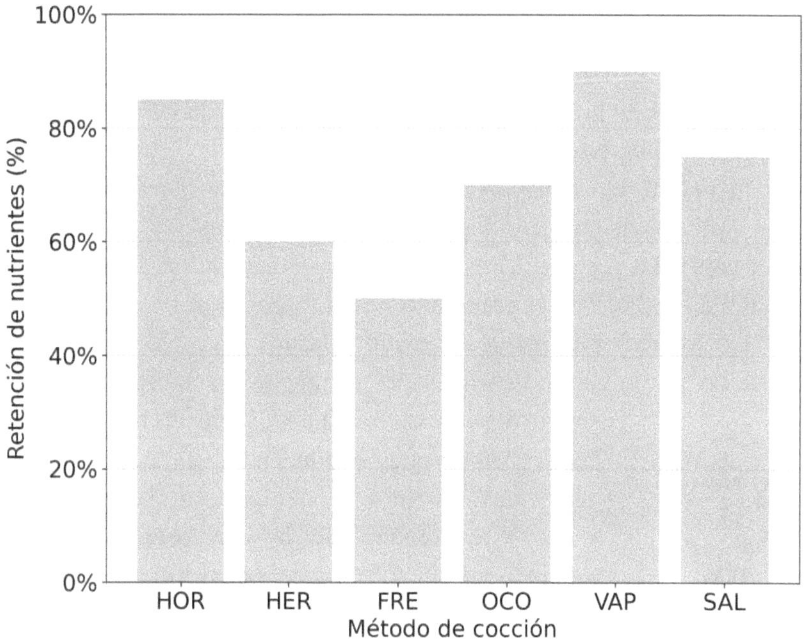


FRE: Freír

HOR: Hornear

SAL: Saltear

HER: Hervir

OCO: Olla a presión

VAP: Vapor

Cocinar al vapor y hornear generalmente conservan mejor los nutrientes que hervir o freír. Si bien la cocción a presión es eficiente, se pueden perder algunas vitaminas solubles en agua. Elegir los métodos de cocción adecuados puede afectar significativamente la ingesta de nutrientes para las personas que manejan enfermedades autoinmunes.

## Métodos de cocción que conservan los nutrientes

Los nutrientes se conservan mejor al elegir el método de preparación adecuado. Mientras que la cocción prolongada en agua puede llevar a pérdidas significativas de vitaminas hidrosolubles (por ejemplo, vitamina C) y minerales, ya que estos se disuelven en el agua de cocción [s48], los métodos de cocción alternativos ofrecen ventajas. Cocinar al vapor conserva valores nutricionales comparables a la cocción convencional, especialmente en verduras como el brócoli [s48]. Cocinar en microondas incluso puede mejorar la disponibilidad de ciertos nutrientes, como carotinoide [s48]. La preparación en bolsa al vacío (Sous-vide) a bajas temperaturas también minimiza las pérdidas de nutrientes y conserva el aroma y la textura [s49]. La preparación suave no solo conserva las vitaminas, sino que también influye en el contenido mineral, como el potasio y el sodio [s48]. Un aspecto importante es evitar el calor excesivo y los tiempos de cocción prolongados. A través de blanquear – sumergir brevemente en agua hirviendo – se puede detener la actividad de las enzimas que conducen a la degradación de nutrientes, al mismo tiempo que se conserva el color y la textura de las verduras. El agua de blanqueo se puede utilizar posteriormente para sopas o salsas, aprovechando los nutrientes disueltos en ella. El método de cocción adecuado contribuye de manera decisiva a la ingesta de nutrientes y ofrece diversas posibilidades para combinar óptimamente el sabor y los beneficios para la salud. La información al público sobre métodos de preparación que conservan los nutrientes es esencial para optimizar la ingesta de nutrientes a través de alimentos vegetales [s50].

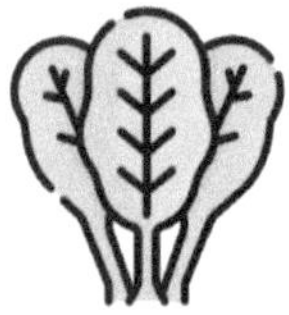

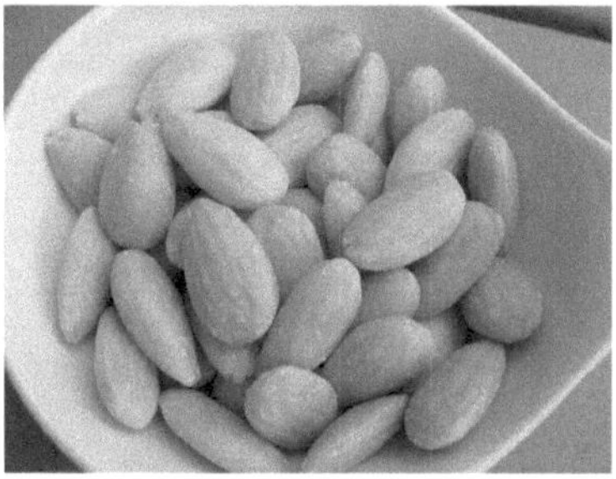

*Escaldar* [i43]

## Bueno saber

**Blanquear**

Blanquear es una técnica culinaria en la que los alimentos se sumergen brevemente en agua hirviendo y luego se enfrían en agua helada. A través del blanqueo, se desactivan las enzimas que aceleran la degradación de nutrientes. Al mismo tiempo, se conservan mejor el color, la textura y los nutrientes importantes que son relevantes para una dieta autoinmune.

## Retención de nutrientes en los métodos de cocción

Retención de nutrientes vs. tiempo y temperatura para varios métodos de cocción.

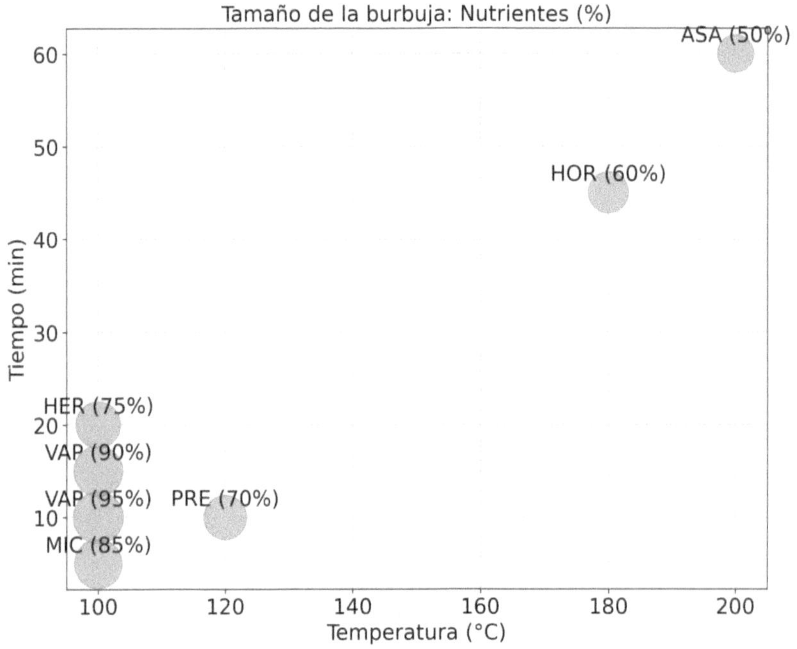


Blasengröße: Nutrientes (%)

ASA: Asar (Ternera)

HOR: Hornear (Pollo)

PRE: Olla a presión (Carne)

HER: Hervir (Verduras)

MIC: Microondas (Verduras)

VAP: Vapor (Verduras)

Cocinar al vapor y en el microondas generalmente conserva más nutrientes debido a los tiempos de cocción más cortos y las temperaturas más bajas. Hervir y cocinar a presión, si bien son eficientes, pueden provocar cierta pérdida de nutrientes, en particular de vitaminas solubles en agua. Hornear y asar, con sus tiempos de cocción más largos y temperaturas más altas, muestran el mayor potencial de pérdida de nutrientes. La elección del método de cocción adecuado depende del nutriente específico y del resultado deseado. Para una retención óptima de nutrientes, generalmente se prefieren tiempos de cocción más cortos y temperaturas más bajas.

## Preparación eficiente en el tiempo

La preparación eficiente en el tiempo es un factor importante para la implementación exitosa de una alimentación autoinmune. La congelación de alimentos – verduras, frutas, así como platos preparados o salsas – ahorra tiempo y aumenta la disponibilidad de ingredientes saludables, incluso fuera de temporada. [s51] Los congelados permiten extraer porciones y procesarlas directamente, sin necesidad de lavar o cortar previamente. Esto reduce considerablemente el tiempo de preparación de una comida. [s51] También la preparación de componentes individuales con antelación contribuye a la organización de la cocina. Las legumbres se pueden remojar durante la noche, las verduras pueden ser cortadas y almacenadas en el refrigerador. [s51] Para un snack rápido, se ofrecen batidos: las frutas y verduras congeladas se procesan rápidamente y aportan nutrientes valiosos. [s51] Otro aspecto de la organización eficiente de la cocina es la selección de recetas. Platos simples con pocos ingredientes y tiempos de cocción cortos facilitan la implementación de una alimentación saludable en la vida diaria. [s51] Entre otros, los guisos son ideales, ya que se pueden preparar en grandes cantidades y congelar porciones. En lugar de cocinar fresco todos los días, se puede recurrir a las reservas. También la pre-cocción de guarniciones como quinoa o arroz para varios días ahorra tiempo y esfuerzo. La combinación de una planificación inteligente, ingredientes preparados y recetas simples permite una alimentación saludable y, al mismo tiempo, que ahorra tiempo.

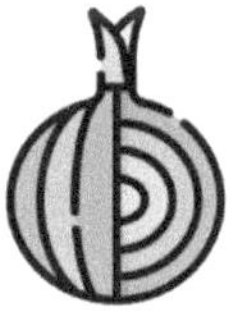

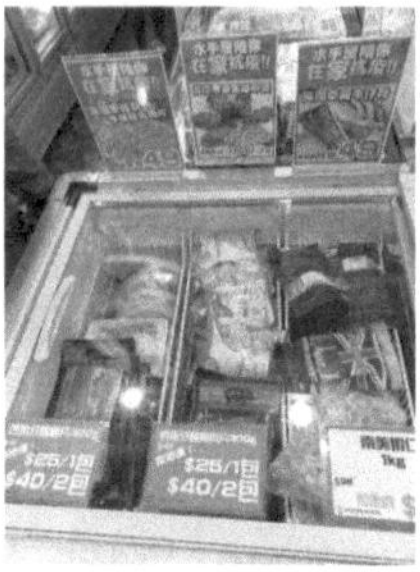

*Congelar* [i44]

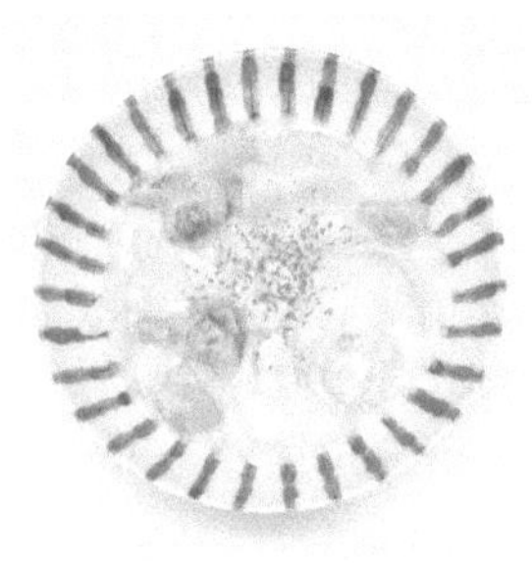

*Guisos/Estofados* [i45]

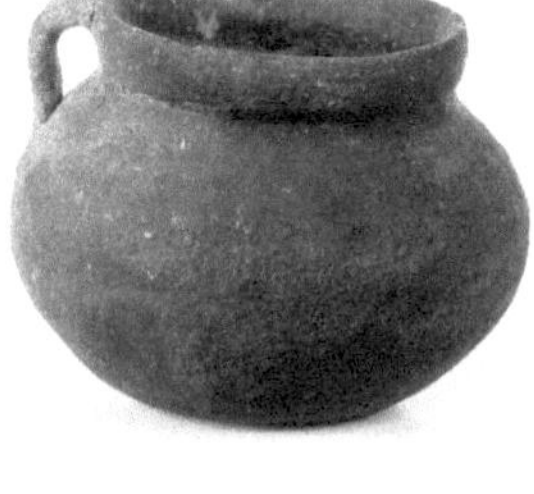

*Cocinar con antelación* [i46]

**Batidos**

Los batidos son una forma rápida y sencilla de integrar una variedad de ingredientes ricos en nutrientes como frutas, verduras, hierbas y fuentes de proteínas en la alimentación autoinmune. Son especialmente útiles para personas con problemas digestivos, ya que los ingredientes ya están triturados y, por lo tanto, son más fáciles de digerir. Los batidos pueden ayudar a satisfacer las necesidades nutricionales y reducir la inflamación.

**Congelación**

La congelación es un método efectivo para prolongar la vida útil de alimentos como verduras, frutas, hierbas, salsas y comidas preparadas, asegurando así la disponibilidad de alimentos ricos en nutrientes que son adecuados para una alimentación autoinmune. A través de la congelación, se conservan vitaminas y minerales importantes que son significativos para el apoyo del sistema inmunológico y la reducción de la inflamación.

**Congelados**

Los vegetales y frutas congelados ofrecen una alternativa práctica a los productos frescos, especialmente fuera de temporada. Ya están lavados, cortados y blanqueados, lo que reduce considerablemente el tiempo de preparación de las comidas en el marco de una alimentación autoinmune. Gracias a la congelación rápida, se conservan muchos nutrientes que pueden contribuir al apoyo de la salud intestinal y del sistema inmunológico.

# Técnicas de cocina eficientes en tiempo

Comparación del gasto de tiempo para varios métodos de cocina.

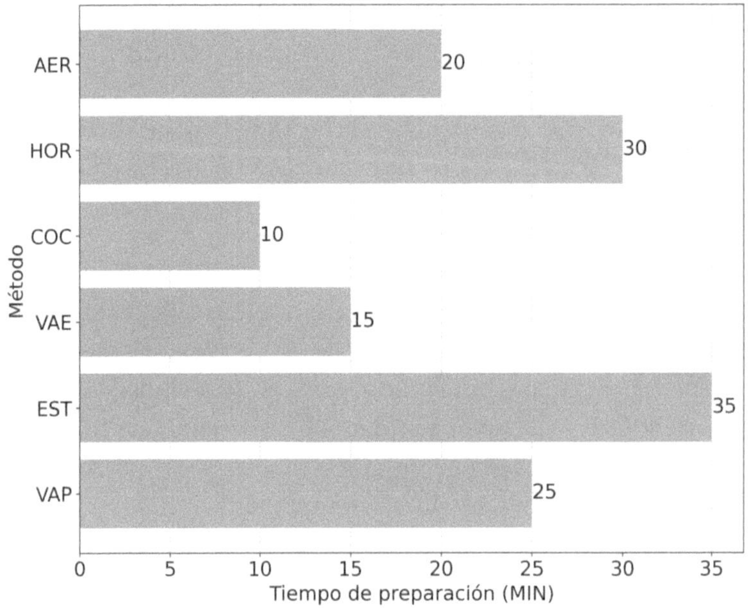


AER: Freír al aire

EST: Cocinar en la estufa

VAE: Cocción lenta

COC: Cocción a presión

HOR: Horneando

VAP: Cocción al vapor

El gráfico destaca las diferencias significativas de tiempo entre varios métodos de cocción. La cocción a presión y la cocción lenta se destacan como opciones particularmente eficientes en el tiempo, mientras que los métodos como hornear y cocinar en la estufa requieren más tiempo activo. Esta información puede ser valiosa para las personas que buscan optimizar su tiempo en la cocina, especialmente aquellas que manejan enfermedades autoinmunes y necesitan priorizar el descanso y la reducción del estrés.

**Consejos concretos**

- Procesa los recortes de verduras como las hojas de zanahoria o el tallo de brócoli para hacer pesto, sopas o caldo de verduras.
- Varía tus técnicas de cocción: saltea las verduras a fuego fuerte en lugar de cocerlas al vapor para generar sabores asados.
- Experimenta con combinaciones de especias inusuales al preparar verduras, como canela con coles de Bruselas o cardamomo con coliflor.
- Aprovecha la cáscara de los cítricos: ralla la cáscara y congélala para aromatizar pasteles o batidos más tarde.
- Cocina tus verduras en su propio jugo en una bolsa para asar en el horno; así se conservan óptimamente el aroma y los nutrientes.
- Invierte en una vaporera: así podrás cocinar varias variedades de verduras al mismo tiempo de manera suave y ahorrar tiempo.
- Tritura las verduras sobrantes para hacer una sopa o salsa cremosa y congélalas en porciones.
- Utiliza el agua de cocción de las verduras como base para sopas o salsas, para aprovechar los nutrientes disueltos en ella.
- Sumerge frutas y verduras brevemente en agua fría antes de consumirlas para relajar las paredes celulares y mejorar la absorción de nutrientes.
- Prepara tus propias mezclas de especias y experimenta con diferentes sabores.
- Seca hierbas y verduras tú mismo para conservarlas por más tiempo y utilizarlas en tus platos durante el invierno.

## Revisión - 2. Aplicación Práctica en la Vida Diaria

La implementación de una dieta autoinmune en la vida cotidiana puede parecer compleja al principio, pero con una estrategia bien pensada y las herramientas adecuadas, se puede superar este desafío. Un primer paso importante es la planificación de sus comidas: desayuno, almuerzo, cena y refrigerios. Piense en qué alimentos le benefician y cuáles debe evitar. Un diario de alimentación puede ayudarle a identificar intolerancias y documentar su progreso. Integre fuentes de proteínas variadas como huevos, pescado y, dependiendo de su forma de alimentación, también carne, combinadas con una colorida variedad de verduras, que se preparen de manera suave para conservar nutrientes valiosos. También considere las grasas saludables, por ejemplo, utilizando aceite de oliva de alta calidad o aceite de coco.

Para minimizar el esfuerzo en la cocina y al mismo tiempo optimizar la ingesta de nutrientes, se recomienda la preparación eficiente de sus comidas. Cocinar por adelantado y congelar son estrategias valiosas. Por ejemplo, prepare grandes cantidades de guisos, sopas o salsas y porciónelas para la semana. También los acompañamientos como quinoa o arroz se pueden cocinar por adelantado y almacenar en el refrigerador. Las verduras y frutas congeladas son igualmente ayudantes prácticos en la vida diaria y ofrecen una alternativa rápida y rica en nutrientes a los productos frescos, especialmente fuera de temporada. Aproveche los beneficios de los batidos para obtener rápidamente una porción extra de vitaminas y minerales. Experimente con diferentes ingredientes y encuentre sus recetas favoritas.

Los productos de temporada y de la región no solo ofrecen experiencias de sabor intensas, sino que a menudo también contienen una mayor concentración de vitaminas y minerales. Visite su mercado local o granja para adquirir alimentos frescos y de alta calidad. Al comprar productos de temporada, también apoya a los proveedores locales y contribuye a un estilo de vida más sostenible. Aproveche la oportunidad de conservar alimentos de temporada mediante la congelación, el enlatado o el secado, y así beneficiarse de sus ventajas para la salud durante todo el año. Preste atención a la higiene al conservar los alimentos para garantizar la calidad de sus productos.

La transición a una dieta autoinmune es un proceso que requiere tiempo, paciencia y disposición para experimentar. No sea demasiado estricto consigo mismo si las cosas no salen según lo planeado. Concéntrese en pequeños pasos alcanzables y celebre sus éxitos. Una alimentación saludable es un regalo para su cuerpo y contribuye significativamente a su bienestar. Con una actitud positiva y la estrategia adecuada, se beneficiará a largo plazo de los efectos positivos de una dieta autoinmune.

# 3. Selección de Alimentos

¿Alguna vez se ha preguntado por qué algunos alimentos agravan sus molestias, mientras que otros proporcionan alivio? En las enfermedades autoinmunes, la elección diaria de alimentos juega un papel crucial en el curso de la enfermedad. El camino hacia una dieta equilibrada pasa por entender qué alimentos apoyan al cuerpo y cuáles pueden dañarlo. La elección adecuada de los alimentos puede marcar la diferencia entre un brote de enfermedad y días sin molestias. En este capítulo, descubrirá cómo optimizar su dieta de manera específica y encontrar alternativas sabrosas.

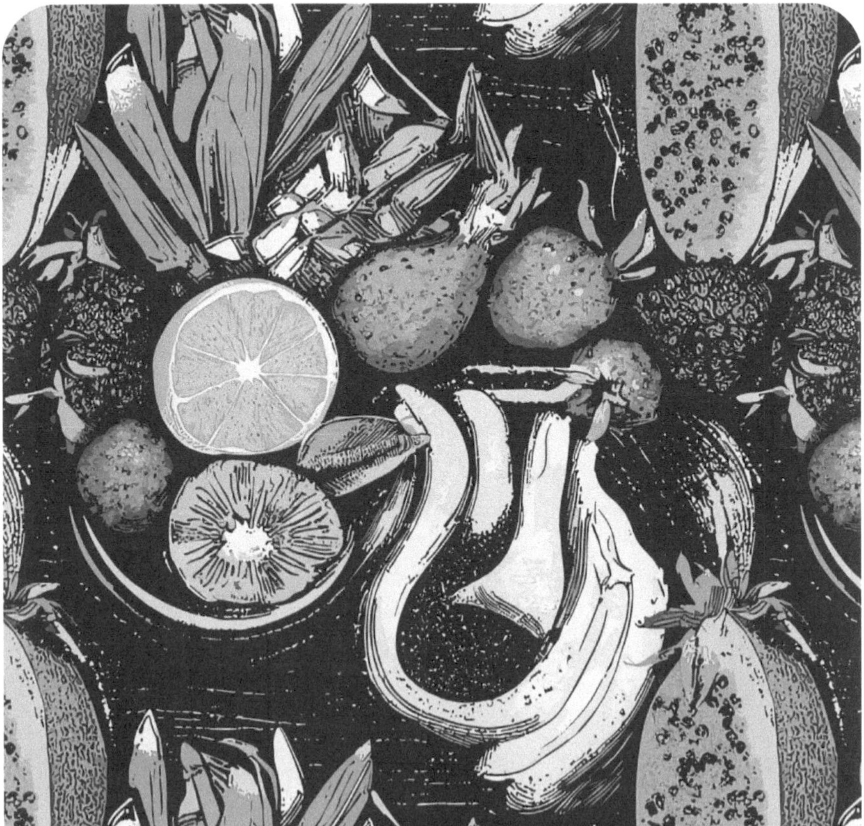

## 3. 1 Alimentos Recomendados

La elección adecuada de alimentos juega un papel decisivo en las enfermedades autoinmunes. Determinar qué alimentos tienen efectos positivos y cuáles negativos en el cuerpo y el sistema inmunológico es a menudo complejo. Esta sección ofrece una guía práctica para asegurar una óptima ingesta de nutrientes mientras se evitan los alimentos que fomentan la inflamación. Descubra qué verduras, hierbas, fuentes de proteínas y grasas son especialmente recomendables en una dieta autoinmune y cómo pueden apoyar su salud. Descubra el poder de la alimentación adecuada y tome el control de su salud.

*Para las personas con enfermedades autoinmunitarias, se recomienda una dieta variada con muchas verduras, frutas, proteínas de alta calidad y grasas saludables, especialmente ácidos grasos omega-3, mientras que se deben reducir los alimentos altamente procesados, las grasas trans y el consumo excesivo de carne roja. Se debe tener en cuenta la tolerancia individual a los alimentos.*

## Verduras y hierbas

Las verduras y hierbas proporcionan vitaminas, minerales, fibra y compuestos vegetales secundarios que pueden tener efectos positivos en el cuerpo dentro de una dieta autoinmune. La fibra promueve la salud intestinal y apoya una flora intestinal saludable, que a su vez influye en el sistema inmunológico. Los compuestos vegetales secundarios, entre ellos flavonoides y carotinoide, actúan como antioxidantes y pueden modular los procesos inflamatorios en el cuerpo. Debido a su alto contenido de agua, muchas variedades de verduras, como los pepinos o los tomates, contribuyen a la hidratación. Una ingesta adecuada de líquidos es esencial para numerosos procesos metabólicos. Una selección variada de verduras y hierbas en diferentes colores asegura que se absorba una amplia gama de nutrientes. Por ejemplo, las verduras de hoja verde, como la espinaca o el col rizado, son ricas en vitamina K y ácido fólico, mientras que las verduras de color naranja, como las zanahorias o la calabaza, son ricas en beta-caroteno. Las hierbas no solo ofrecen una variedad aromática en la cocina, sino que también contienen valiosos ingredientes. El romero, por ejemplo, tiene propiedades antioxidantes, mientras que el jengibre puede tener efectos antiinflamatorios. En caso de una enfermedad autoinmune, se recomienda preparar las verduras de manera suave para conservar su contenido nutricional. Cocer al vapor o blanchieren son métodos adecuados para ello. El consumo de verduras crudas también es recomendable, pero debe adaptarse individualmente, ya que algunas variedades de alimentos crudos pueden causar molestias en ciertas enfermedades autoinmunes. El alcohol y los aditivos alimentarios, que a menudo se encuentran en los alimentos procesados, pueden tener un efecto proinflamatorio y deben ser reducidos o evitados en el marco de una dieta autoinmune. En su lugar, se puede centrar la atención en alimentos frescos y no procesados, especialmente verduras y hierbas, para optimizar la ingesta de nutrientes y apoyar el sistema

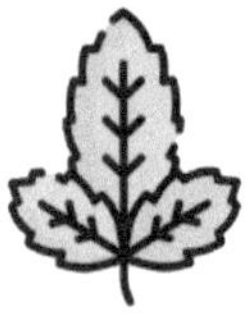

inmunológico. Para aumentar la variedad y mejorar la absorción de nutrientes, se puede integrar, por ejemplo, un puñado diario de diferentes hierbas, como perejil, cebollino y albahaca, en el plan de comidas.

*Referencia a una fuente sobre los beneficios de las verduras y hierbas para la salud, por ejemplo, un libro de nutrición o una publicación científica.*

*Referencia a una fuente sobre el efecto de los compuestos vegetales secundarios en enfermedades autoinmunes.*

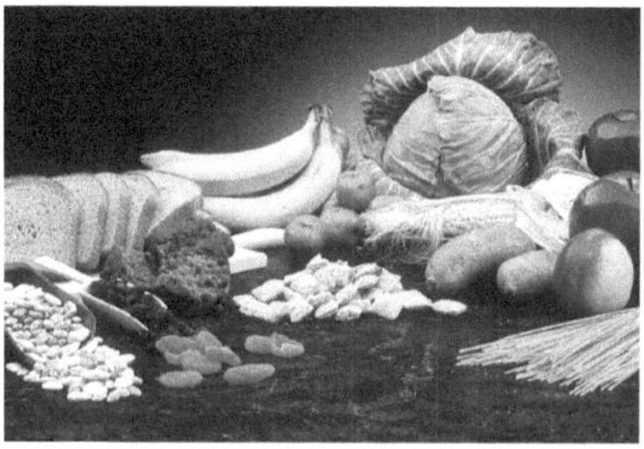

*Fibra dietética* [i47]

## Bueno saber

**Antioxidante**

Las sustancias antioxidantes protegen las células del cuerpo contra daños causados por radicales libres. En enfermedades autoinmunes, el estrés oxidativo a menudo está elevado, por lo que el consumo de alimentos con efecto antioxidante es especialmente importante.

**Flavonoides**

Los flavonoides, que se encuentran en muchas frutas y verduras, pueden ayudar a reducir el estrés oxidativo, que a menudo está elevado en enfermedades autoinmunes. Contribuyen a proteger las células de daños y pueden modular la inflamación.

## Densidad de nutrientes de verduras seleccionadas

Comparación de nutrientes clave en verduras comunes.

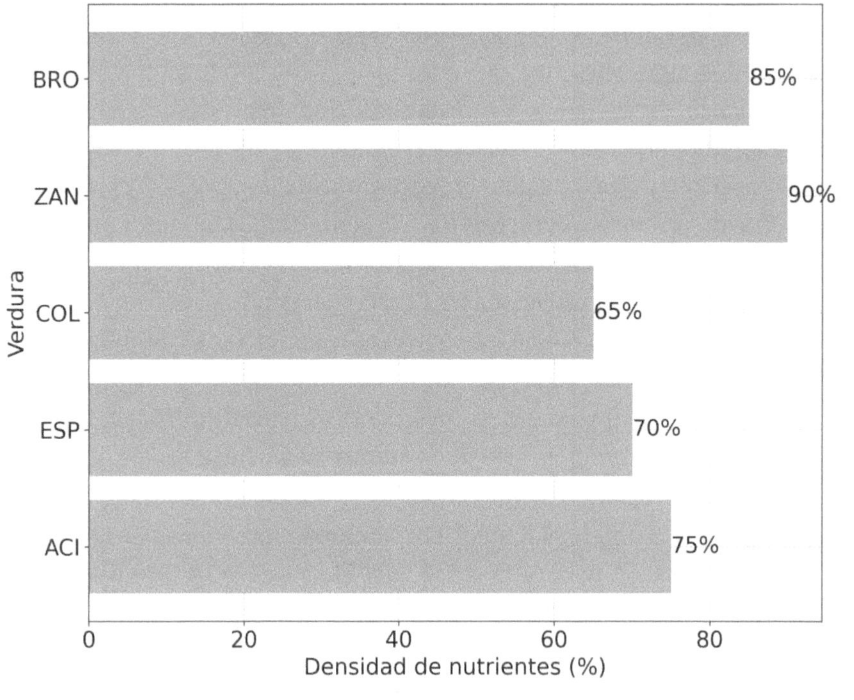


ACI: Col rizada

BRO: Brócoli

COL: Pimiento

ESP: Espinaca

ZAN: Zanahorias

Las verduras de hoja verde como la espinaca y la col rizada destacan por su alto contenido en vitaminas y minerales, especialmente vitamina K, vitamina A y folato. Si bien todas las verduras ofrecen valiosos nutrientes, las zanahorias son notablemente ricas en vitamina A, los pimientos en vitamina C y el brócoli en vitamina C y fibra. Elegir una variedad de verduras de colores asegura una ingesta diversa de nutrientes.

## Fuentes de proteínas de alta calidad

Los alimentos ricos en proteínas son esenciales para el mantenimiento de las funciones corporales, especialmente del sistema inmunológico y de la musculatura. No solo es relevante la cantidad, sino también la composición de las proteínas. Las proteínas de alta calidad proporcionan todos los aminoácidos esenciales que el cuerpo no puede producir por sí mismo, en cantidades adecuadas y en forma biodisponible [s52]. Los productos de origen animal, como el pescado, los huevos, las aves de corral y los productos lácteos, se consideran generalmente fuentes de proteínas de alta calidad, ya que su composición de aminoácidos se aproxima mucho a las necesidades humanas [s52]. Los pescados grasos, como el salmón o la caballa, son especialmente recomendables, ya que también contienen omegafettsaeuren que pueden tener efectos antiinflamatorios [s53]. El consumo de carne roja debe limitarse, a diferencia de las aves de corral, a una o dos veces al mes [s53]. Además de los productos de origen animal, también existen numerosas fuentes de proteínas vegetales. Las legumbres, que incluyen lentejas, garbanzos y diversas variedades de frijoles, no solo proporcionan proteínas, sino también fibra, vitaminas y minerales [s54] [s55]. Nueces y semillas, como almendras, anacardos, chía o linaza, también son ricas en proteínas y aportan ácidos grasos valiosos [s54] [s55]. Los productos de soja y los cereales integrales también contribuyen a la ingesta de proteínas [s54]. Para optimizar la calidad de las proteínas de los alimentos vegetales, se pueden combinar diferentes fuentes de proteínas. Por ejemplo, las legumbres y los cereales se complementan en su composición de aminoácidos y juntos forman un perfil de proteínas de mayor calidad [s55]. Una dieta variada con fuentes de proteínas tanto animales como vegetales cubre la necesidad de aminoácidos esenciales y contribuye a una óptima ingesta de nutrientes. Quien desee satisfacer su necesidad de proteínas principalmente a través de fuentes vegetales puede optimizar su dieta

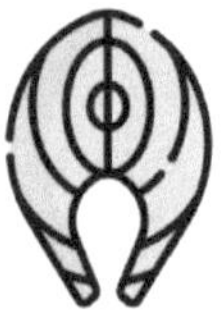

mediante la combinación específica de diferentes grupos de alimentos. Un guiso de lentejas con pan integral proporciona así un perfil de aminoácidos más completo que cualquier alimento por sí solo.

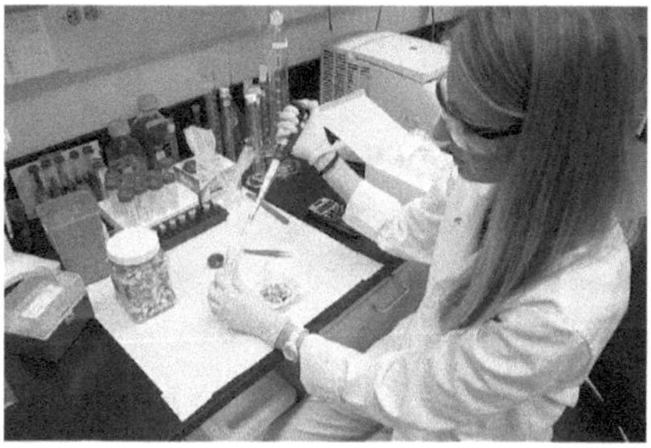

*Perfil proteico* [i48]

## Bueno saber

**Aminoácidos esenciales**

Los aminoácidos esenciales no pueden ser producidos por el cuerpo y deben ser obtenidos a través de la alimentación. Son cruciales para muchas funciones corporales, incluyendo la formación de proteínas, enzimas y hormonas. Una ingesta adecuada de aminoácidos esenciales puede ayudar a fortalecer el sistema inmunológico y reducir la inflamación.

**Fibra**

La fibra son carbohidratos no digeribles que pueden promover la salud intestinal y tener un efecto positivo en el sistema inmunológico. Contribuyen a la regulación del tránsito intestinal, fomentan el crecimiento de bacterias intestinales beneficiosas y pueden ayudar a reducir la inflamación en el intestino, lo que puede ser beneficioso en enfermedades autoinmunes.

**Perfil de proteínas**

El perfil de proteínas describe la composición de aminoácidos en una proteína. Un perfil de proteínas completo contiene todos los aminoácidos esenciales en cantidades adecuadas. Al combinar diferentes fuentes de proteínas vegetales, como legumbres y cereales, se puede lograr un perfil de proteínas completo que proporciona al cuerpo todos los aminoácidos necesarios.

## Fuentes óptimas de proteínas para dietas autoinmunes

Distribución de proteínas recomendada para personas con enfermedades autoinmunes.

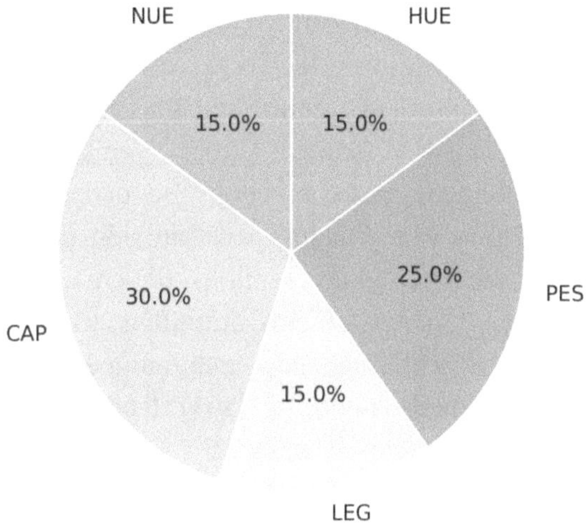


CAP: Carnes magras y aves (p. ej., pollo, pavo, ternera)

HUE: Huevos

LEG: Legumbres (p. ej., lentejas, frijoles, garbanzos)

NUE: Nueces y semillas (p. ej., almendras, nueces, semillas de chía)

PES: Pescado (p. ej., salmón, atún, sardinas)

Este gráfico destaca la importancia de diversificar las fuentes de proteínas en una dieta autoinmune. Las carnes magras y las aves de corral proporcionan aminoácidos esenciales, mientras que el pescado ofrece omega-3 antiinflamatorios. Los huevos son una fuente completa de proteínas y las opciones vegetales como las legumbres y los frutos secos aportan fibra y otros nutrientes beneficiosos. Este enfoque equilibrado ayuda a garantizar una ingesta adecuada de proteínas al tiempo que minimiza los posibles desencadenantes.

## Fuentes de grasas saludables

Las grasas juegan un papel importante en la alimentación autoinmune, siendo la calidad de las grasas crucial. Ácidos grasos insaturados, tanto monoinsaturados como poliinsaturados, son preferidos en comparación con las grasas saturadas y las grasas trans. [s56] Ácidos grasos monoinsaturados se encuentran abundantemente en el aceite de oliva, un componente clave de la dieta mediterránea, así como en nueces como almendras o anacardos. [s57] [s58] [s56] Ácidos grasos poliinsaturados, especialmente los ácidos grasos omega-3, se encuentran en pescados grasos como el salmón y la caballa, pero también en fuentes vegetales como las semillas de lino y las semillas de chía. [s59] [s60] Estos ácidos grasos omega-3 tienen efectos antiinflamatorios y pueden tener efectos positivos en enfermedades autoinmunes como la artritis reumatoide o la esclerosis múltiple. [s61] [s60] Se debe buscar un equilibrio entre los ácidos grasos omega-6 y omega-3, idealmente en un rango de 1:1,80 a 1:5. [s58] [s59] Aunque los ácidos grasos omega-6 también son importantes, un exceso puede promover la inflamación. Por lo tanto, se debe reducir el consumo de aceites vegetales altamente procesados, que a menudo son ricos en ácidos grasos omega-6. [s59] Los aguacates son otra fuente de grasas saludables. [s57] Al seleccionar aceites, se debe prestar atención a que sean prensados en frío y lo menos procesados posible. [s57] [s56] Las grasas trans, que se encuentran comúnmente en alimentos fritos y productos procesados industrialmente, deben evitarse por completo, ya que aumentan el riesgo de inflamación y diversas enfermedades. [s56] Ácidos grasos saturados, que se encuentran principalmente en productos de origen animal como la carne roja y la mantequilla, deben consumirse solo en pequeñas cantidades. [s56] Una dieta rica en ácidos grasos insaturados y baja en grasas saturadas y trans puede ayudar a reducir la inflamación y aliviar los síntomas de las enfermedades autoinmunes. Por ejemplo, quien añade una cucharada de aceite de

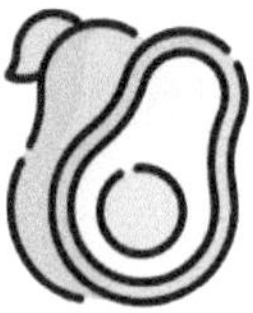

oliva a su ensalada diariamente y consume pescado graso de dos a tres veces por semana puede mejorar su ingesta de ácidos grasos valiosos.

### Bueno saber

**Ácidos grasos insaturados**

Los ácidos grasos insaturados, tanto mono como poliinsaturados, tienen efectos antiinflamatorios y son, por lo tanto, especialmente recomendables en enfermedades autoinmunes. Contribuyen a un sistema inmunológico saludable y pueden aliviar los síntomas.

**Ácidos grasos monoinsaturados**

Los ácidos grasos monoinsaturados, como los que se encuentran en el aceite de oliva y las nueces, apoyan la salud del corazón y pueden reducir la inflamación. Son un complemento valioso en la alimentación autoinmune.

**Ácidos grasos poliinsaturados**

Los ácidos grasos poliinsaturados, especialmente los ácidos grasos omega-3, son esenciales para la salud y juegan un papel importante en la regulación del sistema inmunológico. Son especialmente importantes en la alimentación autoinmune.

**Ácidos grasos saturados**

Los ácidos grasos saturados deben consumirse solo con moderación, ya que un consumo excesivo puede aumentar la inflamación. En el contexto de una alimentación autoinmune, es recomendable centrarse en los ácidos grasos insaturados.

**Fuentes de grasas saludables para dietas autoinmunes**

Distribución de grasas saludables.

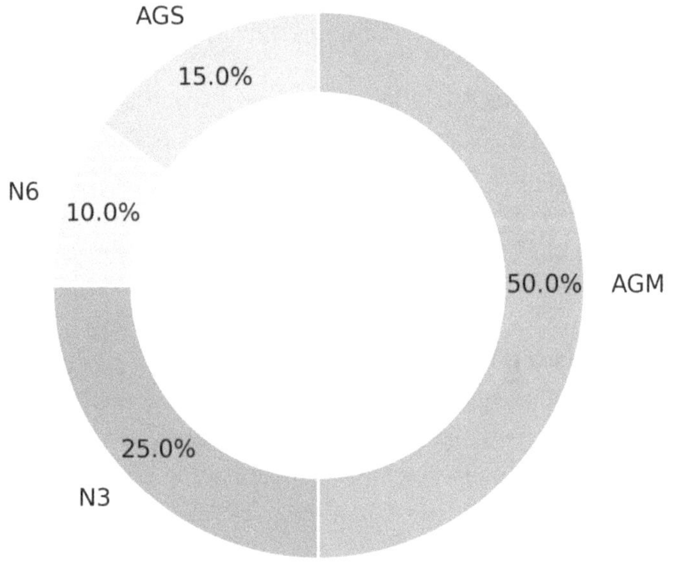


AGM: Grasas monoinsaturadas (p. ej., aceite de oliva, aguacate)

AGS: Grasas saturadas (p. ej., aceite de coco, mantequilla de animales alimentados con pasto)

N3: Ácidos grasos omega-3 (p. ej., pescado graso, linaza)

N6: Ácidos grasos omega-6 (p. ej., nueces, semillas)

Este gráfico visualiza el equilibrio recomendado de ácidos grasos en una dieta adaptada para personas con enfermedades autoinmunes. El énfasis en las grasas monoinsaturadas apoya la reducción de la inflamación, mientras que la inclusión moderada de omega-3 contribuye aún más a los beneficios antiinflamatorios y al bienestar general. Las grasas saturadas se mantienen bajas para minimizar las posibles respuestas inflamatorias. La ingesta limitada de omega-6 poliinsaturados ayuda a mantener una proporción equilibrada de omega-6 y omega-3, crucial para controlar la inflamación. Este equilibrio es clave para apoyar la salud del sistema inmunológico.

**Consejos concretos**

- Descubra el mundo de los brotes: Cultive su propia berro, brotes de rábano o de brócoli y enriquezca sus comidas con estos germinados ricos en nutrientes.
- Amplíe su menú con verduras inusuales: Pruebe el topinambur, las chirivías o las raíces de bardana; ofrecen nuevas experiencias de sabor y valiosos nutrientes.
- Integre algas como wakame o nori en su dieta: Estos vegetales marinos son ricos en minerales y oligoelementos.
- Utilice verduras y hierbas como ingrediente principal de sus comidas y no solo como guarnición: Prepare, por ejemplo, coloridos currys de verduras, salteados o gratinados.
- Beba batidos verdes con hierbas silvestres para aumentar su ingesta de vitaminas y minerales.
- Haga sus propias chips de verduras y frutas: Corte rodajas finas y séquelas en el horno o en un deshidratador.
- Cree sus propias untar de verduras: Use, por ejemplo, remolacha cocida, zanahorias o berenjenas como base.
- Elabore su propio kimchi o chucrut para controlar la fermentación de las verduras y evitar aditivos.
- Descubra la diversidad de los hongos: Integre setas ostra, shiitake o champiñones en sus platos; son ricos en vitaminas y minerales.
- Experimente con diferentes tipos de ensaladas: Además de la lechuga, hay muchas otras variedades como rúcula, canónigos o radicchio que enriquecerán sus comidas.
- Incorpore flores comestibles como caléndulas o capuchinas en sus ensaladas u otros platos; no solo son decorativas, sino que también son ricas en antioxidantes.

## 3. 2 Alimentos Críticos

Los alimentos pueden promover la inflamación y agravar los síntomas en enfermedades autoinmunes. La dieta occidental, con alimentos procesados, alto contenido de azúcar y sal, así como alérgenos ocultos y aditivos, conlleva riesgos. Estos factores dificultan la identificación de desencadenantes individuales y la adaptación dietética específica. Descubra en este capítulo qué alimentos pueden ser problemáticos y cómo optimizar su dieta para mejorar su bienestar.

*En las enfermedades autoinmunitarias, la cuidadosa selección de alimentos es crucial, ya que tanto las deficiencias de nutrientes como el exceso de ciertos nutrientes, alérgenos ocultos y aditivos inflamatorios en los alimentos procesados pueden agravar los síntomas.*

## Factores desencadenantes comunes

Los alimentos pueden desempeñar un papel como factores desencadenantes en enfermedades autoinmunitarias, intensificando o incluso provocando síntomas. La dieta occidental, caracterizada por un alto contenido de grasas saturadas, azúcares y sal, así como alimentos procesados y carne roja, se asocia con un mayor riesgo de enfermedades autoinmunitarias [s62] [s63]. En particular, el alto consumo de sal puede activar células inmunitarias proinflamatorias y promover la diferenciación de células TH17 patógenas [s63]. Un consumo excesivo de carne roja también se asocia con un mayor riesgo de rheumatoide_arthritis [s64]. El gluten puede actuar como un antígeno en algunas personas e influir en la respuesta inmunitaria, especialmente en la artritis reumatoide y la enfermedad celíaca [s65] [s66] [s64]. Además de estos factores comunes, existen desencadenantes más específicos que varían según la enfermedad. Por ejemplo, los tioles en vegetales como el ajo y la cebolla pueden provocar síntomas en pacientes con pemfigo [s67]. El yodo también puede desencadenar una tiroiditis autoinmune, como Hashimoto, en personas con predisposición genética [s65]. Mientras que una deficiencia de mikronaehrstoffen como selenio, hierro o zinc puede favorecer el desarrollo de enfermedades autoinmunitarias [s68] [s65], un exceso, como en el caso del yodo o la vitamina A, también puede tener efectos negativos [s69] [s65]. La dieta de eliminación puede ser una herramienta útil para identificar intolerancias y sensibilidades alimentarias individuales [s64]. En este enfoque, se eliminan grupos de alimentos potencialmente problemáticos durante un período determinado y luego se reintroducen uno a uno para observar la reacción del cuerpo. Un cambio en la dieta que se centre en alimentos integrales y no procesados, con un alto contenido de fibra y un equilibrio adecuado entre ácidos grasos omega-3 y omega-6, puede ayudar a reducir la inflamación y apoyar el sistema inmunológico [s68] [s64]. El alcohol tiene una relación

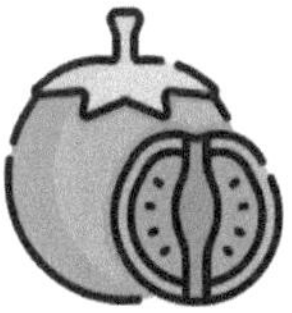

controvertida con las enfermedades autoinmunitarias, con algunos estudios sugiriendo un efecto protector, mientras que otros ven una relación negativa [s64]. Un ejemplo de esto es la artritis reumatoide, donde el impacto del alcohol aún no se ha aclarado completamente. Considerar estos diversos factores puede ayudar a los afectados a ajustar su dieta de manera específica y así mejorar su bienestar.

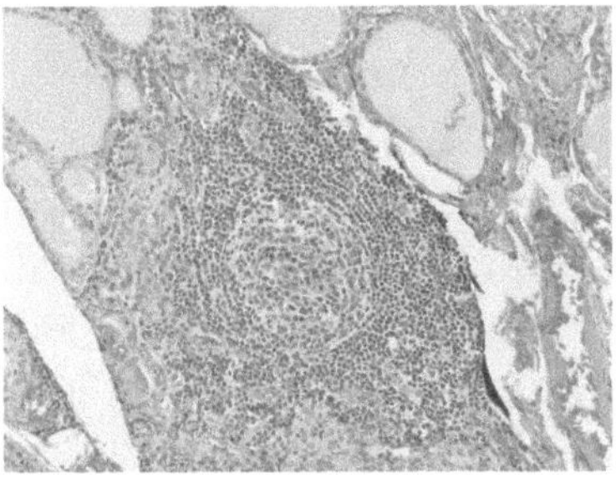

*Tiroiditis autoinmune* [i49]

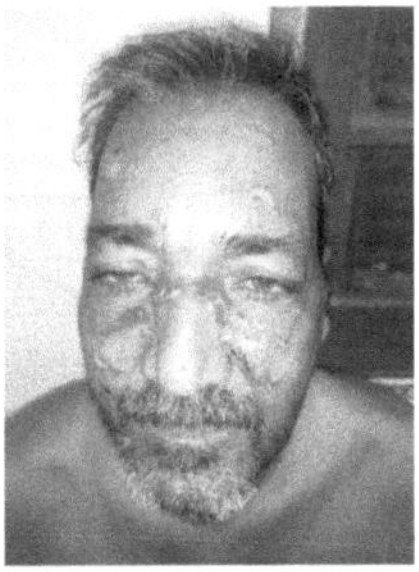

*Pénfigo* [i50]

## Bueno saber

**Alimentos procesados**

Los alimentos procesados a menudo contienen aditivos, azúcares y grasas no saludables que pueden afectar el sistema inmunológico y promover la inflamación. En la dieta autoinmune, se recomienda optar por alimentos naturales y no procesados.

**Dieta de eliminación**

La dieta de eliminación es una estrategia alimentaria en la que se eliminan temporalmente alimentos potencialmente problemáticos y luego se reintroducen uno a uno para identificar intolerancias individuales.

**Dieta occidental**

La dieta occidental, rica en alimentos procesados, azúcares y grasas no saludables, puede promover la inflamación y aumentar el riesgo de reacciones autoinmunitarias. En el contexto de una dieta autoinmune, se recomienda evitar este tipo de alimentación y optar por alimentos integrales y ricos en nutrientes.

**Tiroiditis autoinmune**

La tiroiditis autoinmune es un grupo de enfermedades autoinmunitarias que afectan la tiroides, como la tiroiditis de Hashimoto. En estas enfermedades, el sistema inmunológico ataca la tiroides.

## Desencadenantes Alimentarios Comunes en Enfermedades Autoinmunes

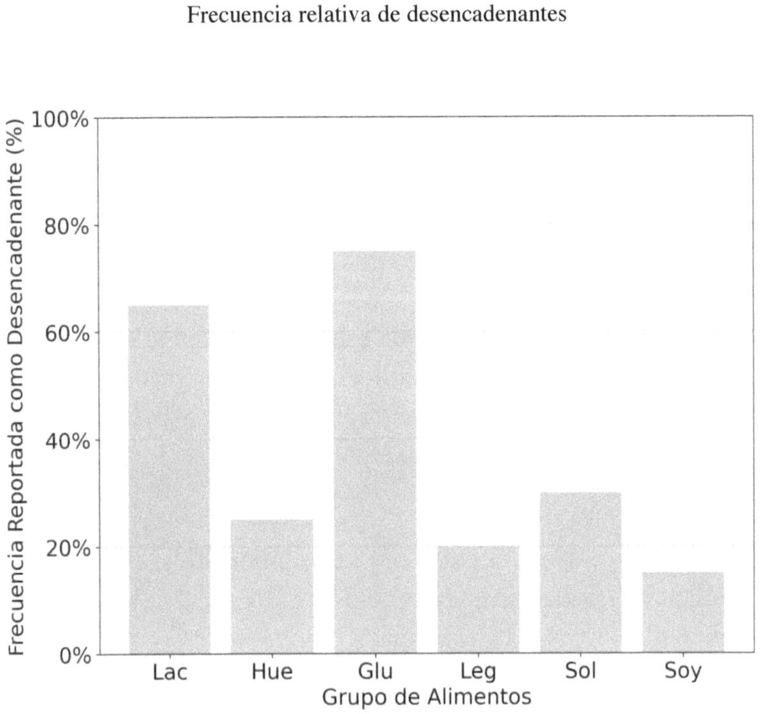


Glu: Gluten

Hue: Huevos

Lac: Lácteos

Leg: Legumbres

Sol: Solanáceas

Soy: Soja

El gluten y los lácteos destacan como los desencadenantes alimentarios más comunes, impactando significativamente a una mayor proporción de personas con enfermedades autoinmunes. Si bien las solanáceas, los huevos y las legumbres también son desencadenantes, afectan a un porcentaje menor de la población. Esto destaca la importancia de los enfoques dietéticos personalizados, ya que las reacciones individuales a los alimentos desencadenantes pueden variar considerablemente. Centrarse en la eliminación del gluten y los lácteos puede proporcionar un alivio inicial más amplio para muchos, mientras que las pruebas individualizadas adicionales y las dietas de eliminación pueden identificar otros desencadenantes menos comunes.

## Alérgenos ocultos

Los alérgenos ocultos representan una dificultad particular para las personas con enfermedades autoinmunes, ya que pueden aparecer inesperadamente en alimentos procesados, dificultando así la identificación de triggers. Mientras que la eliminationsdiaet ayuda a descubrir intolerancias individuales, los alérgenos ocultos pueden sabotear este proceso y llevar a síntomas persistentes. La leche, los huevos, el trigo, la soja, los frutos secos, el pescado y los mariscos son algunos de los alérgenos ocultos más comunes [s70]. A menudo se encuentran en productos procesados, donde no siempre están claramente etiquetados [s71]. Incluso pequeñas cantidades de un alérgeno pueden provocar reacciones en personas sensibles [s71]. Además, es problemático que muchos de estos alérgenos proporcionen nutrientes importantes. Por ejemplo, la eliminación de productos lácteos puede llevar a una deficiencia de calcio y vitamina D [s70]. De manera similar, la soja, un proveedor importante de varios nutrientes, cuya eliminación restringe aún más la ingesta de nutrientes, especialmente en caso de alergia a la leche [s70]. También los frutos secos, el pescado y los mariscos contribuyen, aunque en menor medida, a la ingesta de nutrientes [s70]. Los aditivos alimentarios, como los emulgadores, pueden afectar negativamente la barrera intestinal y aumentar la permeabilidad del intestino [s72]. Esto puede permitir que los alérgenos, así como otros componentes no digeridos de los alimentos, ingresen más fácilmente al torrente sanguíneo y fomenten inflamaciones sistémicas [s72]. Por ejemplo, quienes evitan productos de panadería procesados para reducir el gluten, deben revisar cuidadosamente la lista de ingredientes, ya que estos productos a menudo pueden contener trazas de huevos o frutos secos [s71]. Por lo tanto, una selección cuidadosa de alimentos no procesados y el estudio minucioso de las listas de ingredientes son esenciales.

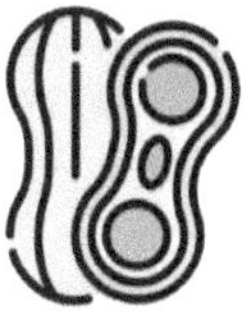

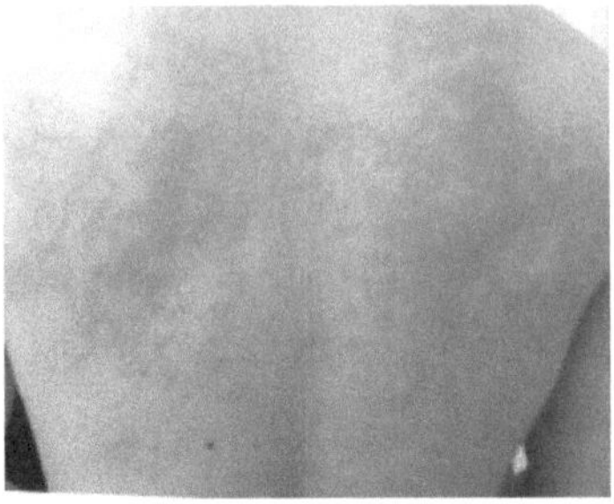

*Alérgeno alimentario* [i51]

## Bueno saber

**Inflamaciones sistémicas**

Las inflamaciones sistémicas son inflamaciones que ocurren en todo el cuerpo y no están limitadas a un órgano o tejido específico. En el contexto de las enfermedades autoinmunes, las inflamaciones sistémicas pueden ser desencadenadas por ciertos alimentos y llevar a una variedad de síntomas. El cambio en la dieta juega un papel importante en la reducción de las inflamaciones sistémicas.

**Triggers**

Los triggers relacionados con las enfermedades autoinmunes son alimentos o sustancias específicas que pueden desencadenar una reacción inmunitaria y síntomas asociados. La identificación y eliminación de estos triggers es una parte central de la nutrición autoinmune para reducir la inflamación y controlar los síntomas.

## Alérgenos Ocultos en Alimentos Críticos

Frecuencia, riesgo y ocultación de alérgenos alimentarios comunes.

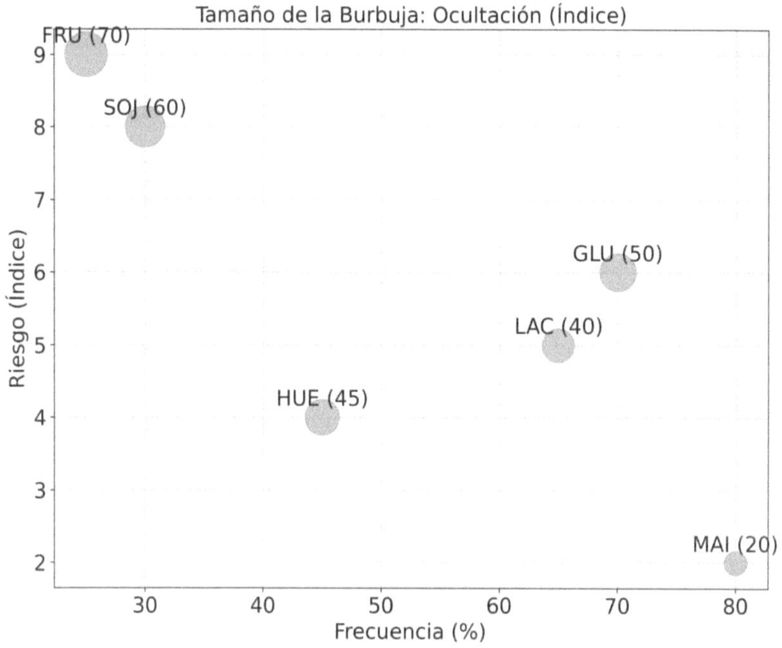


Blasengröße: Ocultación (Índice)

FRU: Frutos Secos

GLU: Gluten

HUE: Huevos

LAC: Lácteos

MAI: Maíz

SOJ: Soja

El gluten y los lácteos muestran una alta frecuencia y un riesgo moderado, lo que indica reacciones comunes pero manejables. La soja y los frutos secos presentan una frecuencia más baja pero un mayor riesgo, lo que sugiere reacciones menos comunes pero potencialmente graves. El maíz, aunque frecuente, presenta un bajo riesgo y ocultación, destacando su potencial para reacciones leves no detectadas. Los huevos demuestran una frecuencia, riesgo y ocultación moderados. En general, el gráfico enfatiza la importancia de considerar tanto la frecuencia como la gravedad al controlar la autoinmunidad a través de la dieta.

## Aditivos problemáticos Aditivos

Los aditivos en alimentos procesados pueden ser problemáticos, especialmente en enfermedades autoinmunes. Muchos de estos compuestos son proinflamatorios, lo que puede agravar los síntomas existentes. [s73] Aceites, azúcares, sal y otros aditivos en productos altamente procesados contribuyen a este efecto. [s73] Las grasas trans son especialmente preocupantes y deben evitarse en la medida de lo posible. [s73] Los emulgentes, como el polisorbato 80, pueden dañar la barrera intestinal y favorecer la inflamación y enfermedades metabólicas. [s74] La mayor permeabilidad de la pared intestinal permite que bacterias y componentes no digeridos de los alimentos ingresen más fácilmente al torrente sanguíneo, intensificando las inflamaciones sistémicas. [s74] Un cambio en la flora intestinal, que puede ser influenciado por emulgentes, está relacionado con inflamaciones crónicas. [s74] Aquellos que consumen productos preparados deben revisar la lista de ingredientes y evitar productos con estos aditivos.

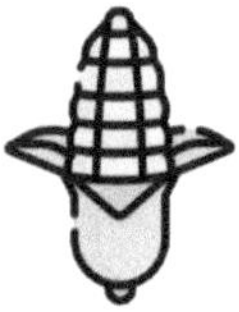

## Bueno saber

**Aditivos**

Los aditivos pueden promover inflamaciones y agravar los síntomas en personas con enfermedades autoinmunes. Por lo tanto, es importante evitar alimentos procesados con aditivos y optar por alimentos naturales y no procesados.

**Inflamaciones crónicas**

Las inflamaciones crónicas son reacciones inflamatorias persistentes en el cuerpo que están relacionadas con enfermedades autoinmunes. Un cambio en la dieta puede contribuir a aliviar las inflamaciones crónicas.

**Inflamaciones sistémicas**

Las inflamaciones sistémicas afectan a todo el cuerpo y pueden llevar a diversos síntomas en enfermedades autoinmunes. Una dieta que evite alimentos proinflamatorios puede ayudar a reducir las inflamaciones sistémicas.

**Proinflamatorios**

Las sustancias proinflamatorias intensifican las reacciones inflamatorias en el cuerpo, lo que puede llevar a un empeoramiento de los síntomas en enfermedades autoinmunes. Un cambio en la dieta puede ayudar a reducir estas sustancias.

## Evaluación de Riesgo de Aditivos Problemáticos

Correlación entre la frecuencia de consumo y el riesgo potencial de aditivos alimentarios problemáticos.

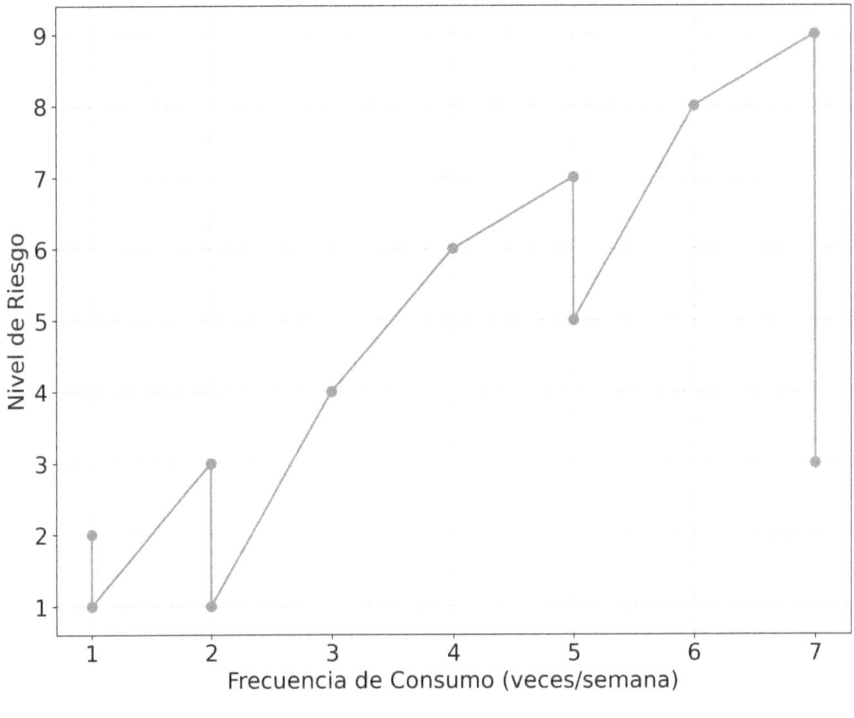


Este gráfico visualiza el riesgo potencial asociado con ciertos aditivos alimentarios en función de la frecuencia con la que se consumen. Los aditivos que se consumen con más frecuencia, incluso con un riesgo individual moderado, representan un mayor riesgo general. Por el contrario, los aditivos que se consumen con poca frecuencia, incluso con un mayor riesgo individual, podrían representar una amenaza general menor. Esto destaca la importancia de considerar tanto la frecuencia como el riesgo individual al evaluar las opciones dietéticas para personas con enfermedades autoinmunes.

**Consejos concretos**

- Mejore sus platos con aceites y vinagres de hierbas caseros para evitar aditivos críticos y al mismo tiempo intensificar el sabor.
- Sustituya los productos de cereales altamente procesados por pseudocereales como el amaranto o la quinoa, que a menudo son mejor tolerados y ofrecen más nutrientes.
- Reemplace la leche de vaca por leche de nueces o semillas, prestando atención a los aditivos y eligiendo variantes lo más naturales posible.
- Utilice frutas maduras como endulzante natural al hornear, para reducir el azúcar refinado y al mismo tiempo conservar valiosos nutrientes.
- Descubra la variedad de legumbres e intégralas regularmente en su dieta, pero preste atención a la preparación adecuada para mejorar la tolerancia.
- Infórmese sobre el origen de sus alimentos y prefiera productos de agricultura sostenible y respetuosa con los animales.
- Lea atentamente las listas de ingredientes de los alimentos procesados y cuestione críticamente los aditivos desconocidos.
- Reflexione regularmente sobre sus hábitos alimenticios e identifique alimentos críticos que puedan influir en sus síntomas.
- Busque apoyo profesional de un nutricionista o médico si es necesario, para adaptar su dieta de manera individual.

## 3. 3 Alternativas Saludables

La selección de alimentos juega un papel decisivo en las enfermedades autoinmunes. Este apartado 'Alternativas curativas' examina cómo el intercambio específico de ciertos alimentos puede aliviar molestias y aumentar el bienestar. Consideramos tanto opciones establecidas como menos conocidas, sus propiedades y posibles efectos en el cuerpo. Concretamente, se presentan alternativas al azúcar, al gluten y a la leche de vaca, que a menudo están relacionadas con reacciones autoinmunes. La elección de los alimentos adecuados puede ser compleja y requiere tener en cuenta las necesidades individuales y las intolerancias. Descubra a continuación cómo puede optimizar su dieta con alternativas curativas y así influir positivamente en su salud.

*En las enfermedades autoinmunitarias, la elección de alternativas saludables es crucial. Las necesidades individuales y las tolerancias deben tenerse en cuenta al seleccionar edulcorantes naturales, cereales sin gluten y productos sustitutivos de la leche, para optimizar la alimentación y minimizar posibles efectos negativos.*

## Edulcorantes naturales

Los edulcorantes naturales ofrecen alternativas al azúcar refinado y a los edulcorantes sintéticos, especialmente para personas con enfermedades autoinmunes que a menudo reaccionan de manera sensible a ciertos alimentos. La stevia, obtenida de la planta *Stevia rebaudiana*, es muchas veces más dulce que el azúcar y contiene glicósidos de esteviol, que no solo son responsables del sabor dulce, sino que también pueden tener efectos positivos en la salud [s75]. Así, la stevia puede estimular la producción de insulina y mejorar la sensibilidad a la insulina, lo que la hace interesante para personas con diabetes [s75]. Además, se le atribuyen propiedades antioxidantes, antidiabéticas, antihipertensivas, antitumorales, antiinflamatorias y antimicrobianas [s75]. Además de los glicósidos de esteviol, las hojas de stevia contienen otras sustancias biológicamente activas que pueden tener efectos positivos en la salud [s75]. La stevia se considera no cancerígena y puede influir en la flora intestinal al ser descompuesta por ciertas bacterias, los *Bacteroides* [s76]. Además de la stevia, existen otros edulcorantes naturales con propiedades propias. El glicirricina de la raíz de regaliz tiene potenciales beneficios para la salud, pero también puede aumentar la presión arterial y, por lo tanto, debe consumirse con moderación [s76]. Otros edulcorantes naturales como el dihidrochalcona neohesperidina y el taumatin tienen poco estudio en cuanto a sus efectos sobre la flora intestinal [s76]. Los polioles, un grupo de sustitutos del azúcar, pueden promover el crecimiento de ciertas bacterias intestinales beneficiosas, los bifidobacterias, y así actuar de manera prebiótica, mientras que otros alcoholes de azúcar no tienen influencia sobre la flora intestinal [s76]. Al elegir un edulcorante natural, se deben considerar las necesidades individuales y posibles intolerancias. Así, un uso moderado de stevia en bebidas o alimentos puede ser una forma de reducir el consumo de azúcar y, al mismo tiempo, beneficiarse de los posibles beneficios para la salud.

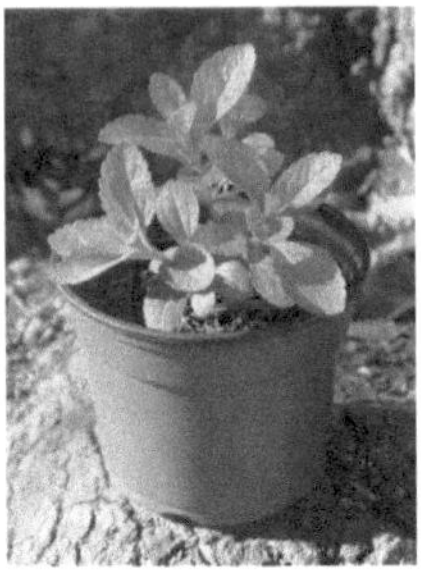

*Stevia rebaudiana* [i52]

## Índice Glucémico y Carga de Edulcorantes Naturales

Comparación del IG y la CG de varios edulcorantes.

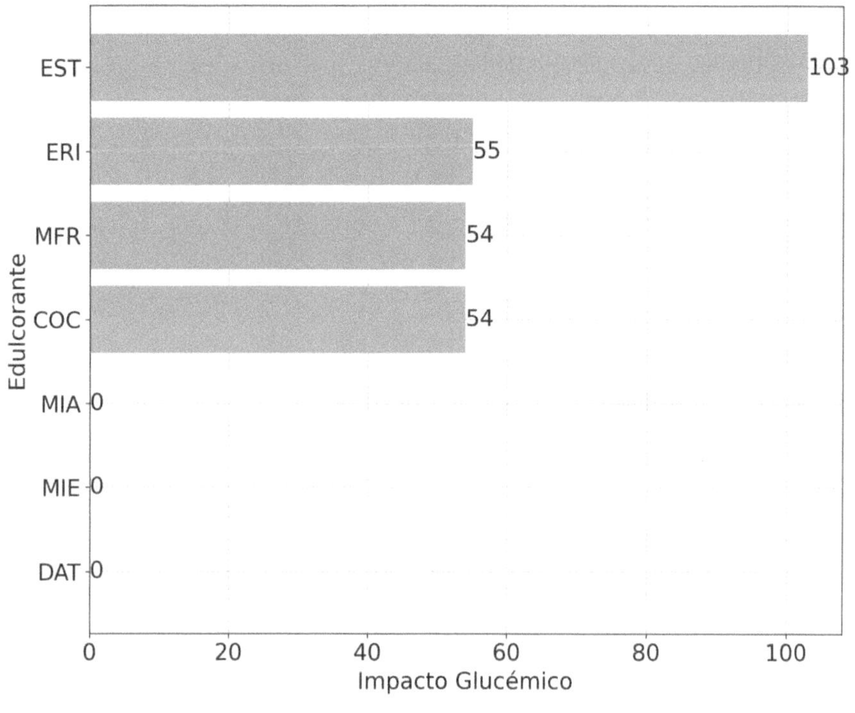


COC: Azúcar de Coco

ERI: Eritritol

MFR: Fruta del Monje

MIE: Jarabe de Arce

DAT: Dátiles

EST: Estevia

MIA: Miel

La estevia y el eritritol tienen el menor impacto glucémico, lo que los hace adecuados para controlar los niveles de azúcar en la sangre. La miel, el jarabe de arce y el azúcar de coco, aunque son naturales, tienen valores de IG/CG más altos y deben consumirse con moderación dentro de una dieta centrada en la autoinmunidad.

## Alternativas a los cereales sin gluten

Las alternativas a los cereales sin gluten están ganando cada vez más importancia, especialmente para las personas con enfermedades autoinmunes que son sensibles al gluten o que deben evitarlo por completo. Además de las alternativas conocidas como arroz, maíz y patatas, existe una variedad de opciones adicionales que enriquecen la dieta y aportan nutrientes valiosos. Por ejemplo, el mijo, un cereal sin gluten, es rico en minerales como hierro, magnesio y manganeso, así como en fibra, que apoya la digestión. Las pseudocereales, que botánicamente no son cereales, también ofrecen alternativas sin gluten. La quinoa, rica en proteínas y en los nueve aminoácidos esenciales, es un ejemplo de una alternativa nutritiva. También el amaranto, trigo sarraceno y teff pertenecen a los pseudocereales y aportan nutrientes valiosos. Además de las alternativas clásicas, también están ganando atención variedades de cereales sin gluten más exóticas. Así, el sorgo, un antiguo cereal de África y Asia, es naturalmente sin gluten y rico en antioxidantes. También el canihua, un pariente de la quinoa de los Andes, se caracteriza por su alto contenido de proteínas y buena tolerancia. Al seleccionar alternativas de cereales sin gluten, es recomendable prestar atención a la variedad para garantizar un amplio espectro de nutrientes. La integración de diferentes tipos en la dieta no

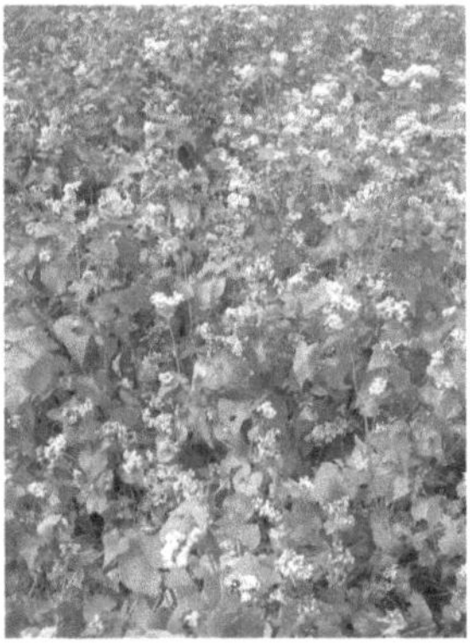

*Trigo sarraceno* [i53]

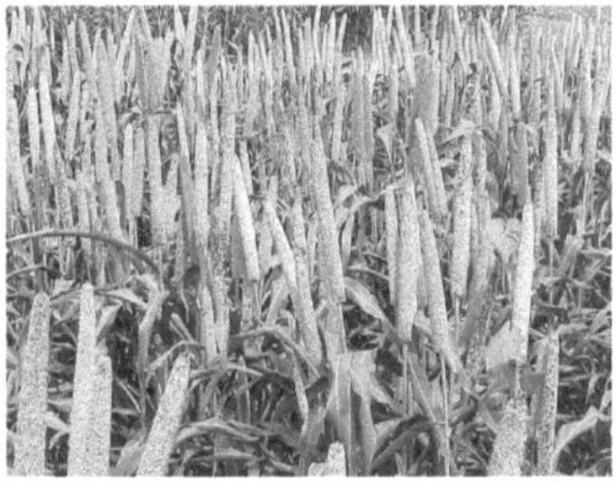

*Mijo* [i54]

solo puede aportar variedad, sino también ayudar a evitar posibles deficiencias nutricionales. Por ejemplo, un porridge sin gluten con frutas y nueces proporciona fibra, vitaminas, minerales y grasas saludables. Sin embargo, la decisión de optar por alternativas de cereales sin gluten puede estar asociada a ciertos aspectos que deben ser considerados. Los cereales, incluidas las variedades que contienen gluten, contienen lo que se conoce como "anti-nutrientes", que pueden afectar la absorción de nutrientes y causar molestias en personas sensibles. Estas sustancias, como el ácido fítico o las lectinas, pueden aumentar la permeabilidad intestinal, es decir, la permeabilidad de la pared intestinal, y activar el sistema inmunológico. Aunque la investigación sobre estos efectos en otros cereales que contienen componentes relacionados es aún menos extensa, es recomendable seleccionar cuidadosamente las alternativas sin gluten y prestar atención a la tolerancia individual. Remojar, germinar o fermentar cereales y pseudocereales sin gluten puede reducir el contenido de anti-nutrientes y mejorar la digestibilidad. Por ejemplo, el trigo sarraceno remojado durante la noche puede ser más fácil de digerir y mejorar la absorción de nutrientes.

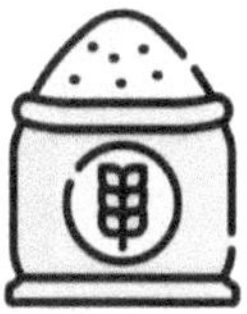

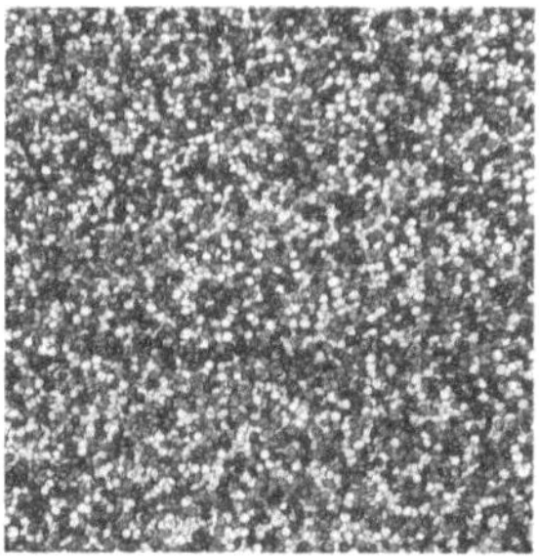

*Quinoa* [i55]

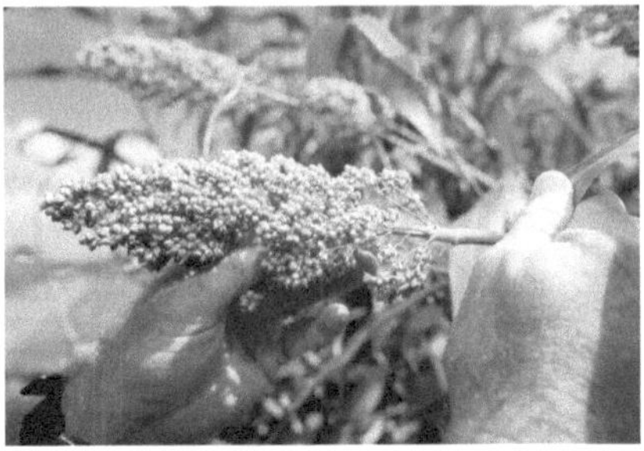

*Sorgo* [i56]

## Bueno saber

### Anti-nutrientes

Los anti-nutrientes son sustancias que se encuentran de forma natural en las plantas y que pueden inhibir la absorción de ciertos nutrientes. En la dieta autoinmune, es importante minimizar la ingesta de anti-nutrientes para garantizar un suministro óptimo de nutrientes. Remojar, germinar o fermentar cereales y legumbres puede reducir el contenido de anti-nutrientes.

### Permeabilidad intestinal

La permeabilidad intestinal, también conocida como 'intestino permeable', describe una mayor permeabilidad de la pared intestinal. En enfermedades autoinmunes, una mayor permeabilidad intestinal puede permitir que componentes no digeridos de los alimentos, toxinas y bacterias ingresen al torrente sanguíneo y desencadenen reacciones inflamatorias.

### Pseudocereales

Los pseudocereales son frutos de granos sin gluten que son nutricionalmente valiosos y pueden ser utilizados como alternativa a los cereales en la dieta autoinmune. La quinoa, el amaranto y el trigo sarraceno son ejemplos de pseudocereales que son ricos en proteínas, fibra y minerales.

**Alternativas de Granos sin Gluten**

Popularidad de los granos sin gluten.

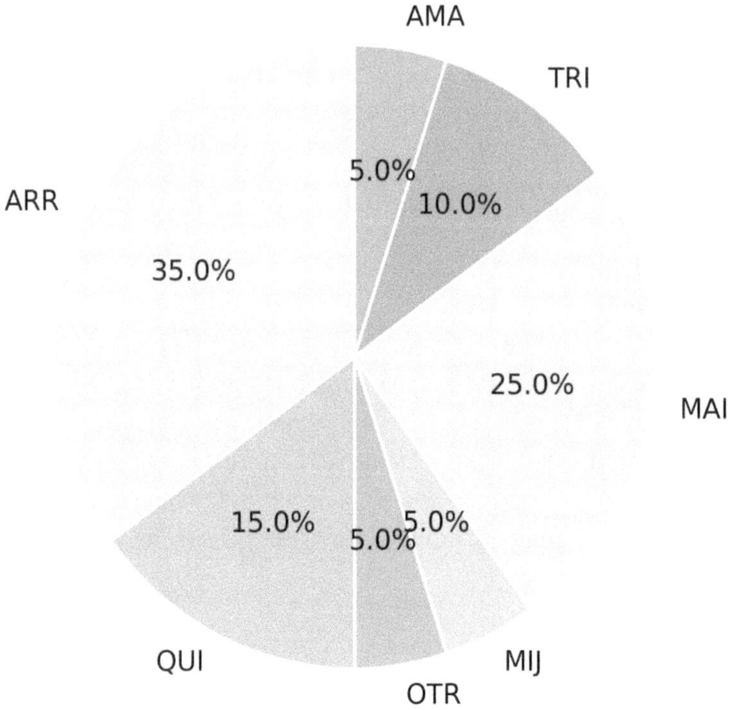


AMA: Amaranto
ARR: Arroz (Blanco, Integral, Salvaje)
MAI: Maíz (Harina, Sémola, Grano)
MIJ: Mijo
OTR: Otros (Teff, Sorgo, etc.)
QUI: Quinoa
TRI: Trigo Sarraceno

El arroz y el maíz, al ser fáciles de conseguir y versátiles, representan la mayor parte del consumo de granos sin gluten. Aunque los pseudogranos como la quinoa y el trigo sarraceno ofrecen excelentes perfiles nutricionales, su costo ligeramente mayor y sus sabores únicos pueden contribuir a su menor cuota de mercado. El creciente interés en granos antiguos como el amaranto y el mijo sugiere una tendencia hacia la exploración de opciones más diversas dentro de la dieta sin gluten.

## Sustitutos de la leche

Los sustitutos de la leche ofrecen a las personas con enfermedades autoinmunes, que desean o deben evitar la leche de vaca, diversas alternativas. Estos productos se obtienen de fuentes vegetales como soja, almendras, avena, coco o arroz, y varían en sabor, composición de nutrientes y textura. Por ejemplo, las bebidas de soja contienen relativamente más proteínas y pueden reemplazar la leche de vaca en recetas a menudo en una proporción de 1:1. La leche de almendra, en cambio, es más baja en calorías y es adecuada para batidos o muesli. La leche de avena se caracteriza por un sabor suave y ligeramente dulce y una textura cremosa, que es adecuada, entre otras cosas, para bebidas de café. Además de estas variantes comúnmente utilizadas, hay otras opciones como leche de anacardo, leche de guisante o leche de espelta, que enriquecen la dieta. Al elegir un sustituto de la leche, es importante revisar la lista de ingredientes. Muchos productos contienen zusatzstoffe como azúcares, espesantes o aromas para optimizar el sabor y la textura. Para una dieta autoinmune, se recomiendan productos sin estos aditivos. También el contenido de calcio y vitamina D puede variar, por lo que es aconsejable elegir productos enriquecidos o asegurar la ingesta de

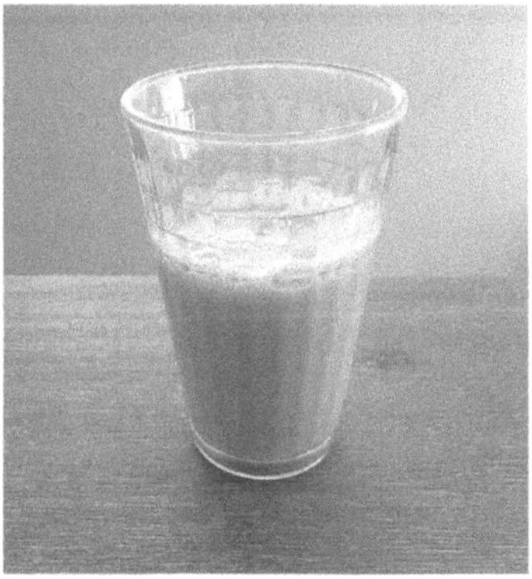

*Anacardo* [i57]

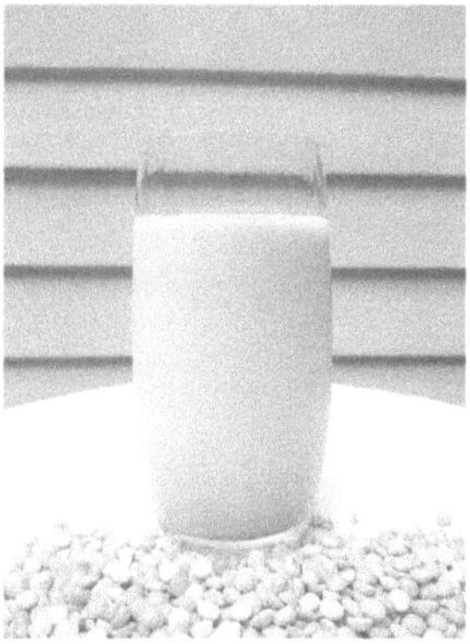

*Guisante* [i58]

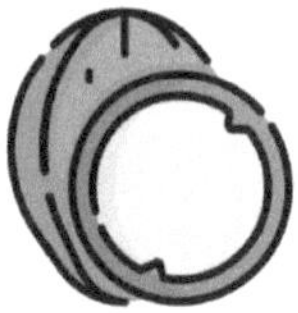

nutrientes a través de otros alimentos. La industria alimentaria también investiga el uso de proteínas lácteas en el desarrollo de alimentos funcionales con beneficios para la salud [s77]. Si estas innovaciones son relevantes para las personas con enfermedades autoinmunes y en qué forma, deberán ser determinadas por estudios futuros. Independientemente de esto, los sustitutos de la leche actualmente disponibles ofrecen una buena manera de reemplazar la leche de vaca y satisfacer las necesidades dietéticas en el contexto de una dieta autoinmune.

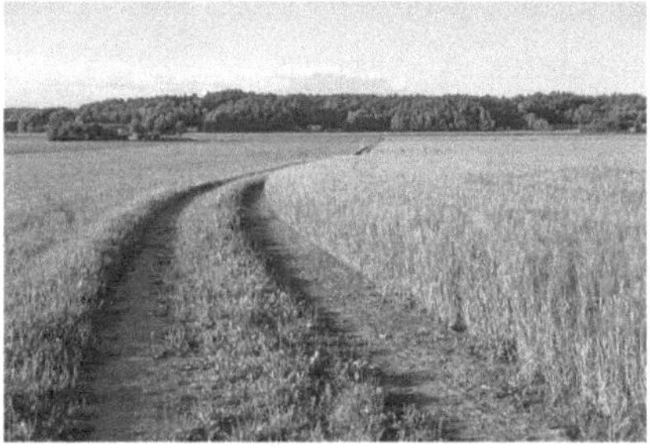

*Avena* [i59]

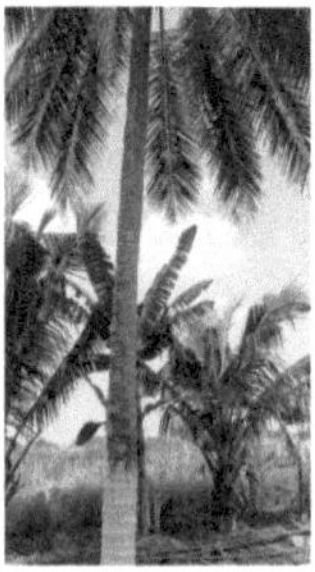

*Coco* [i60]

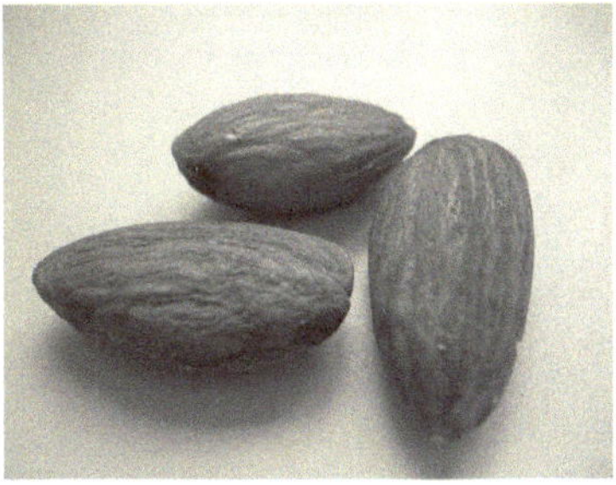

*Almendra* [i61]

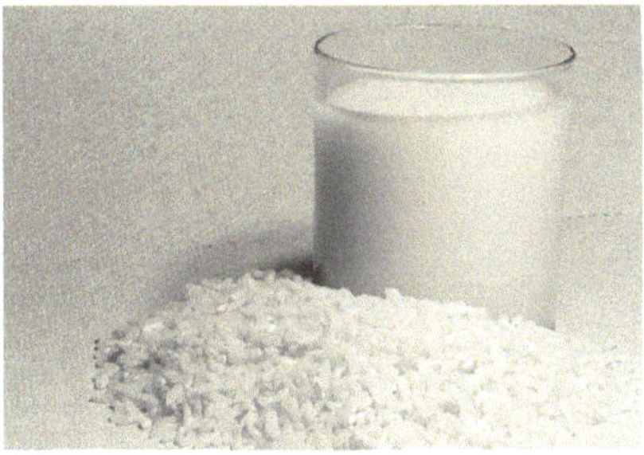

*Arroz* [i62]

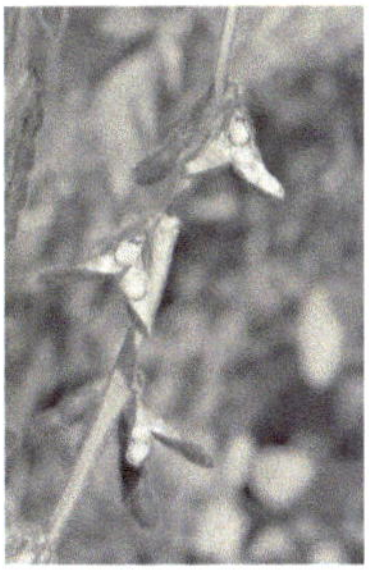

*Soja* [i63]

**Alimentos funcionales**

Los alimentos funcionales son aquellos que, además de su valor nutricional, ofrecen un beneficio adicional para la salud. En el contexto de las enfermedades autoinmunes, podrían ayudar a reducir la inflamación o modular el sistema inmunológico.

**Enfermedad autoinmune**

En las enfermedades autoinmunes, el sistema inmunológico ataca erróneamente el tejido propio del cuerpo. Una dieta adaptada puede ayudar a reducir la inflamación y aliviar los síntomas.

**Leche de anacardo**

La leche de anacardo es una alternativa láctea cremosa y suave, rica en ácidos grasos monoinsaturados, que puede tener un efecto positivo en los niveles de colesterol.

**Sustitutos de la leche**

En el contexto de una enfermedad autoinmune, los sustitutos de la leche pueden reemplazar la leche de vaca, que puede provocar intolerancias o reacciones inflamatorias en algunos afectados. Ofrecen una forma de obtener calcio y otros nutrientes importantes sin experimentar los efectos negativos de la leche de vaca.

## Perfil de macronutrientes de las alternativas a la leche

Descripción general del desglose promedio de macronutrientes de alternativas comunes a la leche, adecuadas para dietas autoinmunes.

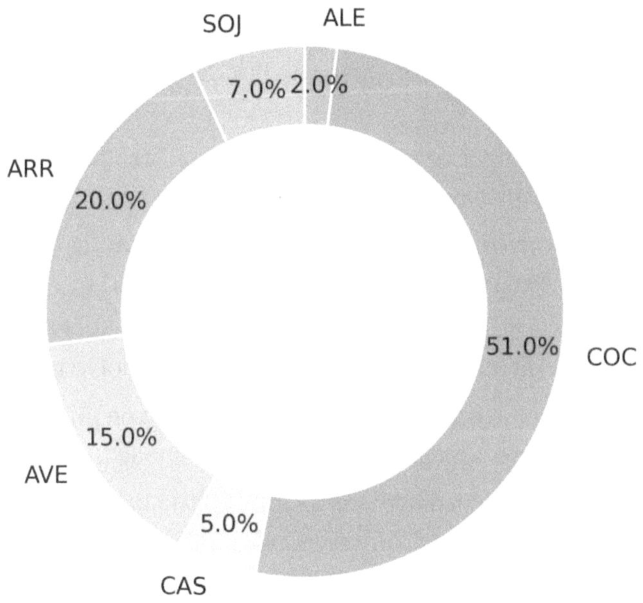


ALE: Leche de almendras (sin azúcar)
ARR: Leche de arroz (sin azúcar)
AVE: Leche de avena (sin azúcar)
CAS: Leche de anacardos (sin azúcar)
COC: Leche de coco (entera)
SOJ: Leche de soja (sin azúcar)

Este gráfico destaca las diferentes composiciones de macronutrientes de las alternativas a la leche. Algunas opciones son predominantemente a base de carbohidratos, mientras que otras ofrecen un mayor contenido de grasa. Esta información es crucial para las personas que manejan enfermedades autoinmunes a través de la dieta, ya que las proporciones específicas de macronutrientes pueden ser beneficiosas o perjudiciales según las necesidades y sensibilidades individuales.

**Consejos concretos**

- Descubra la dulzura de los dátiles: procese estos en puré de dátiles o jarabe como una alternativa saludable al azúcar refinado.
- Experimente con jarabe de yacón: este jarabe tiene un índice glucémico bajo y puede endulzar sus platos de forma natural.
- Tueste ligeramente el azúcar de flor de coco para obtener un aroma a caramelo y dar un toque especial a sus postres.
- Endulce sus bebidas con jarabe de flor de saúco casero y disfrute del sabor refrescante.
- Utilice jarabe de arce con moderación para beneficiarse de sus minerales y su suave aroma.
- Cree sus propios purés de frutas a partir de frutas de temporada como edulcorantes naturales para yogur o muesli.
- Seque frutas usted mismo y muélalas en polvo para obtener una alternativa saludable y sin azúcar al azúcar en polvo convencional.
- Reemplace el azúcar en recetas de repostería con puré de manzana o puré de plátano para asegurar dulzura y humedad.
- Descubra la variedad de tipos de miel y elija una miel regional para endulzar sus platos de forma natural.
- Endulce sus bebidas con un poco de jugo de limón o de naranja recién exprimido para intensificar el sabor y, al mismo tiempo, obtener vitamina C.
- Utilice vainas de vainilla molidas para dar a sus platos una dulzura natural y un aroma intenso.
- Disfrute de la dulzura natural de las frutas y bayas y reduzca así su necesidad de edulcorantes adicionales.

**Revisión - 3. Selección de Alimentos**

La elección adecuada de alimentos juega un papel decisivo en las enfermedades autoinmunitarias, ya que su dieta puede tanto aliviar como agravar los síntomas. Una estrategia nutricional adaptada a sus necesidades individuales puede ayudarle a modular los procesos inflamatorios y aumentar su bienestar. El enfoque debe estar en alimentos frescos y no procesados, ricos en nutrientes y bajos en posibles factores desencadenantes. Comience a construir una base sólida enriqueciendo su dieta con una colorida variedad de verduras y hierbas. Las vitaminas, minerales y fitoquímicos que contienen no solo apoyan su salud intestinal, sino que también pueden tener efectos antioxidantes y antiinflamatorios. Integre, por ejemplo, un puñado diario de diferentes hierbas como perejil, cebollino y albahaca en sus comidas. Experimente con métodos de cocción suaves como el vapor o el escaldado para conservar al máximo el contenido de nutrientes y preste atención a su tolerancia individual a los alimentos crudos.

Además de las verduras y hierbas, las fuentes de proteínas de alta calidad son esenciales para el mantenimiento de las funciones corporales. Asegúrese de tener una mezcla equilibrada de proteínas animales y vegetales. El pescado graso, por ejemplo, proporciona valiosos ácidos grasos omega-3, mientras que las legumbres ofrecen proteínas, así como fibra, vitaminas y minerales. Para optimizar la calidad de las proteínas de los alimentos vegetales, combine diferentes fuentes: un guiso de lentejas con pan integral, por ejemplo, proporciona un perfil de aminoácidos más completo que cualquier alimento por sí solo. La elección de grasas saludables también es crucial. Prefiera ácidos grasos insaturados de aceite de oliva, nueces, aguacates, pescado graso y aceites vegetales como el de linaza o chía. Asegúrese de que los aceites sean prensados en frío y evite las grasas trans, que se encuentran en muchos productos procesados. Las grasas saturadas deben consumirse con moderación.

Uno de los mayores desafíos en una enfermedad autoinmunitaria es la identificación de factores desencadenantes individuales. La dieta occidental, con su alto contenido de alimentos procesados, azúcar, sal y carne roja, puede promover la inflamación. Además, alérgenos ocultos en productos procesados pueden influir en la sintomatología. Lleve, idealmente en consulta con un nutricionista, un diario de alimentación y pruebe una dieta de eliminación para identificar posibles desencadenantes. Preste atención a la lista de ingredientes al comprar alimentos procesados y evite aditivos como emulgentes, que pueden dañar la barrera intestinal. Reemplace el azúcar refinado por edulcorantes naturales como la stevia y, en caso de intolerancia al gluten, recurra a la variedad de alternativas de cereales sin gluten. Recuerde que estos también pueden contener antinutrientes que pueden reducirse mediante remojo, germinación o fermentación. Los productos sustitutivos de la leche ofrecen una buena alternativa en caso de intolerancia a la lactosa o alergia a la leche de vaca, eligiendo preferiblemente versiones sin azúcar.

El cambio de dieta en una enfermedad autoinmunitaria puede parecer inicialmente complejo, pero con un enfoque gradual y el apoyo adecuado, pronto notará cambios positivos. Concéntrese primero en pequeños objetivos realistas y amplíe su dieta poco a poco. Sea paciente consigo mismo y no se desanime por los contratiempos. Una elección consciente de alimentos puede ayudarle a controlar sus síntomas, aumentar su nivel de energía y mejorar su calidad de vida de manera sostenible.

# 4. Estrategias de Terapia Nutricional

¿Cómo podemos influir activamente en el curso de las enfermedades autoinmunes a través de una alimentación específica? La respuesta radica en un enfoque sistemático que va mucho más allá de simples recomendaciones dietéticas. Los conceptos modernos de terapia nutricional se basan en hallazgos científicos y experiencias clínicas. El camino hacia una estrategia nutricional individualizada pasa por diversas fases y requiere acompañamiento especializado. En este capítulo, descubrirá métodos probados en la práctica que ayudarán a su cuerpo a recuperar el equilibrio.

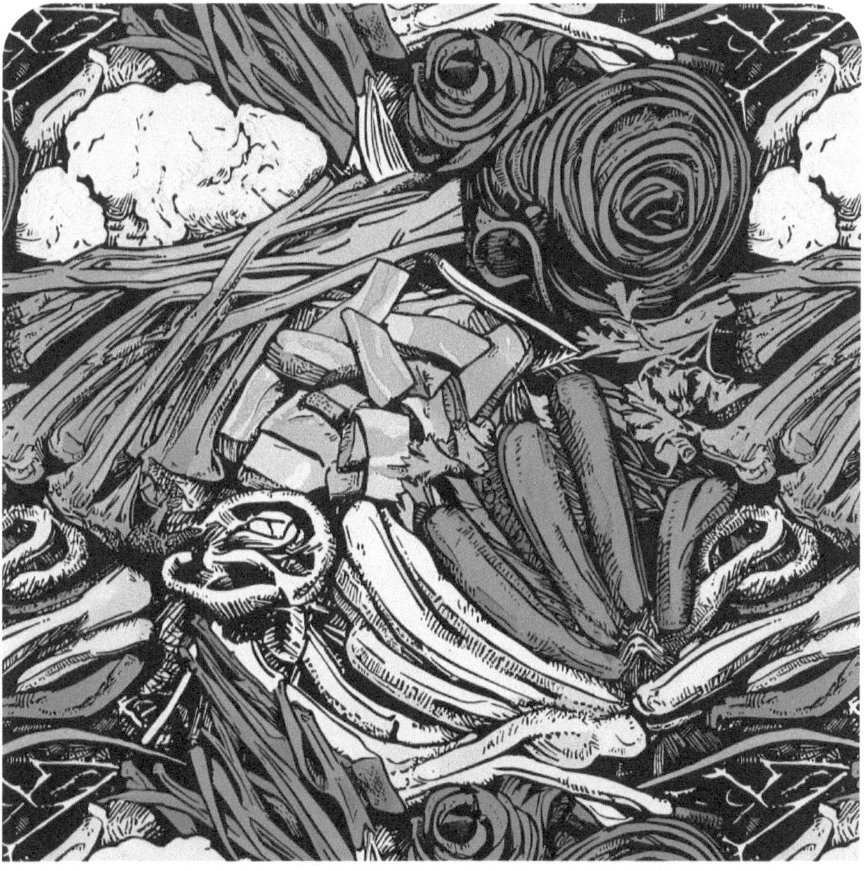

## 4. 1 Cambio de Dieta por Etapas

Un cambio gradual en la alimentación ofrece en enfermedades autoinmunes la oportunidad de optimizar patrones dietéticos y comprender la influencia de los alimentos en el curso de la enfermedad. El análisis de los hábitos alimenticios, la introducción progresiva de alimentos tolerables y la evitación de alimentos potencialmente problemáticos, así como el acompañamiento por parte de profesionales, son componentes centrales de este proceso. En este contexto, surgen desafíos como la identificación de intolerancias individuales, el cambio a largo plazo de los hábitos alimenticios y el mantenimiento de la motivación. Descubra en las siguientes secciones cómo superar estos desafíos y cómo puede influir positivamente en su salud a través de un cambio dietético específico.

*Un cambio exitoso en la alimentación por fases, especialmente en enfermedades autoinmunes, requiere además de la adaptación de la dieta, la comprensión de los principios subyacentes y un acompañamiento continuo por parte de profesionales cualificados para lograr éxitos a largo plazo.*

## Fase de preparación

La fase de preparación de un cambio de dieta por etapas, especialmente en el contexto de autoimmunerkrankungen y medicina nutricional, comienza con un análisis detallado de los hábitos alimenticios actuales. En este proceso, se documentan todos los alimentos y bebidas consumidos durante un período definido, idealmente una semana [s78]. Este análisis sirve como base para identificar necesidades nutricionales individuales y reconocer intolerancias, deficiencias o patrones alimentarios desfavorables. Paralelamente, se lleva a cabo una amplia educación sobre los objetivos y el proceso del cambio de dieta. Cuanto mejor comprendan los pacientes el proceso y los mecanismos subyacentes, mayor será su motivación y compromiso [s78]. Un aspecto importante es la introducción gradual de nuevos alimentos y la reducción simultánea y gradual de alimentos potencialmente problemáticos. En lugar de cambiar la dieta de la noche a la mañana, se integran poco a poco alimentos tolerables en el plan de comidas y se reduce paralelamente el consumo de aquellos que pueden promover inflamaciones o desencadenar intolerancias [s78] [s79]. De este modo, el cuerpo puede acostumbrarse lentamente a los cambios. La asistencia de profesionales cualificados, como nutricionistas o médicos especializados en medicina nutricional, puede ofrecer un valioso apoyo en esta fase. Ellos ayudan a superar dificultades individuales y a desarrollar un plan de alimentación que esté adaptado tanto a la enfermedad específica como a las necesidades personales [s78] [s79]. Un ejemplo de esto sería la introducción gradual de cereales sin gluten en zoeliakie, comenzando con pequeñas cantidades y aumentando progresivamente, mientras se reduce simultáneamente el consumo de productos que contienen gluten. Finalmente, en la fase de preparación se establecen objetivos realistas y un marco temporal adecuado para el cambio de dieta [s78]. Esto crea

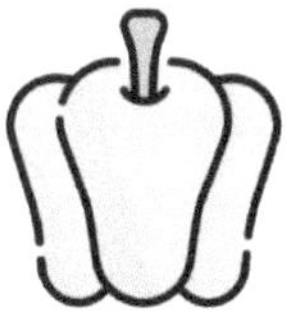

una estructura clara y aumenta la probabilidad de un éxito a largo plazo.

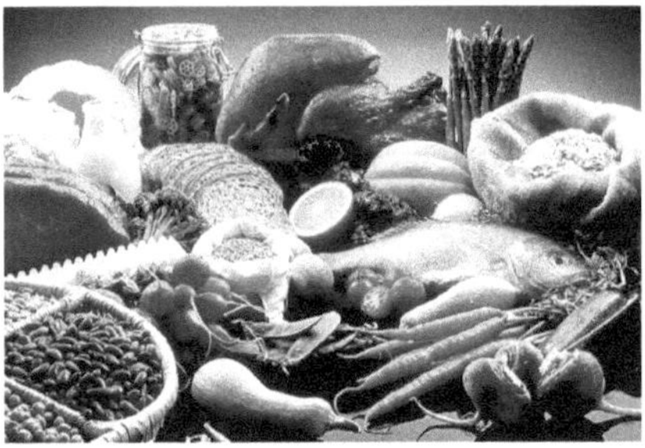

*Alimentos* [i64]

## Bueno saber

**Deficiencia**

Un estado que se produce por una falta persistente de ciertos nutrientes como vitaminas o minerales. Las deficiencias pueden causar diversos problemas de salud y deben ser corregidas mediante una dieta equilibrada o, si es necesario, mediante suplementos nutricionales.

**Intolerancia**

Reacciones del cuerpo a ciertos alimentos que no son mediadas por el sistema inmunológico. Pueden provocar diversos síntomas como problemas digestivos, dolores de cabeza o erupciones cutáneas. En el contexto de un cambio de dieta, es importante identificar intolerancias y evitar los alimentos correspondientes.

**Inflamación**

Una reacción compleja del cuerpo a estímulos dañinos, caracterizada por enrojecimiento, hinchazón, dolor y calor. Las inflamaciones crónicas pueden estar relacionadas con enfermedades autoinmunes y pueden ser influenciadas positivamente por un cambio de dieta específico.

## Distribución de la Fase Preparatoria

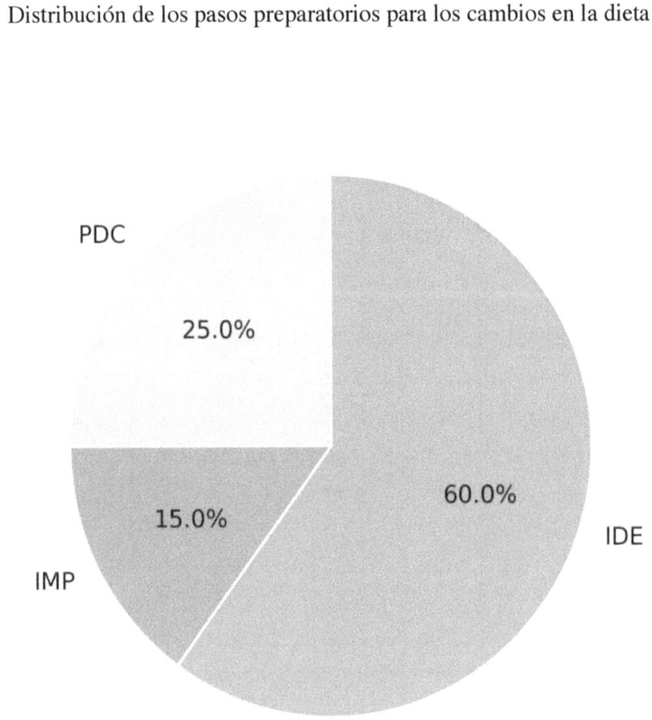


- IDE: Identificar y Eliminar Sensibilidades
- IMP: Implementar Cambios en la Dieta
- PDC: Planificar Cambios en la Dieta

La mayor parte de la fase preparatoria se dedica a identificar y eliminar las sensibilidades alimentarias. Esto enfatiza la importancia de comprender las reacciones individuales a diferentes alimentos en el manejo de las enfermedades autoinmunes. La planificación y la implementación de cambios graduales en la dieta, aunque en proporciones más pequeñas, siguen siendo cruciales para el éxito a largo plazo y para minimizar las interrupciones.

## Fase de ejecución

Fase de ejecución: En la fase de ejecución de un cambio dietético por etapas, orientado a enfermedades autoinmunes y principios de medicina nutricional, se implementan las estrategias desarrolladas en la fase de preparación. Aquí, el cumplimiento riguroso del nuevo plan de alimentación es primordial. Esto incluye tanto la integración de los alimentos recomendados como la abstención de aquellos que han sido identificados como potencialmente problemáticos [s80]. Así, la eliminación consistente de ciertos grupos de alimentos, como cereales, legumbres o solanáceas, podría contribuir a aliviar los síntomas en algunas enfermedades autoinmunes [s80]. Al mismo tiempo, se enfoca en asegurar la ingesta adecuada de todos los nutrientes esenciales para prevenir deficiencias. La fase de ejecución puede, al igual que la fase de preparación, ser apoyada por la orientación experta de un nutricionista o médico. Esta guía profesional ayuda a monitorear, ajustar y responder a las necesidades individuales y cambios en el curso de la enfermedad. A diferencia de la fase de preparación, donde el cambio se realiza de manera gradual, el enfoque ahora está en la implementación estable del nuevo concepto dietético. En pacientes con enfermedades crónicas, esto podría significar el seguimiento a largo plazo de una dieta específica baja en carbohidratos, una dieta mediterránea o alguna otra forma de alimentación adecuada [s81]. Similar a una dieta de líquidos claros o nutrición enteral al inicio de una terapia, el cumplimiento riguroso de la dieta en la fase de ejecución tiene como objetivo controlar los síntomas agudos y apoyar el proceso de curación [s81]. Una dieta suave puede aliviar la digestión y reducir la inflamación, promoviendo así la remisión [s81]. La duración de esta fase es variable y depende del progreso individual y de alcanzar una mejora medible en el estado general y en las quejas relacionadas con los síntomas [s80]. Una alimentación que al principio se basa en alimentos líquidos puede, una vez que los síntomas agudos

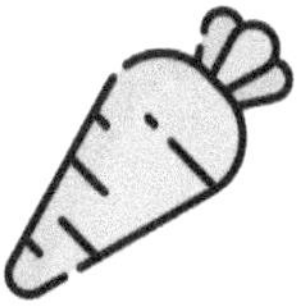

disminuyan, ampliarse gradualmente a alimentos sólidos y tolerables, comparable a la transición lenta de la nutrición enteral a una forma de alimentación completa tolerada por el paciente [s81].

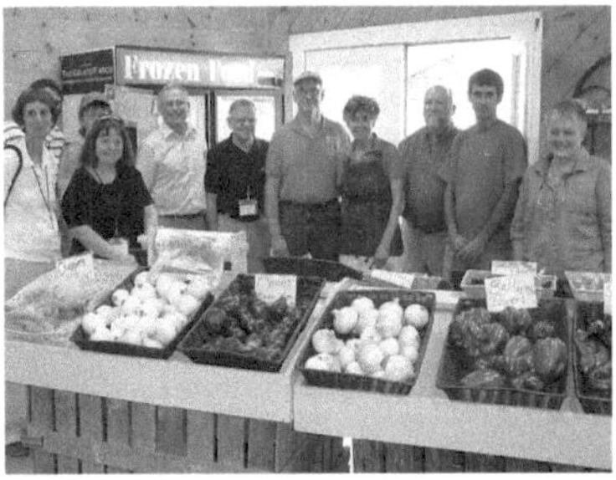

*Dieta Mediterránea* [i65]

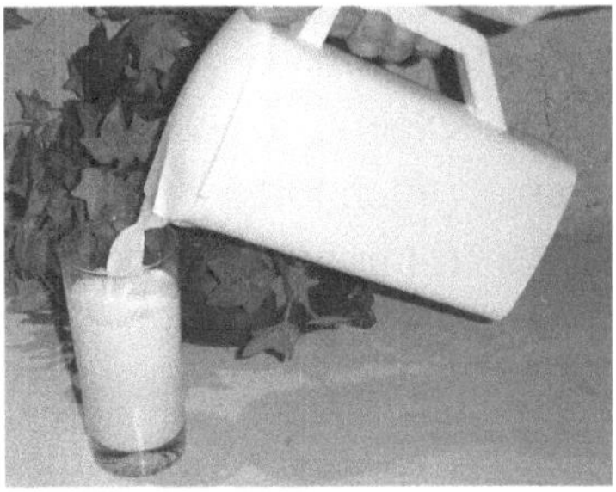

*Dieta líquida* [i66]

## Gravedad de los síntomas a lo largo del tiempo

Ilustra la reducción típica de los síntomas autoinmunes durante los cambios en la dieta.

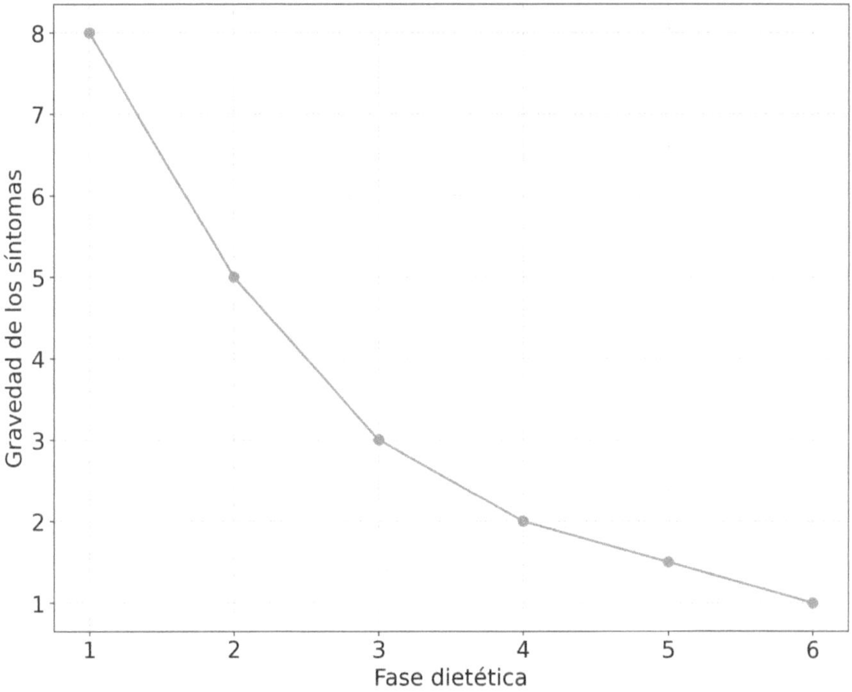


El gráfico muestra una tendencia general a la baja en la gravedad de los síntomas a medida que el paciente avanza a través de las fases del cambio dietético. Las mejoras iniciales pueden ser rápidas, seguidas de un período de progreso más lento o incluso mesetas temporales. Esto destaca la importancia de la adherencia dietética sostenida para un beneficio a largo plazo.

## Fase de mantenimiento

Fase de mantenimiento: En la fase de mantenimiento de una terapia de alimentación autoinmune, se trata de estabilizar y preservar el estado de salud alcanzado a largo plazo. Después de que en las fases anteriores se identificaron y eliminaron los alimentos problemáticos, así como se introdujeron nuevos alimentos tolerables, esta fase se centra en la integración duradera de los conocimientos adquiridos en la vida diaria de la alimentación. [s82] Se debe mantener la remisión clínica alcanzada y, al mismo tiempo, asegurar un suministro óptimo de nutrientes. [s82] Un elemento central de esta fase es la reintroducción gradual de alimentos o grupos de alimentos que previamente fueron excluidos. Así, se puede probar individualmente si y qué alimentos causan nuevamente molestias. Un paciente que, por ejemplo, en la fase de ejecución ha evitado las solanáceas, podría ahora integrar inicialmente pequeñas cantidades de tomates en su dieta y observar si se producen reacciones. Este enfoque permite una identificación precisa de los triggern individuales y posibilita una alimentación lo más completa y variada posible, sin poner en riesgo la salud. La duración de la fase de mantenimiento es variable y depende del curso individual de la enfermedad y del bienestar subjetivo. [s82] Puede durar hasta que se logre una mejora notable y sostenida de los síntomas y del estado general de salud. [s82] La supervisión continua por parte de un nutricionista o médico también puede ser útil en esta fase para optimizar la alimentación y ajustarla según sea necesario. A largo plazo, la fase de mantenimiento tiene como objetivo implementar de manera autónoma y duradera las estrategias alimentarias aprendidas en la vida cotidiana y así contribuir activamente a la salud.

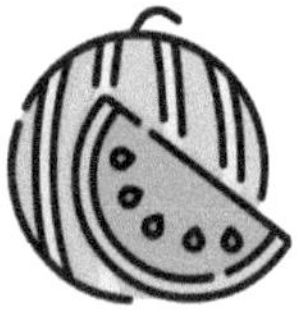

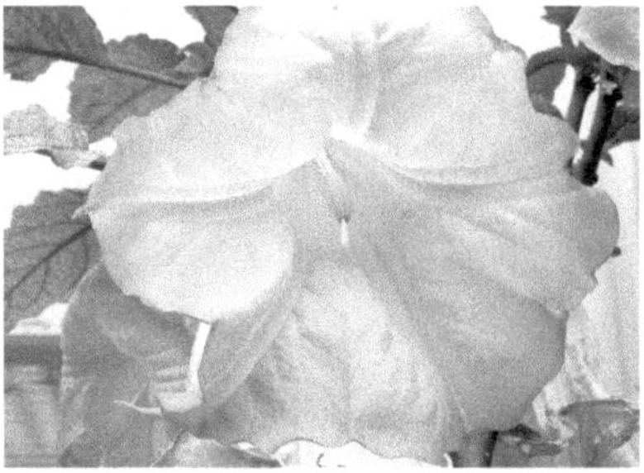

*Solanáceas* [i67]

## Bueno saber

**Solanáceas**

Las solanáceas son una familia de plantas que incluye, entre otros, tomates, patatas, pimientos y berenjenas. Algunas personas con enfermedades autoinmunes reaccionan de manera sensible a ciertos componentes de estas plantas, como la solanina, y pueden beneficiarse de su evitación.

**Remisión**

En la medicina nutricional, especialmente en enfermedades autoinmunes, la remisión se refiere a la disminución o desaparición de los síntomas de la enfermedad a través de una dieta adaptada. Puede ser parcial o completa y a menudo se produce mediante la eliminación de alimentos desencadenantes.

## Estrategias de Fase de Mantenimiento

Distribución de estrategias dietéticas a largo plazo para enfermedades autoinmunes.

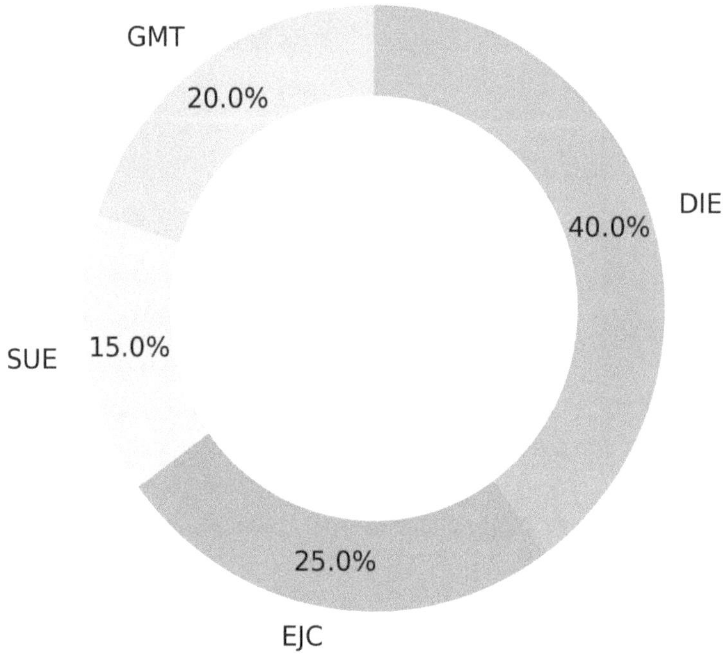


DIE: Modificaciones Dietéticas Continuas EJC: Ejercicio Regular y Actividad
GMT: Técnicas de Gestión del Estrés SUE: Sueño y Descanso Adecuados

La visualización destaca la importancia de un enfoque equilibrado para mantener la remisión en enfermedades autoinmunes. Si bien las modificaciones dietéticas continuas son cruciales, incorporar el manejo del estrés, el ejercicio regular y el sueño adecuado son igualmente vitales para el bienestar a largo plazo. El énfasis en los factores del estilo de vida subraya la naturaleza holística del manejo de las enfermedades autoinmunes y la necesidad de un enfoque integral y sostenido.

**Consejos concretos**

- Vincula cada nueva fase de la alimentación con una experiencia sensorial, por ejemplo, aceites aromáticos en la fase de preparación, nuevos sabores en la fase de ejecución.
- Incorpora pequeños momentos de disfrute en tu nuevo plan de alimentación, como una sal de especias casera o un té especial.
- Cambia tu entorno alimentario: come en un lugar diferente, con otra música o en nueva compañía.
- Desarrolla un sistema de recompensas personal para los hitos alcanzados, que no esté relacionado con la comida, por ejemplo, una visita al cine o un libro nuevo.
- Visualiza tu éxito alimentario: imagina cómo te sientes con el nuevo estilo de alimentación y qué efectos positivos tiene en tu salud.
- Reflexiona al final de cada semana sobre tus progresos y desafíos y ajusta tu estrategia para la próxima semana.
- En la fase de mantenimiento, concéntrate en adaptar tus recetas favoritas para que se ajusten a tu nuevo estilo de alimentación.
- Intercambia ideas con tu nutricionista sobre técnicas de cocina creativas y nuevos alimentos para diversificar tu dieta.
- Crea pequeños "días de experimentación" en la fase de mantenimiento, donde pruebes conscientemente nuevos alimentos compatibles.
- Desarrolla un plan de emergencia para situaciones en las que no puedas seguir tu dieta como estaba previsto, por ejemplo, en visitas a restaurantes o viajes.

## 4. 2 Alivio de los Síntomas

Las enfermedades autoinmunes a menudo se acompañan de síntomas debilitantes que pueden afectar significativamente la vida cotidiana. Las estrategias de terapia nutricional ofrecen un enfoque prometedor para aliviar estas molestias y mejorar la calidad de vida. En este contexto, las medidas antiinflamatorias, el apoyo a la digestión y el fortalecimiento del sistema inmunológico juegan un papel central. La selección y combinación específica de alimentos puede regular los procesos inflamatorios, promover la salud intestinal y fortalecer la defensa inmunológica. Esta sección ilumina las complejas interrelaciones entre la alimentación y las enfermedades autoinmunes, y le proporciona información práctica. Siga leyendo y descubra cómo, a través de una alimentación adaptada, puede influir eficazmente en sus síntomas y aumentar su bienestar.

> *La reducción de síntomas en enfermedades autoinmunes requiere un enfoque holístico que, además de la terapia farmacológica, incluya una estrategia nutricional específica para reducir los procesos inflamatorios, apoyar la digestión y fortalecer el sistema inmunológico.*

## Medidas antiinflamatorias

Las medidas antiinflamatorias tienen como objetivo reducir los procesos inflamatorios crónicos en el cuerpo, que juegan un papel central en las enfermedades autoinmunitarias. Un cambio en la dieta puede influir positivamente en estos procesos. Así, los nutrientes antioxidantes como la vitamina C y E pueden reducir el estrés oxidativo y regular la inflamación [s83]. Una dieta rica en frutas, verduras y grasas saludables, como la que se encuentra en la dieta mediterránea, disminuye los marcadores de inflamación y puede reducir el riesgo de enfermedades autoinmunitarias [s83] [s84]. Al mismo tiempo, se debe reducir la ingesta de ácidos grasos saturados y azúcares, ya que estos pueden promover la inflamación [s83]. También la composición de las bacterias intestinales juega un papel: los probióticos y prebióticos pueden influir positivamente en la flora intestinal y modular las reacciones inflamatorias [s83]. Como muestra un estudio, un cambio dietético dirigido puede reducir significativamente la carga sintomática clínica y disminuir marcadores de inflamación como la proteína C-reactiva [s85]. Además, tal intervención puede tener efectos positivos en la calidad de vida, especialmente en áreas como la funcionalidad física y emocional [s85]. Una dieta rica en fibra también tiene un efecto positivo en la salud intestinal, promoviendo la diversidad de las bacterias intestinales y estimulando la producción de ácidos grasos de cadena corta, que a su vez poseen propiedades antiinflamatorias [s86]. Por lo tanto, la integración de más fibra en la dieta diaria, a través de productos integrales, legumbres y verduras, puede contribuir valiosamente a la reducción de la inflamación [s86].

### Ácidos grasos de cadena corta

Los ácidos grasos de cadena corta se producen en el intestino mediante la fermentación de fibras por las bacterias intestinales. Sirven como fuente de energía para las células intestinales, fortalecen la barrera intestinal y tienen efectos antiinflamatorios. Un aumento en la ingesta de fibra puede promover la producción de estos ácidos grasos y así contribuir a la mitigación de los síntomas.

### Nutrientes antioxidantes

Los nutrientes antioxidantes como la vitamina C y E protegen las células de daños causados por radicales libres, que se generan en mayor cantidad durante la inflamación. Al neutralizar estos radicales, pueden contener los procesos inflamatorios en el cuerpo y así contribuir a la mitigación de los síntomas.

## Eficacia de las Intervenciones Antiinflamatorias

Potencial de Reducción de Síntomas

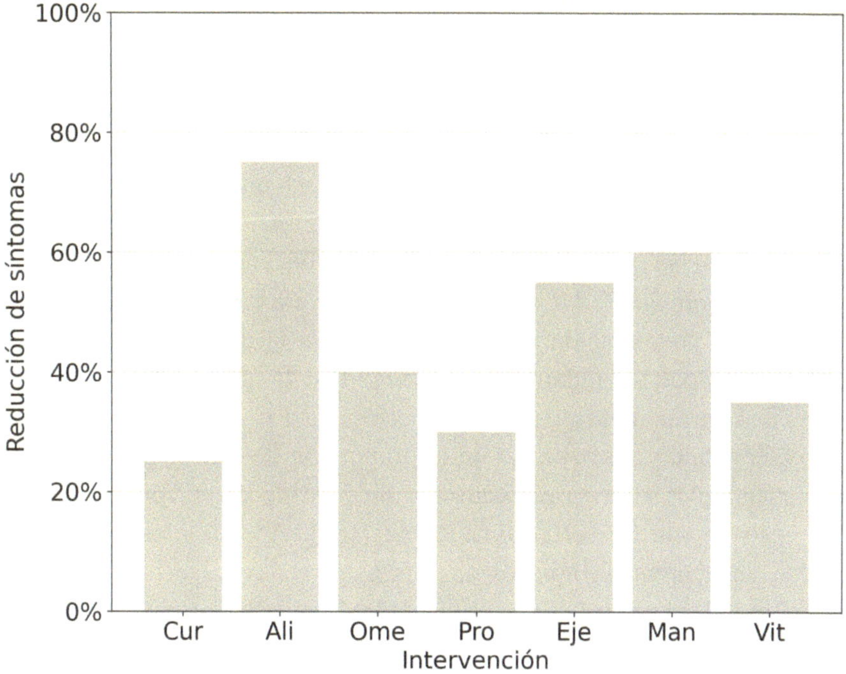


Ali: Eliminación de alimentos inflamatorios Cur: Cúrcuma

Eje: Ejercicio regular Man: Manejo del estrés

Ome: Ácidos grasos omega-3 Pro: Probióticos

Vit: Suplementos de vitamina D

Este gráfico destaca la eficacia potencial de diversas intervenciones antiinflamatorias. La eliminación de alimentos inflamatorios muestra el mayor impacto, lo que sugiere que los cambios en la dieta son cruciales. El manejo del estrés y el ejercicio regular también contribuyen significativamente a la reducción de los síntomas. Si bien los suplementos pueden ser beneficiosos, su impacto es generalmente menos pronunciado que las modificaciones del estilo de vida. La combinación de múltiples enfoques puede producir los mejores resultados para el manejo de la autoinmunidad.

## Apoyo digestivo

Una función digestiva intacta es especialmente relevante para las personas con enfermedades autoinmunes. Además de los efectos positivos ya mencionados de una dieta rica en fibra y la modulación de la flora intestinal a través de probióticos y prebióticos, hay otros aspectos a considerar. Por ejemplo, los aditivos alimentarios en los alimentos procesados industrialmente pueden aumentar la permeabilidad de la pared intestinal, lo que puede influir negativamente en la aparición y el curso de las enfermedades autoinmunes [s87]. Otro factor es la relación entre los ácidos grasos omega-6 y omega-3. La ingesta a menudo excesiva de ácidos grasos omega-6 en comparación con los omega-3 en la dieta occidental puede promover procesos inflamatorios [s87]. Por lo tanto, una adaptación específica de la dieta con una reducción de los alimentos procesados industrialmente y un aumento de la proporción de ácidos grasos omega-3, por ejemplo, a través del consumo de pescado graso como el salmón o la caballa, puede ser recomendable [s88]. Además, los polifenoles, que se encuentran en muchos alimentos vegetales, especialmente en la dieta mediterránea, tienen propiedades antiinflamatorias y pueden modular la actividad de los genes proinflamatorios [s87]. Por lo tanto, el consumo específico de alimentos ricos en polifenoles como bayas, aceite de oliva o chocolate negro puede apoyar la salud digestiva y reducir la inflamación en el cuerpo. En caso de molestias en el tracto digestivo superior, como las que pueden ocurrir en la gastritis autoinmune, medicamentos como los inhibidores de la bomba de protones (IBP) o los antagonistas de los receptores H2 pueden aliviar los síntomas al reducir la producción de ácido gástrico [s89]. También, un ajuste en los hábitos alimenticios, como consumir comidas más pequeñas y frecuentes, puede mitigar síntomas como la sensación de plenitud y la saciedad temprana [s89].

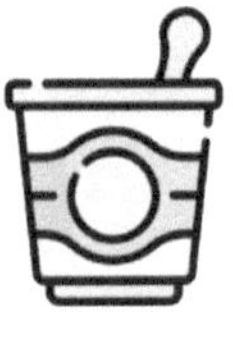

## Bueno saber

**Gastritis autoinmune**

Una inflamación crónica de la mucosa gástrica causada por el sistema inmunológico que puede llevar a problemas digestivos.

**Inhibidores de la bomba de protones**

Los inhibidores de la bomba de protones reducen la producción de ácido gástrico y pueden aliviar síntomas como la acidez estomacal y el dolor que pueden presentarse en algunas enfermedades autoinmunes.

**Probióticos**

Los probióticos son microorganismos vivos que, cuando se consumen en cantidades adecuadas, pueden tener efectos positivos en la salud al restaurar el equilibrio de la flora intestinal y contribuir al alivio de los problemas digestivos.

## Apoyo digestivo y alivio de síntomas

Eficacia, duración e intensidad de los métodos de apoyo digestivo.

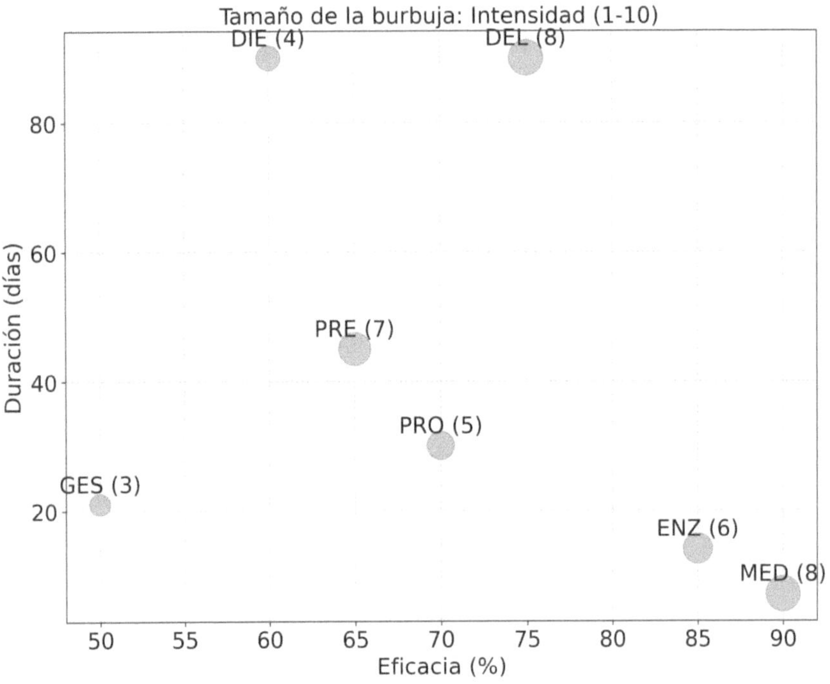


Blasengröße: Intensidad ((1-10))

DEL: Dieta de eliminación

DIE: Cambios en la dieta

ENZ: Suplementos de enzimas

GES: Gestión del estrés

MED: Medicamentos

PRE: Prebióticos

PRO: Probióticos

La suplementación con enzimas muestra una alta eficacia y una duración moderada, mientras que los probióticos ofrecen una eficacia ligeramente menor pero una mayor duración. Los cambios en la dieta tienen la duración más larga, pero la eficacia y la intensidad varían. Los prebióticos muestran una eficacia, duración e intensidad moderadas. Esto sugiere que las estrategias personalizadas son cruciales, combinando potencialmente métodos para un alivio óptimo.

# Fortalecimiento del sistema inmunitario

Un sistema inmunológico robusto es esencial para la salud general, especialmente en enfermedades autoinmunitarias. Además de las estrategias dietéticas mencionadas para la reducción de la inflamación y el apoyo digestivo, existen otras formas de influir positivamente en la función inmunológica. La actividad física, como el entrenamiento de resistencia regular o el entrenamiento de fuerza moderado, puede fortalecer las defensas y reducir la susceptibilidad a infecciones [s90]. El ejercicio estimula la circulación de células inmunitarias y promueve la producción de anticuerpos. Además, una adecuada ingesta de mikronaehrstoffen puede mejorar la competencia inmunológica, especialmente en personas mayores [s90]. Mientras que una dieta equilibrada generalmente cubre las necesidades de vitaminas y minerales, en ciertos casos puede ser útil la suplementación, por ejemplo, con un multivitamínico. Además, estudios muestran que ciertos nutrientes pueden modular la respuesta inmunitaria de manera específica. Por ejemplo, el zinc inhibe la formación de mediadores proinflamatorios y apoya el desarrollo de células T reguladoras, que controlan una respuesta inmunitaria excesiva [s91]. También el aminoácido triptófano y sus productos metabólicos, que se forman tanto a través de la alimentación como por las bacterias intestinales, influyen en el sistema inmunológico. Pueden activar células T reguladoras y así reducir procesos inflamatorios, incluso en el cerebro [s92]. Otro aspecto es el papel del colesterol en la respuesta inmunitaria. Como componente de la membrana celular, influye en su fluidez y, por ende, en la funcionalidad de las células inmunitarias [s91]. Por lo tanto, una ingesta equilibrada de colesterol a través de la dieta es importante para un sistema inmunológico intacto. El calostro bovino, la primera leche de las vacas, contiene una variedad de sustancias bioactivas y también puede apoyar la función inmunológica, especialmente bajo estrés físico [s90]. Además de estas medidas dietéticas, es

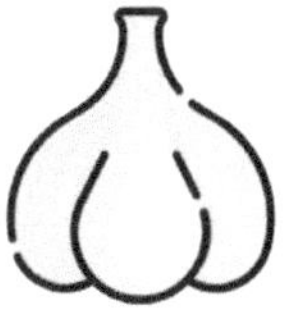

recomendable reducir el estrés y mantener un peso saludable, ya que ambos pueden influir en la función inmunológica y el curso de las enfermedades autoinmunitarias [s93].

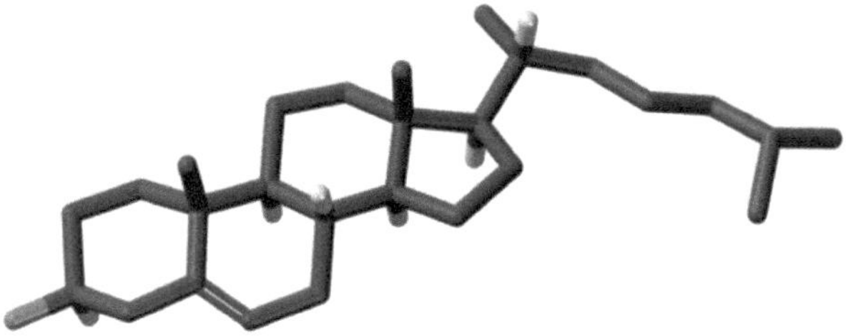

*Colesterol* [i68]

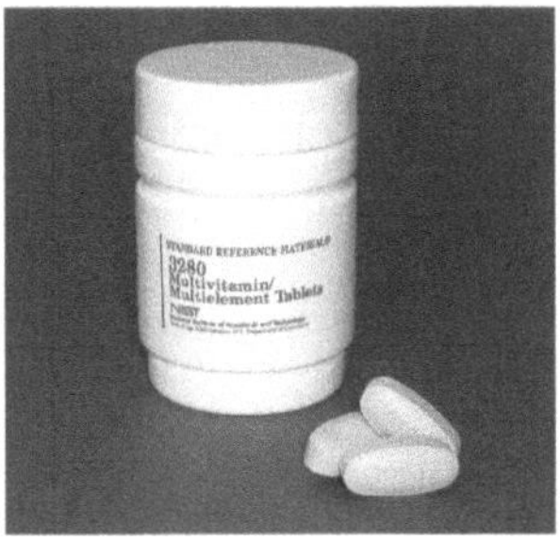


*Suplemento multivitamínico* [i69]

**Células T reguladoras**

Las células T reguladoras son un tipo especial de células inmunitarias que ayudan a regular la respuesta inmunitaria y suprimir reacciones excesivas. Juegan un papel importante en el mantenimiento de la tolerancia inmunológica y en la prevención de enfermedades autoinmunitarias.

**Calostro bovino**

El calostro bovino es la primera leche de las vacas y contiene una variedad de sustancias bioactivas, incluidos anticuerpos, factores de crecimiento y moduladores inmunitarios. Puede fortalecer la función inmunológica, promover la salud intestinal y apoyar la regeneración después de un esfuerzo físico.

**Función inmunológica**

La función inmunológica se refiere a la capacidad del sistema inmunológico para reconocer y combatir patógenos. Una función inmunológica óptima es importante para mantener el equilibrio entre defensa y tolerancia en el cuerpo y prevenir reacciones inmunitarias excesivas.

**Multivitamínico**

Un multivitamínico contiene una combinación de diversas vitaminas y minerales y puede ayudar a asegurar una ingesta adecuada de estos nutrientes esenciales. Puede ser especialmente útil en dietas desequilibradas o con necesidades aumentadas para apoyar la función inmunológica.

## Impacto en el Sistema Inmunitario vs. Alivio de los Síntomas

Comparación de factores que impactan la fuerza inmunitaria y el alivio de los síntomas.

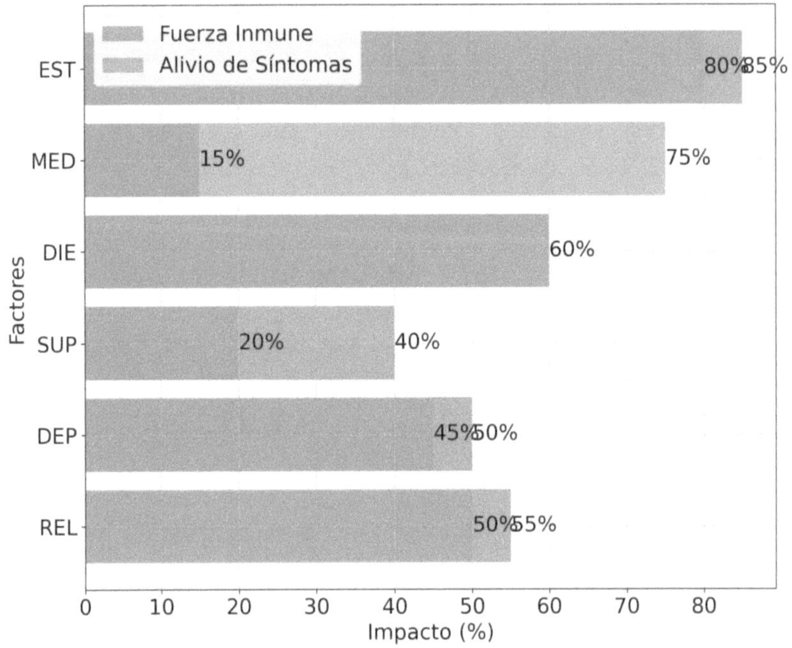


DEP: Deporte

EST: Manejo del Estrés

REL: Relajación

DIE: Dieta

MED: Medicación

SUP: Suplementos

Este gráfico destaca el impacto relativo de varios factores del estilo de vida tanto en la fuerza del sistema inmunitario como en la reducción de los síntomas en enfermedades autoinmunes. El manejo del estrés parece ser crucial para ambos, mientras que la medicación se centra principalmente en el alivio de los síntomas. La dieta demuestra un impacto moderado en ambas áreas, lo que sugiere su importancia como elemento fundamental. Los suplementos muestran una contribución menor, aunque todavía notable, a la fuerza inmunitaria, mientras que su efecto de alivio de los síntomas es mínimo. Las técnicas de deporte y relajación ofrecen un enfoque equilibrado, beneficiando ambos aspectos del manejo autoinmune.

**Consejos concretos**

- Prepárese tés de hierbas reconfortantes que calmen su digestión, como hinojo, anís y comino.
- Cree su ritual personal de relajación antes de las comidas, por ejemplo, con un breve ejercicio de respiración o música suave.
- Masajee suavemente su abdomen en el sentido de las agujas del reloj para estimular la digestión y aliviar posibles calambres.
- Caliente su abdomen con una bolsa de agua caliente o una almohadilla de semillas de cereza para generar una sensación agradable y apoyar la digestión.
- Beba agua tibia a sorbos a lo largo del día para hidratar su cuerpo y promover la digestión.
- Incorpore regularmente pequeñas sesiones de movimiento en su rutina diaria, como paseos cortos o suaves ejercicios de estiramiento, para apoyar la actividad intestinal.
- Prepárese pequeños refrigerios fáciles de digerir, como verduras al vapor o un puñado de nueces, para evitar ataques de hambre.
- Coma en un lugar tranquilo y agradable, libre de distracciones, para disfrutar conscientemente de sus comidas y favorecer la digestión.
- Escuche a su cuerpo y coma solo cuando realmente sienta hambre, para no sobrecargar su digestión.
- Evite comer apresuradamente y mastique cada bocado a fondo para facilitar la digestión y evitar la sensación de plenitud.
- Tómese el tiempo suficiente para descansar después de las comidas y evite actividades extenuantes para apoyar óptimamente la digestión.

## 4. 3 Acompañamiento Médico Nutricional

La acompañamiento en medicina nutricional es esencial para el éxito de las estrategias de terapia nutricional en enfermedades autoinmunes. Incluye la supervisión continua del progreso del tratamiento, la detección temprana de problemas y la adaptación individual de la terapia nutricional. Tanto los datos objetivos, como los valores de laboratorio y los datos corporales, como las quejas subjetivas del paciente juegan un papel decisivo. Este proceso requiere una estrecha colaboración entre el paciente y el terapeuta. Siga leyendo para descubrir cómo, a través de un acompañamiento óptimo en medicina nutricional, puede llevar a cabo su terapia con éxito y mejorar de manera sostenible su calidad de vida.

*Un acompañamiento exitoso en medicina nutricional para enfermedades autoinmunes requiere un monitoreo continuo, en el que se consideren y documenten sistemáticamente tanto los datos objetivos (valores de laboratorio, datos corporales) como las experiencias subjetivas del paciente, para adaptar la terapia de manera individual y mejorar de forma sostenible la calidad de vida.*

## Monitoreo terapéutico

El monitoreo terapéutico en enfermedades autoinmunes y cambios en la dieta incluye controles regulares y ajustes en la terapia. Su objetivo es verificar el éxito del tratamiento, identificar efectos secundarios no deseados y adaptar el tratamiento de manera individual. La frecuencia y el tipo de exámenes dependen de la enfermedad específica, el enfoque terapéutico y el curso individual. Un componente fundamental del monitoreo terapéutico son los análisis de laboratorio. Los marcadores de inflamación como CRP (proteína C-reactiva), VSG (velocidad de sedimentación de eritrocitos) o anticuerpos autoinmunes específicos proporcionan información sobre la actividad de la enfermedad autoinmune. Además, se pueden controlar el hemograma, los valores hepáticos y renales, los niveles de vitaminas y minerales, así como las hormonas tiroideas, para detectar posibles efectos de los cambios en la dieta o la terapia farmacológica. Un paciente con hashimotothyreoiditis, por ejemplo, necesita controles regulares de las hormonas tiroideas (TSH, fT3, fT4) para ajustar óptimamente la dosis del medicamento. Los cambios en los hábitos alimenticios, como la eliminación del gluten en la enfermedad celíaca, también requieren un control estrecho de los anticuerpos específicos para evaluar el éxito del tratamiento. Además de los parámetros de laboratorio, también son relevantes las quejas subjetivas del paciente. El dolor, la fatiga, los problemas digestivos o los cambios en la piel pueden indicar una terapia inadecuada o intolerancias. Un diario de alimentación puede ayudar a identificar relaciones entre alimentos y síntomas, y ajustar la dieta en consecuencia. Documente los alimentos consumidos, los horarios, las cantidades y las quejas que surjan. Así, usted y su terapeuta obtendrán información valiosa para ajustar la terapia. El monitoreo terapéutico también incluye la evaluación regular del estado nutricional. El peso corporal, la composición corporal (por ejemplo, masa muscular y grasa) y los registros dietéticos ayudan a detectar deficiencias a tiempo y a contrarrestarlas. Especialmente en dietas restrictivas, como la eliminationsdiaet, es importante un control preciso de la ingesta de nutrientes para evitar deficiencias. Preste atención a una ingesta adecuada de vitaminas, minerales, oligoelementos, ácidos grasos esenciales y aminoácidos. La colaboración entre el paciente y el terapeuta es crucial para un monitoreo terapéutico exitoso. La comunicación abierta sobre quejas, hábitos alimenticios y éxitos terapéuticos permite una adaptación individual del tratamiento. Las conversaciones regulares sirven para revisar el plan de tratamiento, redefinir objetivos y fortalecer la motivación. Anote sus preguntas y los cambios observados para discutirlos en las citas. Así, podrá participar activamente en su salud y influir positivamente en el éxito del tratamiento. La duración del monitoreo terapéutico es individual y depende del curso de la enfermedad y del enfoque terapéutico. Incluso después de alcanzar una estabilización, son útiles los controles regulares para detectar y contrarrestar posibles recaídas a tiempo. Un seguimiento a largo plazo por parte de un terapeuta calificado ofrece el mejor apoyo en el manejo de una enfermedad autoinmune y en la implementación de una terapia nutricional individual. Por lo tanto, el monitoreo terapéutico es un proceso continuo que se basa en las necesidades individuales del paciente y se adapta de manera flexible al curso de la enfermedad. Un monitoreo constante en combinación con una terapia nutricional individual puede contribuir a mejorar y mantener la calidad de vida de los pacientes con enfermedades autoinmunes.

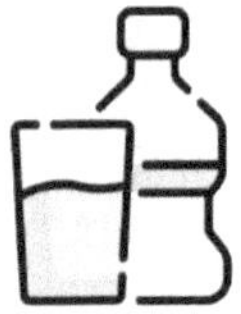

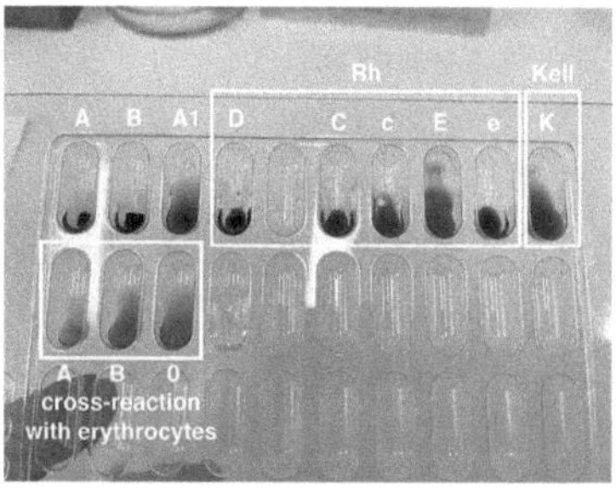


*Análisis de sangre* [i70]

## Bueno saber

**Ácidos grasos esenciales**

Los ácidos grasos esenciales son grasas que el cuerpo no puede producir por sí mismo y, por lo tanto, debe obtener a través de la alimentación. Juegan un papel importante en diversas funciones corporales, incluida la regulación inmunológica y la reducción de la inflamación. Los ácidos grasos omega-3 son un ejemplo de ácidos grasos esenciales que pueden tener efectos positivos en enfermedades autoinmunes.

**Aminoácidos**

Los aminoácidos son los bloques de construcción de las proteínas. Son importantes para la construcción y reparación de tejidos corporales, la producción de hormonas y enzimas, así como para un sistema inmunológico funcional. Una ingesta adecuada de aminoácidos es especialmente importante en enfermedades autoinmunes para apoyar la regeneración del cuerpo.

**Autoanticuerpos**

Los autoanticuerpos son anticuerpos que el sistema inmunológico produce contra estructuras propias del cuerpo. Juegan un papel importante en la aparición y el curso de las enfermedades autoinmunes. En el contexto del acompañamiento nutricional, se pueden medir autoanticuerpos específicos para confirmar el diagnóstico y monitorear el curso de la enfermedad.

## Reducción del marcador inflamatorio

Disminución de los marcadores inflamatorios a lo largo del tiempo con la intervención dietética.

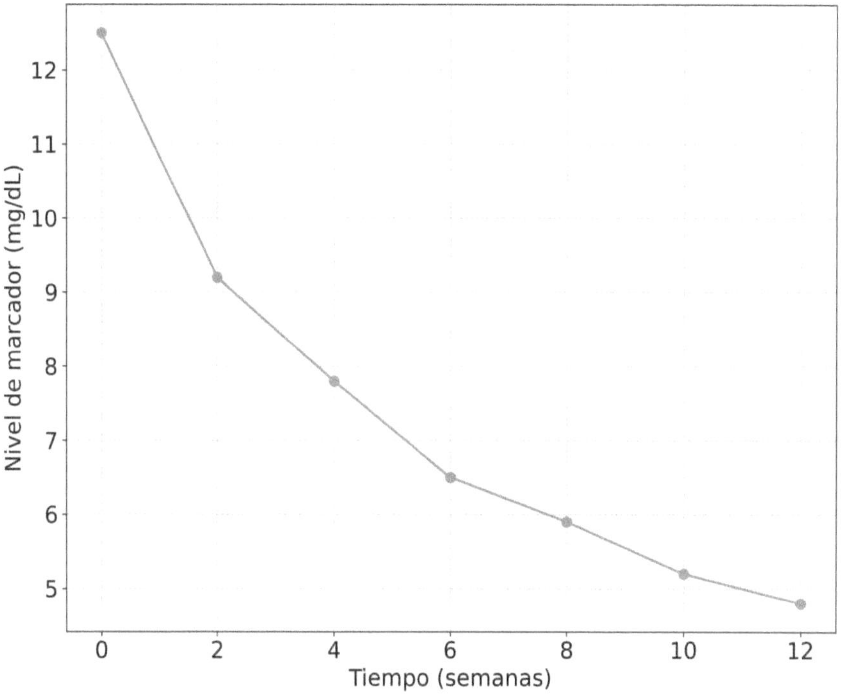


El gráfico muestra una tendencia descendente constante en los marcadores inflamatorios, lo que sugiere la eficacia de los cambios dietéticos prescritos en el manejo de la condición autoinmune. La caída significativa en las primeras semanas indica una respuesta inicial positiva a la intervención. Se recomienda un seguimiento continuo para asegurar el manejo a largo plazo y ajustar el plan dietético según sea necesario.

## Adaptación de la terapia nutricional

Una adaptación de la terapia nutricional en enfermedades autoinmunes requiere un enfoque dinámico basado en las necesidades individuales y el curso de la enfermedad del paciente. Además de los parámetros de laboratorio comunes, como los marcadores de inflamación (crp, BSG) y autoanticuerpos, también adquieren importancia las sensaciones subjetivas del paciente. Por ejemplo, las molestias digestivas que ocurren después de consumir ciertos alimentos pueden proporcionar indicios de intolerancias y requerir una modificación del plan alimenticio [s94]. Un diario de alimentación, en el que se documentan los alimentos consumidos, las cantidades y los síntomas asociados, ofrece una base valiosa. La óptima provisión de nutrientes representa otro aspecto central de la adaptación de la terapia. Especialmente en formas dietéticas restrictivas, se debe garantizar una ingesta adecuada de vitaminas, minerales, oligoelementos, ácidos grasos esenciales y aminoácidos. Un control regular del estado nutricional, por ejemplo, mediante el análisis del peso corporal y la composición corporal, ayuda a detectar deficiencias a tiempo y a contrarrestarlas de manera específica. En enfermedades neurológicas, como la esclerosis múltiple, se podrían utilizar suplementos nutricionales en consulta con el médico tratante para asegurar una óptima provisión de nutrientes [s94] [s95]. La investigación también examina aquí la influencia de los prebióticos y probióticos en el microbioma y el sistema inmunológico [s95]. La colaboración entre el paciente y el terapeuta es esencial para el éxito de la terapia. Un intercambio abierto sobre observaciones, quejas y éxitos terapéuticos permite una adaptación individual del plan de tratamiento. En este proceso, también se pueden considerar las experiencias y la motivación del paciente. Los estudios muestran, por ejemplo, que los pacientes con enfermedades tiroideas a menudo ajustan su dieta por sí mismos y prefieren la asesoría de dietistas [s96]. Este ejemplo subraya la importancia de una comunicación centrada en el paciente y de una asesoría nutricional profesional. La adaptación de la terapia nutricional es un proceso continuo que también requiere controles regulares después de alcanzar una estabilización. Los retrocesos a largo plazo pueden ser detectados a tiempo y contrarrestados. La combinación de un monitoreo constante y una terapia nutricional individual contribuye a mejorar y mantener la calidad de vida de los pacientes con enfermedades autoinmunes. La evaluación continua de los hábitos alimenticios con herramientas adecuadas, como el análisis de la adhesión a ciertas formas dietéticas (por ejemplo, dieta mediterránea o westliche_diaet), puede proporcionar información adicional para la optimización de la terapia [s97].

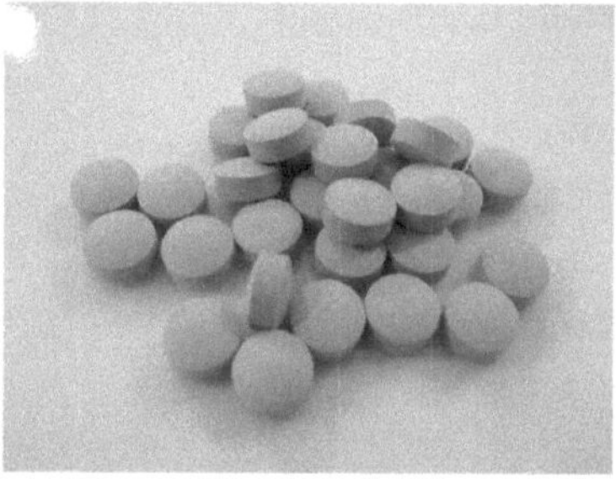

*Complementos alimenticios* [i71]

## Bueno saber

**Adhesión**

El cumplimiento de las recomendaciones terapéuticas, por ejemplo, de una dieta específica, por parte del paciente. Una alta adhesión es importante para el éxito terapéutico en enfermedades autoinmunes.

**Autoanticuerpos**

Anticuerpos que se dirigen contra estructuras propias del cuerpo y que son característicos de las enfermedades autoinmunes. Su determinación sirve para el diagnóstico y el control del curso de la enfermedad.

**Esclerosis múltiple**

Una enfermedad crónica inflamatoria del sistema nervioso central que puede llevar a diversos síntomas neurológicos y en la que una dieta adaptada puede tener un efecto de apoyo.

**Sistema inmunológico**

El sistema de defensa del cuerpo que protege al organismo de patógenos y otros factores dañinos. En las enfermedades autoinmunes, el sistema inmunológico ataca erróneamente las estructuras propias del cuerpo.

**Suplementos nutricionales**

Fuentes concentradas de nutrientes que pueden ser consumidas adicionalmente a la dieta para compensar una deficiencia o apoyar ciertas funciones, especialmente en dietas restrictivas en el contexto de enfermedades autoinmunes.

**Ajustes de la Terapia Nutricional en Enfermedades Autoinmunes**

Frecuencia y alcance de los ajustes dietéticos necesarios para diversas afecciones autoinmunes.

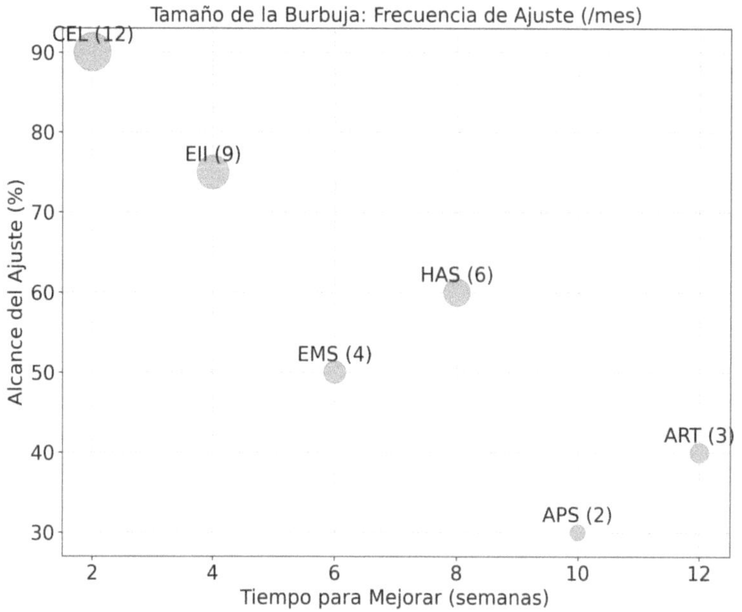


Blasengröße: Frecuencia de Ajuste (/mes)

APS: Artritis Psoriásica

ART: Artritis Reumatoide

CEL: Enfermedad Celíaca

EII: Enfermedad Inflamatoria Intestinal

EMS: Esclerosis Múltiple

HAS: Hashimoto

El gráfico revela un espectro de necesidades de ajuste dietético. Las afecciones como la enfermedad celíaca a menudo requieren ajustes extensos y frecuentes, indicados por burbujas grandes ubicadas en la parte superior del eje y. Otras, quizás como la tiroiditis de Hashimoto, podrían requerir ajustes moderados, representados por burbujas más pequeñas en un valor medio del eje y. Las afecciones con burbujas más pequeñas y valores de y más bajos sugieren que generalmente se necesitan ajustes dietéticos menos frecuentes y menos extensos. El eje x indica el tiempo promedio para la mejora de los síntomas después de los cambios en la dieta.

## Documentación de los Progresos

La recopilación sistemática de progresos es un aspecto importante del acompañamiento nutricional en enfermedades autoinmunes. Una documentación precisa permite tanto al paciente como al terapeuta evaluar objetivamente el curso de la terapia y realizar ajustes si es necesario. No se trata solo de la recolección de datos, sino sobre todo de la interpretación significativa de la información recopilada. Esta documentación puede abarcar diversos aspectos: valores de laboratorio (por ejemplo, marcadores de inflamación, niveles de vitaminas y mineralstoffspiegel), síntomas subjetivos (por ejemplo, intensidad del dolor, problemas digestivos, nivel de energía) y protocolos de alimentación (alimentos consumidos, cantidades, horarios). Adicionalmente, se pueden registrar datos corporales como peso, composición corporal y presión arterial. Un enfoque estructurado para la documentación, por ejemplo, mediante cuestionarios estandarizados o aplicaciones, puede mejorar la calidad y eficiencia de la recolección de datos, una necesidad que también existe en otros ámbitos de la atención sanitaria, como la quiropraxia, donde según estudios muchos profesionales consideran su formación en nutrición insuficiente [s98]. La evaluación regular de los datos documentados permite la detección temprana de patrones y relaciones. Por ejemplo, se pueden identificar intolerancias a ciertos alimentos o analizar la influencia de la dieta en la intensidad de los síntomas. Un paciente que se queja regularmente de flatulencias tras consumir productos lácteos puede registrar esta información en su diario de alimentación. El análisis conjunto de estas anotaciones con el terapeuta puede llevar a la eliminación temporal de los productos lácteos de la dieta para verificar la sospecha de intolerancia a la lactosa. El desarrollo posterior de los síntomas se documentará nuevamente y proporcionará valiosas pistas para la planificación de la terapia. Un enfoque sistemático de este tipo aumenta la probabilidad de que la terapia nutricional se ajuste

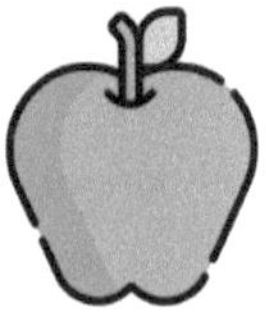

óptimamente a las necesidades individuales del paciente y conduzca al éxito deseado. La interpretación conjunta de los datos también fortalece la colaboración entre el paciente y el terapeuta y fomenta la responsabilidad del paciente por su salud. Por lo tanto, la documentación de los progresos no es un fin en sí mismo, sino una herramienta valiosa para optimizar continuamente la terapia nutricional y mejorar a largo plazo la calidad de vida de los pacientes.

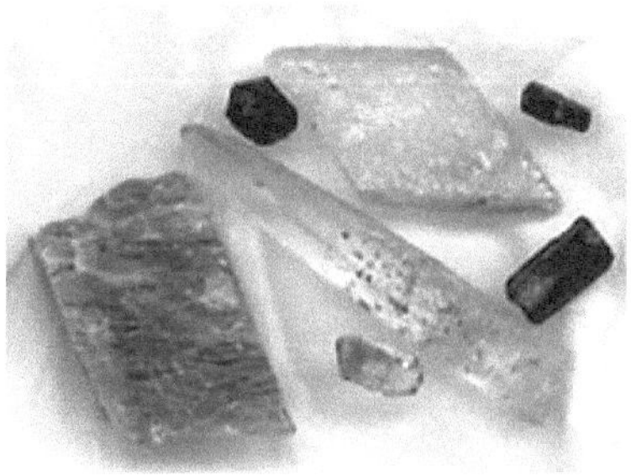

*Mineral* [i72]

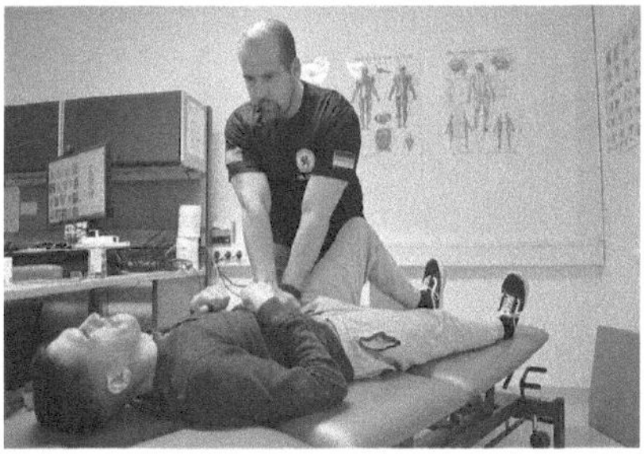

*Quiropráctica* [i73]

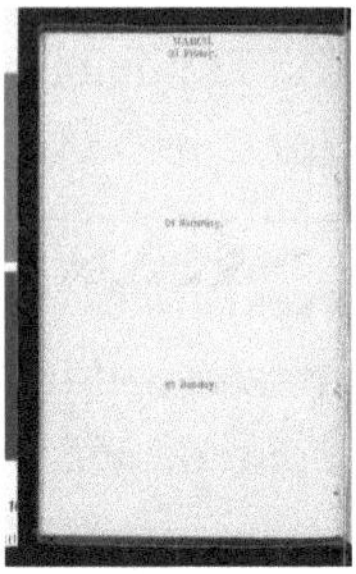

*Registro alimentario* [i74]

## Bueno saber

**Intolerancia a la Lactosa**

Intolerancia al azúcar de la leche, la lactosa, que puede causar problemas digestivos y requiere especial atención en enfermedades autoinmunes.

**Marcadores de Inflamación**

Sustancias en la sangre que indican inflamaciones en el cuerpo y ayudan en la evaluación del curso de una enfermedad autoinmune.

**Quiropraxia**

Método de tratamiento que se centra en el diagnóstico, tratamiento y prevención de disfunciones del sistema musculoesquelético, especialmente de la columna vertebral, y presta atención a la dieta del paciente.

**Indicadores de éxito en el coaching nutricional autoinmune**

Distribución de resultados positivos en el coaching nutricional autoinmune.

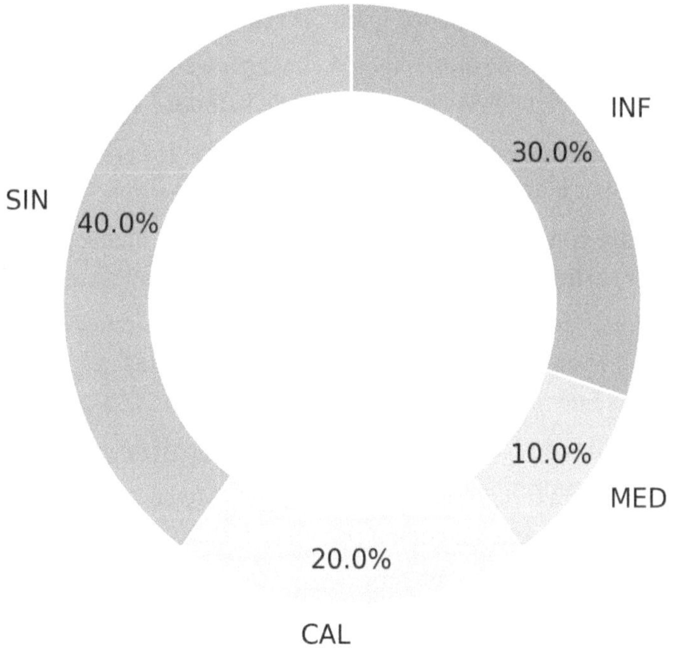


CAL: Mejor Calidad de Vida

INF: Reducción de Marcadores de Inflamación

MED: Reducción de Medicamentos

SIN: Mejor Manejo de Síntomas

La mayoría de los clientes experimentan una mejor gestión de los síntomas, lo que demuestra la eficacia de las intervenciones dietéticas en las enfermedades autoinmunes. La reducción de los marcadores de inflamación sugiere un impacto positivo en los procesos inflamatorios subyacentes. Si bien la mejora de la calidad de vida es un resultado significativo para muchos, destaca la importancia de un enfoque holístico que abarque el bienestar físico y mental. La menor proporción de reducción de medicamentos indica que los cambios en la dieta pueden complementar, pero no siempre reemplazar, los tratamientos existentes.

**Consejos concretos**

- Desarrolle junto a su nutricionista un sistema de semáforo individual para alimentos que tenga en cuenta sus tolerancias personales.
- Cree una "caja de emergencia" con alimentos bien tolerados para fases agudas de enfermedad, para prevenir la desnutrición.
- Integre ejercicios de alimentación consciente en su terapia para agudizar la percepción de las señales de hambre y saciedad.
- Utilice técnicas de visualización para imaginar los efectos positivos de la terapia nutricional en su cuerpo.
- Desarrolle con su terapeuta una estrategia para el manejo del estrés, ya que el estrés puede intensificar las reacciones autoinmunes.
- Reflexione regularmente sobre la influencia de sus emociones en su comportamiento alimentario y desarrolle estrategias de afrontamiento alternativas.
- Cree un libro de cocina personal con sus recetas favoritas, adaptadas a su terapia nutricional.
- Organice una noche de cocina con otros afectados para intercambiar ideas y conocer nuevas recetas.
- Visite junto a su terapeuta una granja orgánica para aprender más sobre el origen de sus alimentos.
- Desarrolle rituales individuales en torno a sus comidas que le ayuden a asociar positivamente su cambio de alimentación.
- Lleve un diario de éxitos en el que no solo documente sus progresos, sino también los cambios positivos en su bienestar.
- Utilice las estaciones del año como inspiración para su planificación alimentaria e integre productos de temporada en sus comidas.

## Revisión - 4. Estrategias de Terapia Nutricional

Las estrategias terapéuticas nutricionales en enfermedades autoinmunes requieren una comprensión profunda de las complejas interacciones entre la alimentación, el sistema inmunológico y el curso individual de la enfermedad. Un enfoque por fases, comenzando con un análisis exhaustivo de sus hábitos alimenticios actuales, constituye la base para una terapia exitosa. Documente su ingesta de alimentos durante un período representativo, idealmente una semana, para obtener una imagen clara de sus hábitos alimenticios. Este inventario sirve como punto de partida para identificar posibles alimentos desencadenantes, deficiencias nutricionales y patrones alimentarios desfavorables. Paralelamente, es importante informarse ampliamente sobre los objetivos y el proceso de cambio dietético. Una comprensión sólida de los mecanismos subyacentes fortalece su motivación y compromiso con el a menudo desafiante proceso de cambio en la alimentación.

La implementación de las estrategias desarrolladas se lleva a cabo de manera gradual. En lugar de cambiar drásticamente su dieta, integre poco a poco alimentos tolerables en su plan de comidas y reduzca simultáneamente el consumo de alimentos potencialmente problemáticos. Esta adaptación gradual permite que su cuerpo se acostumbre a los nuevos hábitos alimenticios y minimiza el riesgo de reacciones no deseadas. La eliminación constante de los alimentos desencadenantes identificados puede contribuir significativamente a aliviar sus síntomas durante la fase de implementación. Preste especial atención a una ingesta adecuada de nutrientes para prevenir deficiencias. La orientación profesional de un nutricionista o médico calificado puede ayudarle a optimizar su plan de alimentación y adaptarlo a su evolución clínica. Recuerde que la duración de cada fase – preparación, implementación y mantenimiento – es variable y se ajusta a su progreso individual.

La fase de mantenimiento tiene como objetivo estabilizar a largo plazo el estado de salud alcanzado. La reintegración gradual de los alimentos previamente eliminados le permite identificar con precisión sus factores desencadenantes individuales y hacer su dieta lo más variada posible sin comprometer su salud. También en esta fase, la continua supervisión por parte de un experto es útil para optimizar su alimentación y ajustarla según sea necesario. Además de la alimentación, otros factores juegan un papel importante en su bienestar: el ejercicio regular, la reducción del estrés y un peso saludable pueden fortalecer su sistema inmunológico y influir positivamente en el curso de su enfermedad. Asegúrese de tener un suministro adecuado de micronutrientes, si es necesario, a través de suplementos en consulta con su médico.

La documentación de sus progresos es esencial para el éxito de su terapia nutricional. Registre sus hábitos alimenticios, sus síntomas y valores de laboratorio relevantes para evaluar objetivamente el curso de la terapia y realizar ajustes. La evaluación regular de los datos documentados en colaboración con su terapeuta le permite reconocer las relaciones entre la alimentación y los síntomas y optimizar continuamente su estrategia alimentaria. Las estrategias terapéuticas nutricionales en enfermedades autoinmunes son un proceso individual y dinámico. Con paciencia, constancia y el apoyo de profesionales calificados, puede dar forma activa a su alimentación y mejorar su calidad de vida de manera sostenible. Sea consciente de que usted mismo desempeña el papel más importante en este proceso. Su participación activa y compromiso son la clave para un éxito a largo plazo.

# 5. Optimización Nutricional Sostenible

¿Cómo podemos diseñar nuestra alimentación de manera que no solo alivie los síntomas a corto plazo, sino que contribuya de forma duradera a la salud? El camino hacia un cambio alimentario sostenible se asemeja a una expedición, donde cada paso debe ser cuidadosamente planificado. En este proceso, tanto la selección de los alimentos como su efecto en el cuerpo y la mente juegan un papel central. Las estrategias adecuadas ayudan a evitar retrocesos y a continuar de manera coherente por el camino elegido. En este capítulo, descubrirá las herramientas para su optimización nutricional personal, desde la planificación hasta la implementación exitosa.

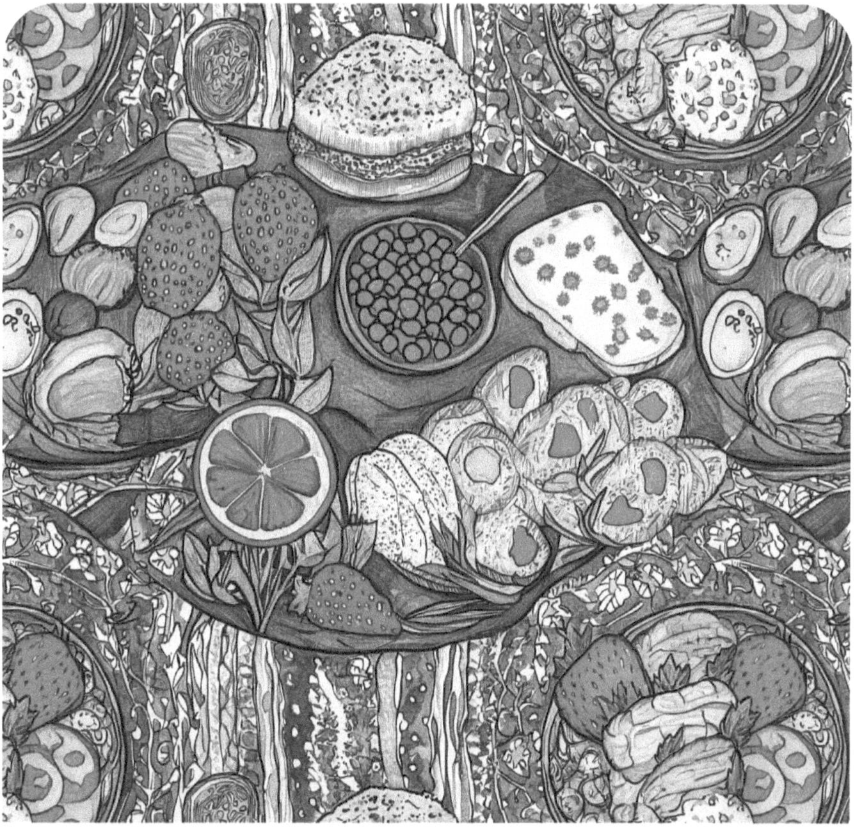

## 5. 1 Estrategias Nutricionales a Largo Plazo

Las estrategias nutricionales a largo plazo son esenciales para el éxito sostenible en enfermedades autoinmunes. Las necesidades individuales, preferencias y el estilo de vida influyen de manera significativa en el suministro óptimo de nutrientes. Por lo tanto, un enfoque generalizado rara vez es efectivo. En lugar de dietas a corto plazo, se trata de un cambio fundamental en los hábitos alimenticios. Este cambio requiere un enfoque gradual y la consideración de todos los factores relevantes, desde alergias e intolerancias hasta influencias culturales. Los desafíos en la vida cotidiana, como las circunstancias cambiantes, afectan la alimentación y requieren ajustes flexibles. Una estrategia nutricional exitosa y a largo plazo integra el placer y la salud por igual. Siga leyendo para descubrir cómo optimizar su alimentación y fortalecer su salud de manera sostenible.

*La optimización nutricional sostenible en enfermedades autoinmunes requiere estrategias individualizadas y a largo plazo que, además del suministro de nutrientes, consideren el estilo de vida, los factores ambientales y el bienestar general.*

## Cambio permanente de dieta

Un cambio permanente de dieta es un proceso que va más allá de las dietas a corto plazo y busca una transformación a largo plazo de los hábitos alimenticios. El éxito se basa en la integración de necesidades individuales, preferencias y el estilo de vida correspondiente. Un plan de alimentación general rara vez funciona, ya que cada persona tiene diferentes condiciones, desde alergias e intolerancias hasta gustos personales e influencias culturales [s99]. En lugar de prohibiciones radicales, que a menudo solo son sostenibles a corto plazo, se recomienda un enfoque gradual. Por ejemplo, quien desee reducir su consumo de azúcar podría comenzar reemplazando las bebidas azucaradas por alternativas sin azúcar y, poco a poco, reducir el azúcar en otras áreas. El acompañamiento continuo a través de una asesoría nutricional puede apoyar el proceso de cambio. Las reuniones regulares ofrecen la oportunidad de analizar los progresos, discutir desafíos y ajustar el plan de alimentación si es necesario [s99]. Los cambios en el estilo de vida, como un nuevo trabajo o cambios en la situación familiar, pueden influir en la alimentación y pueden requerir un ajuste de la estrategia nutricional. La asesoría también sirve como fuente de motivación y ayuda a mantenerse enfocado a largo plazo. Un cambio exitoso de dieta considera la salud de manera integral. No se trata solo de controlar el peso o gestionar una enfermedad, sino del bienestar general. Dormir lo suficiente, hacer ejercicio regularmente y gestionar el estrés son tan importantes como la alimentación misma [s99]. Un plan de alimentación equilibrado proporciona al cuerpo todos los nutrientes necesarios para funcionar de manera óptima, fortalecer el sistema inmunológico y prevenir enfermedades. La consideración del entorno vital también es crucial para el éxito de un cambio de dieta. El acceso a alimentos frescos, los hábitos alimenticios culturales y la omnipresente influencia de los alimentos procesados son factores que deben ser considerados en la

planificación [s99]. En áreas con acceso limitado a productos frescos, puede ser útil recurrir a ofertas regionales y de temporada o integrar conservas y verduras congeladas en el plan de comidas. En última instancia, se trata de encontrar un estilo de alimentación que sea saludable, placentero y que se pueda integrar a largo plazo en la vida cotidiana.

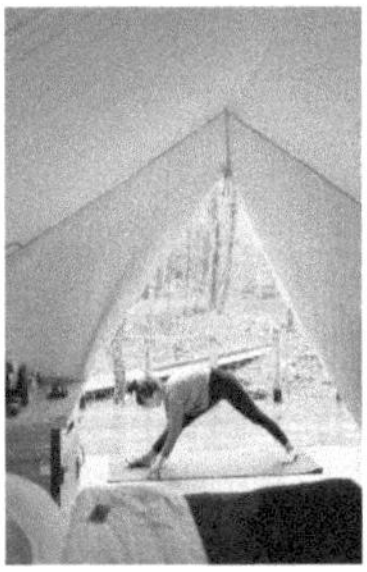

*Estilo de vida* [i75]

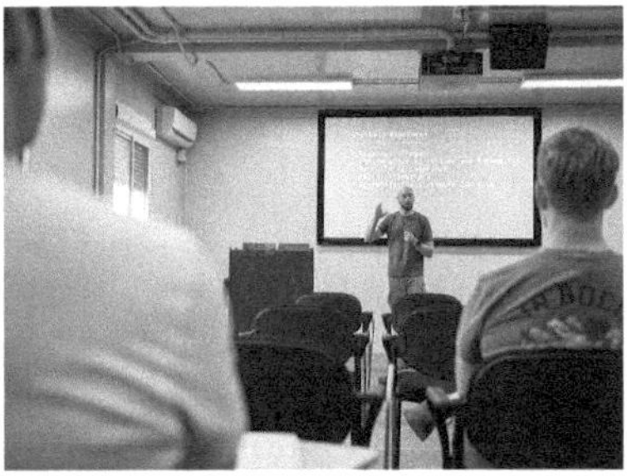

*Manejo del estrés* [i76]

## Bueno saber

### Asesoría nutricional

Una asesoría nutricional puede adaptarse individualmente a las necesidades de las personas con enfermedades autoinmunes y apoya el cambio de dieta a largo plazo, por ejemplo, mediante la elaboración de planes de alimentación y el acompañamiento en la implementación en la vida diaria.

### Gestión del estrés

El estrés crónico puede afectar negativamente el sistema inmunológico y aumentar las reacciones autoinmunes. Por lo tanto, la gestión del estrés, por ejemplo, a través de técnicas de relajación como el yoga o la meditación, es una parte importante de una estrategia nutricional a largo plazo en enfermedades autoinmunes.

## Gravedad de los Síntomas a lo Largo del Tiempo

Ilustra la progresión típica de los síntomas autoinmunes durante los cambios en la dieta.

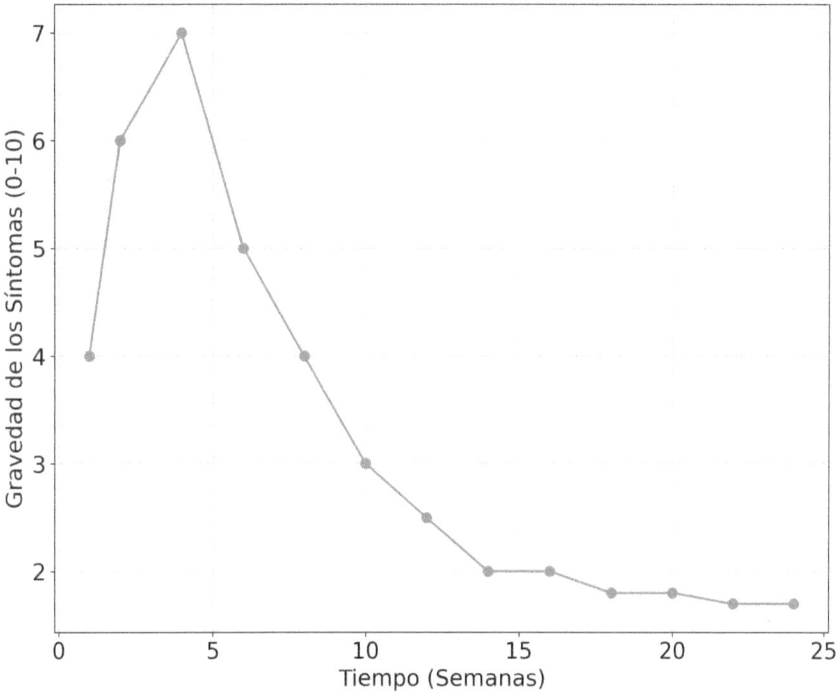


El gráfico muestra un brote inicial de síntomas, seguido de una disminución gradual de la gravedad a medida que el cuerpo se adapta a la nueva dieta. Si bien las experiencias individuales varían, la tendencia general indica una mejora a largo plazo con el cumplimiento constante del plan dietético. La meseta sugiere un nivel de control de los síntomas que se puede lograr mediante la intervención dietética. Tenga en cuenta que la remisión completa puede no ser siempre posible, pero a menudo se observa una mejora significativa.

## Suministro equilibrado de nutrientes

Una ingesta óptima de nutrientes es esencial para el bienestar general, especialmente en enfermedades autoinmunes. Va más allá de la simple ingesta calórica y se centra en el suministro adecuado de macronutrientes y mikronaehrstoffe. Los macronutrientes – carbohidratos, proteínas y grasas – proporcionan energía y forman los bloques de construcción del cuerpo. Los micronutrientes, que incluyen vitaminas y minerales, son necesarios en cantidades pequeñas, pero regulan numerosos procesos metabólicos e influyen en el sistema inmunológico. Un suministro desequilibrado de nutrientes puede causar diversos problemas de salud, desde fatiga y falta de concentración hasta un mayor riesgo de infecciones y el empeoramiento de reacciones autoinmunes [s100]. En enfermedades autoinmunes ampollosas (AIBDs), por ejemplo, un ajuste dietético específico – como una dieta sin gluten, rica en proteínas o en calcio – puede aliviar los síntomas y reducir la necesidad de medicamentos [s100]. Una dieta blanda puede asegurar la ingesta de nutrientes en caso de dificultades para tragar [s100]. Es crucial identificar las intolerancias individuales y los posibles desencadenantes de los síntomas de la enfermedad y ajustar la dieta en consecuencia [s100]. Así, alguien con una intolerancia al gluten podría reemplazar los productos de cereales que contienen gluten por alternativas sin gluten como arroz, quinoa o mijo, mientras se asegura de mantener una ingesta adecuada de proteínas y fibra para prevenir deficiencias. Una estrategia dietética a largo plazo

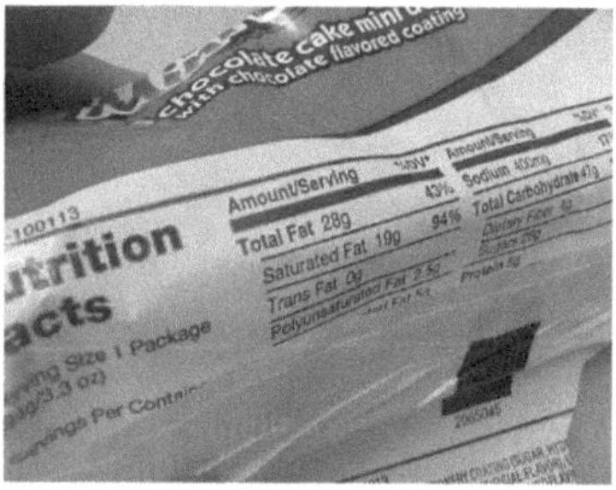


*Grasas* [i77]

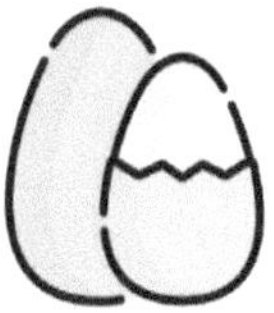

debe considerar siempre las necesidades individuales, el estilo de vida y la enfermedad específica.

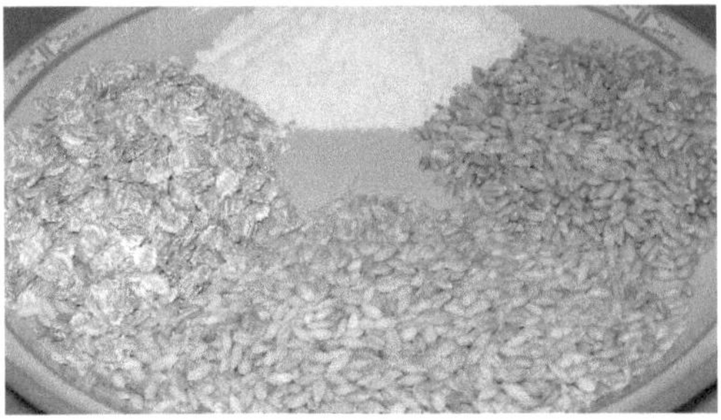

*Gluten* [i78]

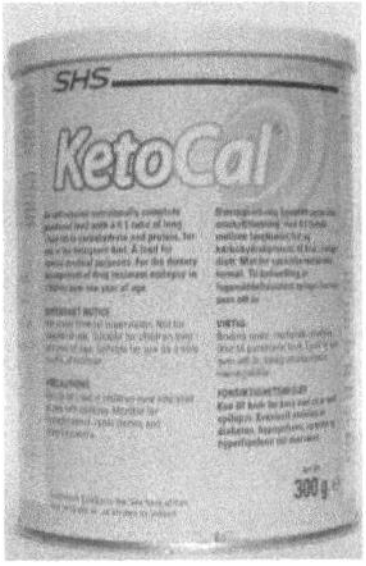


*Carbohidratos* [i79]

## Distribución de Macronutrientes para la Salud Autoinmune

Ejemplo de proporciones de macronutrientes para apoyar la salud autoinmune.

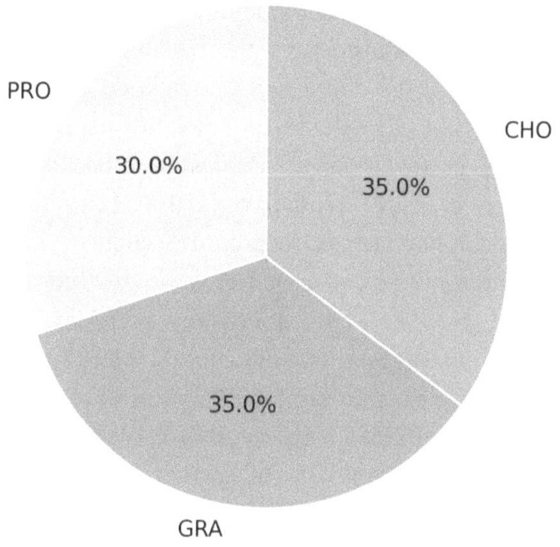


- CHO: Carbohidratos Complejos (p. ej., verduras, frutas, granos integrales)
- GRA: Grasas Saludables (p. ej., aguacate, aceite de oliva, nueces)
- PRO: Proteínas (p. ej., carnes magras, pescado, legumbres)

Este gráfico representa una distribución de macronutrientes de muestra que puede ser beneficiosa para personas con enfermedades autoinmunes. El énfasis en alimentos integrales y sin procesar dentro de estas proporciones es crucial. Priorizar las proteínas apoya la reparación de tejidos y la función inmunológica. Una ingesta moderada de grasas saludables proporciona beneficios antiinflamatorios y apoya la producción de hormonas. La porción de carbohidratos complejos se centra en opciones ricas en fibra para promover la salud intestinal, que a menudo se ve comprometida en los trastornos autoinmunes. Las necesidades individuales varían, y se recomienda consultar a un dietista registrado o profesional de la salud especializado en enfermedades autoinmunes para obtener orientación personalizada.

## Prevención de deficiencias

Una adecuada provisión de mikronaehrstoffen es esencial para la salud y el bienestar, especialmente en el contexto de una enfermedad autoinmune. Para evitar deficiencias, es necesario considerar individualmente las necesidades nutricionales. Así, la dosis diaria recomendada de selenio varía según la edad y el sexo [s101]. El selenio es relevante para diversas funciones corporales, desde el metabolismo de las hormonas tiroideas hasta la protección contra el estrés oxidativo [s101]. Los alimentos ricos en proteínas se consideran buenas fuentes de selenio [s101]. Además del selenio, otros micronutrientes como el yodo, el hierro, el zinc y las vitaminas A, B, C y D son importantes para una función tiroidea óptima [s102]. Una ingesta insuficiente de estos nutrientes no solo puede afectar la tiroides, sino también debilitar el sistema inmunológico y aumentar la susceptibilidad a infecciones [s103]. Las vitaminas A y C contribuyen al mantenimiento de la barrera epitelial, que actúa como primera línea de defensa contra patógenos [s103]. La vitamina D también apoya la defensa inmunológica y una deficiencia puede aumentar el riesgo de infecciones respiratorias [s103]. El selenio refuerza la respuesta inmunitaria y un déficit puede aumentar la susceptibilidad a ciertas infecciones virales [s103]. En el caso de una enfermedad autoinmune existente, una optimización nutricional específica, adaptada a las necesidades individuales y a la enfermedad en cuestión, puede contribuir a promover la salud y prevenir deficiencias. Al igual que en la adaptación de la dieta a una intolerancia al gluten, donde los productos que contienen gluten son reemplazados por alternativas, en el caso de otras deficiencias nutricionales, puede ser necesaria una selección específica de alimentos o, en su caso, la suplementación bajo supervisión médica para garantizar un suministro óptimo. El monitoreo del estado de selenio puede realizarse mediante el análisis de valores sanguíneos, así como muestras de cabello y uñas [s101]. Esto permite una evaluación

precisa del suministro de selenio y ayuda a detectar y corregir deficiencias a tiempo [s101].

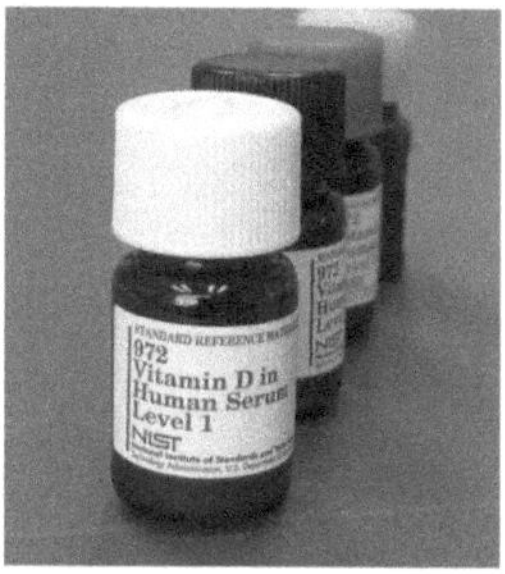


*Vitamina D* [i80]

# Deficiencias Nutricionales Comunes en Pacientes Autoinmunes

Prevalencia de Deficiencias Nutricionales

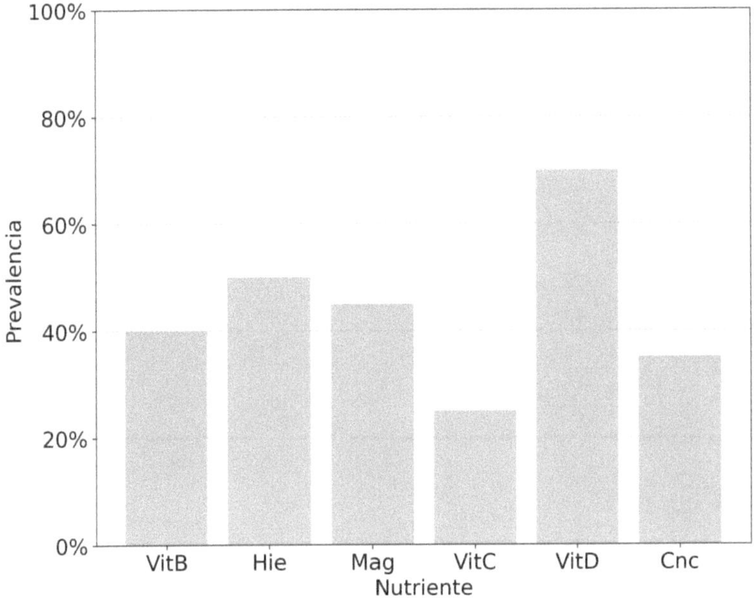


Cnc: Zinc

Hie: Hierro

Mag: Magnesio

VitB: Vitamina B12

VitC: Vitamina C

VitD: Vitamina D

Esta gráfica destaca la prevalencia de varias deficiencias nutricionales clave que a menudo se observan en personas con enfermedades autoinmunes. La deficiencia de vitamina D es la más común, seguida de las deficiencias de hierro, magnesio y vitamina B12. Estas deficiencias pueden contribuir a la fatiga, el debilitamiento del sistema inmunitario y otros síntomas. Abordar estas deficiencias a través de la suplementación adecuada y los cambios en la dieta puede mejorar significativamente el bienestar del paciente y respaldar la salud en general.

**Consejos concretos**

- Conecte la preparación de sus comidas con un ritual fijo, como escuchar su música favorita, para crear una asociación positiva.
- Diseñe su plan de comidas semanal según el principio del arcoíris y elija alimentos de diferentes colores para asegurar la variedad de nutrientes.
- Invente una receta propia para cada alimento que integre nuevo en su plan de comidas, para aumentar la motivación.
- Cuelgue imágenes inspiradoras de platos saludables en su cocina para recordarle diariamente sus objetivos nutricionales.
- Asista a un curso de cocina especializado en cocina sostenible y regional para aprender nuevas formas de preparación y alimentos.
- Comparta regularmente con amigos o familiares sus éxitos en la alimentación y déjese motivar por ellos.
- Cree su propia mezcla de especias para sus platos favoritos, para intensificar el sabor y al mismo tiempo beneficiarse de las propiedades saludables de las especias.
- Desarrolle un mantra personal sobre alimentación saludable que le apoye en situaciones desafiantes.
- Establezca un día fijo a la semana en el que se tome el tiempo consciente para planificar y preparar sus comidas.
- Recompénsese por alcanzar metas intermedias con una experiencia que le haga bien, como una visita a la sauna o a un concierto.
- Documente sus experimentos culinarios con fotos y notas para visualizar su progreso y recopilar nuevas inspiraciones.
- Cree un lugar de calma y relajación donde pueda disfrutar plenamente de sus comidas.

## 5. 2 Manejo del Estrés a través de la Nutrición

El estrés crónico afecta al cuerpo y influye negativamente en la salud intestinal, lo que a su vez puede agravar las enfermedades autoinmunes. Una estrategia nutricional específica puede ser decisiva para la reducción del estrés y la mejora del bienestar. En este contexto, tanto la flora intestinal como el nivel de azúcar en sangre y la función de las glándulas suprarrenales juegan un papel importante. Los alimentos antiinflamatorios, ricos en fibra y antioxidantes forman la base para una gestión sostenible del estrés a través de la alimentación. La selección y combinación adecuadas de nutrientes pueden aliviar los síntomas del estrés y fortalecer la resistencia del cuerpo. Descubra a continuación cómo puede gestionar el estrés de manera efectiva a través de una alimentación optimizada y afectar positivamente su salud.

---

*El manejo del estrés a través de la alimentación significa apoyar la salud intestinal, los niveles de azúcar en sangre y la función adrenal mediante una dieta antiinflamatoria, rica en fibra y nutrientes, al mismo tiempo que se reducen factores estresantes como el azúcar refinado, la cafeína y el alcohol.*

---

## Alimentos calmantes

Los alimentos calmantes pueden aliviar los síntomas de estrés en el contexto de una dieta autoinmune y mejorar el bienestar general. El estrés crónico afecta negativamente la flora intestinal, lo que a su vez puede intensificar hábitos alimenticios poco saludables [s104]. Una dieta rica en fibra y basada en plantas contrarresta esto al promover una flora intestinal diversa y saludable. Este tipo de alimentación tiene efectos antiinflamatorios y puede reducir el riesgo de depresión [s104]. Efectos positivos similares se atribuyen a la dieta mediterránea, que es rica en fibra y ácidos grasos insaturados [s104]. Una flora intestinal desequilibrada (Disbiosis) puede llevar a un comportamiento alimentario alterado y afectar la salud adicionalmente [s104]. probiotika, como los que se encuentran en suplementos, pueden reducir las reacciones de estrés y los síntomas depresivos al influir positivamente en la flora intestinal [s104]. Además de la salud intestinal, los antioxidantien también juegan un papel importante. Controlan el estrés oxidativo y tienen efectos antiinflamatorios [s105]. Los omegafettsaeuren, que se encuentran en pescados grasos, también apoyan la salud intestinal y tienen efectos antiinflamatorios [s105] [s106]. Especias como el jengibre y la cúrcuma poseen propiedades antioxidantes y antiinflamatorias, lo que les permite regular la inflamación [s105]. La ingesta adecuada de vitaminas (A, C, D y E) y minerales (magnesio y zinc) refuerza estos efectos y promueve la salud general [s105]. Una dieta que actúa de manera antiinflamatoria e incluye alimentos prebióticos y probióticos reduce las reacciones inflamatorias en el cuerpo y mejora la calidad de vida [s105]. Los alimentos fermentados, como los recomendados en la dieta autoinmune, proporcionan valiosos probióticos [s107]. Además de los alimentos en sí, la gestión del estrés, el sueño adecuado y el ejercicio regular son factores importantes que, en combinación con la dieta, mejoran los síntomas de enfermedades inflamatorias [s107]. La exclusión intencionada de alimentos proinflamatorios en una fase de eliminación puede reducir los síntomas y la inflamación visible endoscópicamente en enfermedades inflamatorias [s107]. Los alimentos antiinflamatorios, como el pescado graso y el aceite de oliva, contribuyen a la reducción del estrés [s106]. Una dieta equilibrada rica en frutas, verduras, granos enteros y grasas saludables tiene un efecto calmante en el cuerpo [s106]. Por el contrario, el consumo de azúcar y ácidos grasos saturados debe ser limitado, ya que pueden promover la inflamación y aumentar el estrés [s106]. Una dieta rica en frutas, verduras, nueces, hierbas, especias y legumbres proporciona ácidos grasos omega-3, polyphenole, vitaminas y minerales que crean un entorno cerebral positivo [s108]. En contraste, una dieta proinflamatoria con muchos alimentos procesados, grasas saturadas y carbohidratos refinados conduce a un aumento de los marcadores inflamatorios y eleva el riesgo de enfermedades neurológicas [s108].

### Bueno saber

**Disbiosis**

Un desequilibrio de la flora intestinal que puede surgir de una dieta poco equilibrada o del estrés y contribuir a diversos problemas de salud, incluyendo trastornos digestivos, inflamación y un compromiso del sistema inmunológico.

**Fase de eliminación**

Una fase en la terapia dietética en la que ciertos alimentos se eliminan temporalmente de la dieta para observar sus efectos en el cuerpo. Esto puede ayudar a identificar factores desencadenantes de inflamación y estrés.

## Impacto de los alimentos calmantes

Eficacia de los alimentos calmantes en los niveles de estrés.

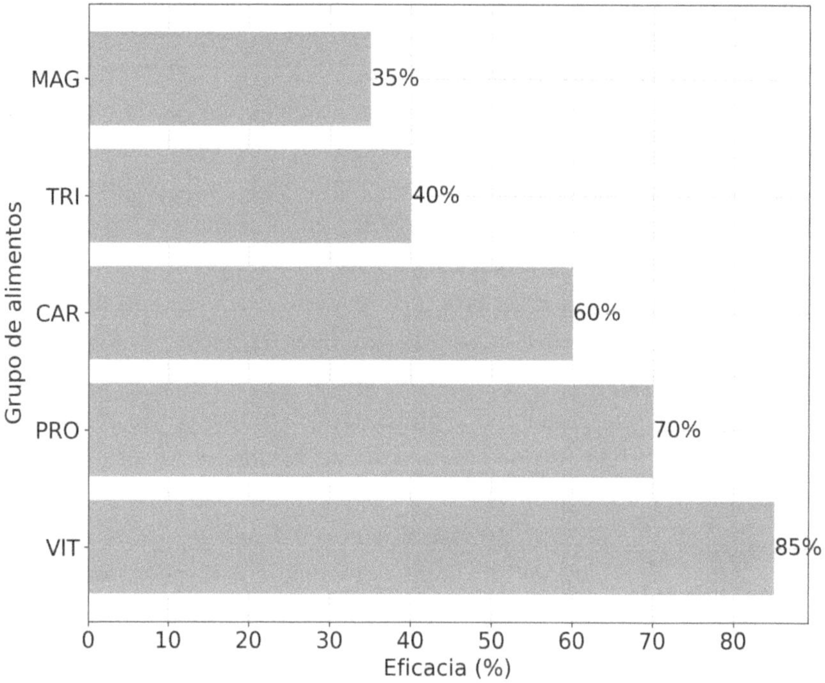


CAR: Carbohidratos complejos

PRO: Probióticos

VIT: Vitamina C

MAG: Rico en magnesio

TRI: Triptófano

Los alimentos ricos en magnesio muestran el mayor potencial para la reducción del estrés, seguidos de los alimentos que contienen triptófano y carbohidratos complejos. Los probióticos y los alimentos ricos en vitamina C también contribuyen, pero en menor medida. Esto sugiere priorizar las fuentes de magnesio y triptófano en una dieta para el manejo del estrés.

## Estabilización del blutzuckerspiegel

Un nivel de azúcar en sangre estable es esencial para el bienestar general y la gestión del estrés. Las fluctuaciones, especialmente los picos altos después de comidas ricas en azúcares y carbohidratos, pueden provocar una rápida caída del azúcar en sangre, lo que a su vez puede desencadenar antojos, fatiga y dificultades de concentración. [s109] Estos síntomas aumentan el estrés y pueden llevar a decisiones alimenticias desfavorables. A largo plazo, un nivel de azúcar en sangre descontrolado incrementa el riesgo de diabetes tipo 2. [s109] Para contrarrestar esto, se recomienda un cambio en la dieta con un enfoque en alimentos ricos en fibra, carbohidratos complejos y grasas saludables. Los productos integrales, legumbres, verduras y frutas proporcionan energía al cuerpo durante un período prolongado y evitan así fuertes fluctuaciones en el azúcar en sangre. Un desayuno con avena, nueces y bayas, por ejemplo, proporciona energía sostenible y previene los antojos por la mañana. Al mismo tiempo, una dieta así apoya la salud intestinal, que está estrechamente relacionada con el nivel de estrés y el sistema inmunológico. Al elegir los alimentos adecuados y combinar conscientemente los nutrientes, se puede regular eficazmente el nivel de azúcar en sangre y contribuir así a una mayor estabilidad y bienestar. [s109] Además del cambio en la dieta, el ejercicio regular es importante, ya que mejora la insulin de las células y optimiza así el control del azúcar en sangre.

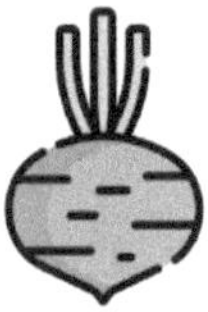

## Carbohidratos complejos

Los carbohidratos complejos proporcionan energía duradera al cuerpo y ayudan a estabilizar el nivel de azúcar en sangre. A diferencia de los carbohidratos simples, no causan fuertes fluctuaciones en el azúcar en sangre que pueden promover la inflamación. En enfermedades autoinmunes, los carbohidratos complejos de productos integrales, legumbres y verduras son una fuente de energía importante.

## Fibra

La fibra son componentes alimenticios no digeribles que regulan la digestión y estabilizan el nivel de azúcar en sangre. Fomentan el crecimiento de bacterias intestinales beneficiosas, que juegan un papel importante en la regulación inmunológica y la reducción de la inflamación. En el contexto de enfermedades autoinmunes, una dieta rica en fibra puede ayudar a mejorar la salud intestinal y reducir la inflamación.

## Respuesta del azúcar en la sangre al estrés y la dieta

Impacto del estrés y las intervenciones dietéticas en los niveles de azúcar en la sangre.

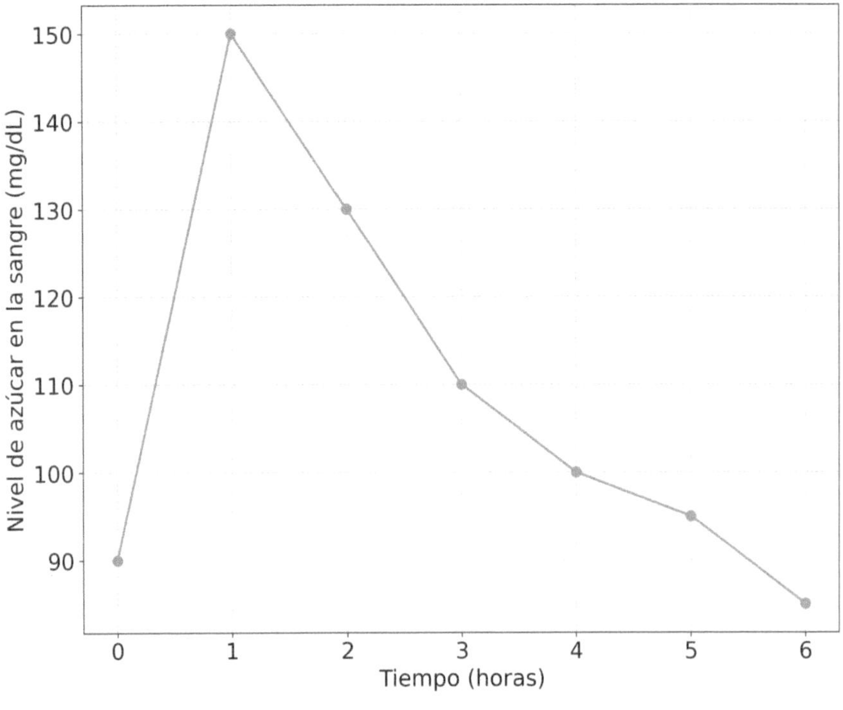


Esta gráfica muestra cómo el estrés no controlado puede conducir a niveles elevados de azúcar en la sangre, representados por el pico inicial. Las intervenciones dietéticas, centradas en comidas equilibradas y alimentos que reducen el estrés, pueden contribuir a estabilizar el azúcar en la sangre y prevenir fluctuaciones drásticas. El descenso gradual después del pico sugiere un mejor control del azúcar en la sangre a través de hábitos alimenticios saludables constantes y técnicas de manejo del estrés.

## Apoyo a las glándulas suprarrenales

Las glándulas suprarrenales juegan un papel crucial en la gestión del estrés al liberar hormonas como cortisol y adrenalina. Un estrés constante puede afectar la función de las glándulas suprarrenales y llevar a la fatiga, trastornos del sueño y cambios de humor. [s110] Una dieta específica puede ayudar a apoyar la función de las glándulas suprarrenales y aumentar la resistencia al estrés. antioxidantien, como la vitamina C, E y polyphenole, protegen las células suprarrenales del estrés oxidativo que puede resultar de la producción hormonal. [s110] El zinc no solo participa en la síntesis de hormonas suprarrenales, sino que también actúa como antioxidante. Un muesli integral con bayas y nueces, por ejemplo, proporciona zinc, vitamina C y E, y puede apoyar la función de las glándulas suprarrenales. Además de la ingesta de micronutrientes, es recomendable reducir el consumo de azúcar refinado, cafeína y alcohol, ya que estas sustancias pueden sobrecargar las glándulas suprarrenales. Una dieta equilibrada rica en frutas frescas, verduras, granos enteros y proteínas magras proporciona la base para unas glándulas suprarrenales saludables y una mejor resistencia al estrés.

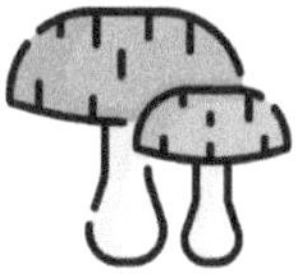

## Bueno saber

### Adrenalina

La adrenalina, también conocida como epinefrina, se produce en las glándulas suprarrenales y es una hormona importante para la respuesta al estrés del cuerpo. Aumenta la frecuencia cardíaca, la presión arterial y los niveles de azúcar en sangre para preparar al cuerpo para una respuesta de 'lucha o huida'. En enfermedades autoinmunes, una liberación excesiva de adrenalina puede intensificar las reacciones inflamatorias. Una dieta rica en nutrientes que apoyen la función suprarrenal puede ayudar a regular la producción de adrenalina y reducir el estrés.

### Glándulas suprarrenales

Las glándulas suprarrenales son pequeñas pero importantes glándulas que producen hormonas que regulan el metabolismo, la presión arterial y la respuesta al estrés. En enfermedades autoinmunes, una función suprarrenal alterada puede llevar a síntomas exacerbados. Una dieta rica en nutrientes que apoyen la función suprarrenal puede ayudar a manejar el estrés y mejorar el bienestar general.

## Apoyo suprarrenal a través de la nutrición

Impacto de diferentes alimentos en la función suprarrenal, categorizados por la duración y la intensidad del efecto.

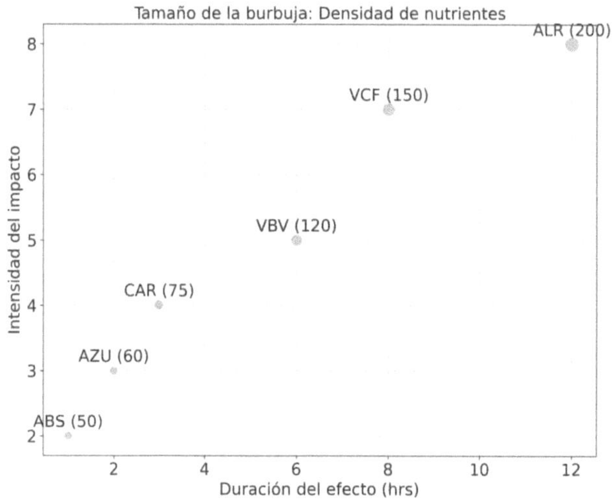


Blasengröße: Densidad de nutrientes

| | |
|---|---|
| ABS: Aperitivos salados (Solución rápida) | ALR: Alimentos ricos en magnesio (Largo plazo) |
| AZU: Alimentos azucarados (Corto plazo) | CAR: Carbohidratos complejos (Moderado) |
| VBV: Vitaminas B (Largo plazo) | VCF: Alimentos con vitamina C (Largo plazo) |

Los alimentos ricos en vitamina C y magnesio muestran un fuerte impacto positivo en la función suprarrenal, especialmente a largo plazo. Si bien las soluciones rápidas como los refrigerios salados ofrecen un alivio inmediato pero de corta duración, tienen un impacto general menor. Priorizar los alimentos ricos en nutrientes sobre las soluciones rápidas es crucial para la salud suprarrenal sostenida. Equilibrar los analgésicos de acción rápida con las estrategias de apoyo a largo plazo es óptimo para el bienestar general.

**Consejos concretos**

- Incorpore pequeñas pausas en su rutina diaria, en las que disfrute conscientemente de algunas nueces o almendras y se concentre en su sabor.
- Beba una taza de té de hierbas sin endulzar, como con melisa o manzanilla, antes de situaciones estresantes para calmar su sistema nervioso.
- Enriquezca su muesli matutino con una pizca de canela y un poco de cacao en polvo para aprovechar el efecto estimulante del ánimo de estas especias.
- Integre avena en su dieta, por ejemplo, como base para un desayuno caliente o como ingrediente en platos salados.
- Prepárese una bebida relajante por la noche con leche caliente y miel para dormir mejor y reducir el estrés.
- Experimente con diferentes tipos de pan integral y encuentre sus favoritos personales para una sensación de saciedad duradera.
- Utilice hierbas frescas al cocinar, como albahaca, perejil o cebollino, para dar más sabor a sus platos y añadir vitaminas y minerales adicionales.
- Cree su propia mezcla de té con hierbas relajantes como lavanda, valeriana y lúpulo y disfrútela por la noche.
- Aperite con palitos de verduras y queso de hierbas casero para prevenir antojos y al mismo tiempo obtener nutrientes valiosos.
- Reemplace los dulces convencionales por bolitas energéticas caseras de nueces, frutas secas y especias.

## 5. 3 Control del Éxito

El control del éxito en la optimización nutricional autoinmune requiere una observación y documentación continua de síntomas, valores de laboratorio y calidad de vida. El tiempo de reacción individual del cuerpo ante cambios en la dieta varía considerablemente y afecta tanto la velocidad como la magnitud de la mejora de los síntomas. Los datos objetivos a través de parámetros de laboratorio complementan la percepción subjetiva y permiten una evaluación fundamentada del curso de la terapia. Esta sección le proporciona el conocimiento necesario y las herramientas prácticas para gestionar eficazmente su estrategia nutricional y mejorar su salud de manera sostenible.

*Una optimización nutricional sostenible y exitosa en enfermedades autoinmunes requiere una consideración holística que tenga en cuenta tanto la percepción subjetiva de los síntomas como los datos objetivos de los valores de laboratorio y exámenes médicos, integrándolos en un proceso continuo de ajuste de la estrategia nutricional.*

## Observación de la mejora de los síntomas

La observación de la mejora de los síntomas tras un cambio en la dieta en el contexto de enfermedades autoinmunes es un proceso continuo que requiere una cuidadosa documentación y evaluación de los cambios [s111]. No se trata solo de si las molestias disminuyen, sino también de cuán rápido y en qué medida ocurre esto. Mientras que algunos síntomas, entre ellos psiquiátricos como la inestabilidad emocional, pueden mejorar rápidamente [s112], otros, como las quejas neurológicas, pueden presentar un tiempo de recuperación más lento y dependiente de la duración previa de los síntomas [s112]. Documente sus síntomas en un diario, anotando, entre otras cosas, la intensidad y la frecuencia. De este modo, establecerá una base para evaluar la efectividad de su cambio en la dieta. Esta documentación le permite a usted y, si es necesario, a su médico o terapeuta, analizar el curso del tratamiento y ajustar la estrategia dietética [s111]. También se debe documentar la ingesta de medicamentos y, en consulta con el médico tratante, ajustarla si es necesario [s113]. Además de la reducción de síntomas, los valores de laboratorio, como la normalización de los glóbulos rojos después de algunas semanas de una terapia de vitaminas [s112], pueden

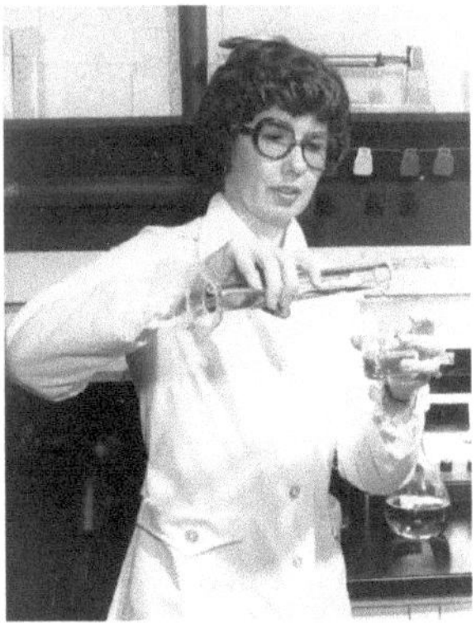

*Parámetros de laboratorio* [i81]

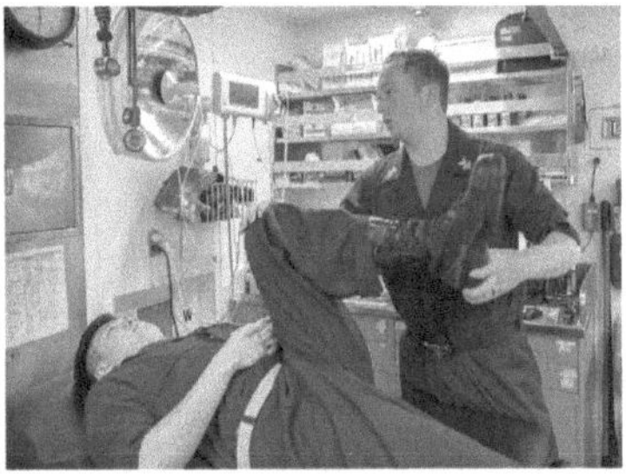

*Exámenes médicos* [i82]

proporcionar valiosas pistas sobre el éxito del tratamiento. Tenga en cuenta que un cambio en la dieta que busca reducir las reacciones autoinmunes está orientado a largo plazo y la observación continua de la mejora de los síntomas es esencial para el éxito. Además de la percepción subjetiva de los síntomas, la recopilación objetiva a través de parámetros de laboratorio y exámenes médicos también es relevante. [s113] La mejora de la calidad de vida a través del cambio en la dieta es un objetivo importante [s113], y la observación de la mejora de los síntomas ayuda a medir este progreso.

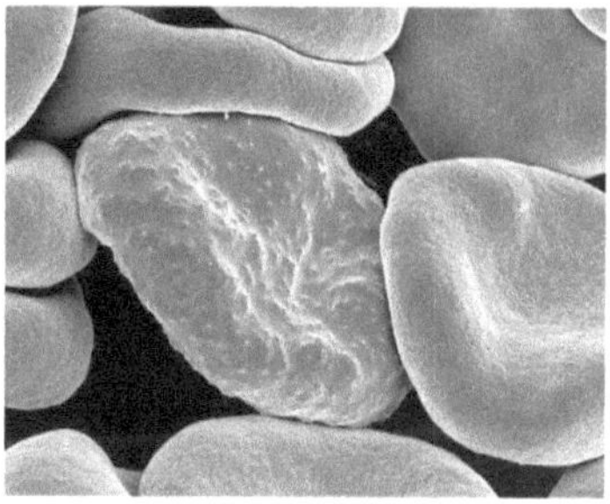

*Glóbulos rojos* [i83]

**Exámenes médicos**

Los exámenes médicos, como exámenes físicos o técnicas de imagen, pueden utilizarse en el marco del control del éxito para evaluar el estado del paciente y documentar el progreso de la terapia.

**Síntomas psiquiátricos**

Los síntomas psiquiátricos que pueden verse afectados por una enfermedad autoinmune y el cambio en la dieta incluyen, por ejemplo, ansiedad, depresión o dificultades de concentración. Su evolución debe ser observada en el marco del control del éxito.

**Reacciones autoinmunes**

Las reacciones autoinmunes son respuestas mal dirigidas del sistema inmunológico que atacan el tejido propio. El cambio en la dieta tiene como objetivo reducir estas reacciones. El control del éxito incluye la observación de marcadores de inflamación y otros parámetros de laboratorio relevantes.

**Terapia de vitaminas**

Una terapia de vitaminas puede ser necesaria en caso de deficiencias nutricionales causadas por una enfermedad autoinmune o su tratamiento. El control del éxito incluye la revisión de los niveles de vitaminas en sangre y la observación de la mejora de los síntomas asociados.

## Mejora de los síntomas con el tiempo

Ilustra la reducción típica de los síntomas con cambios en la dieta.

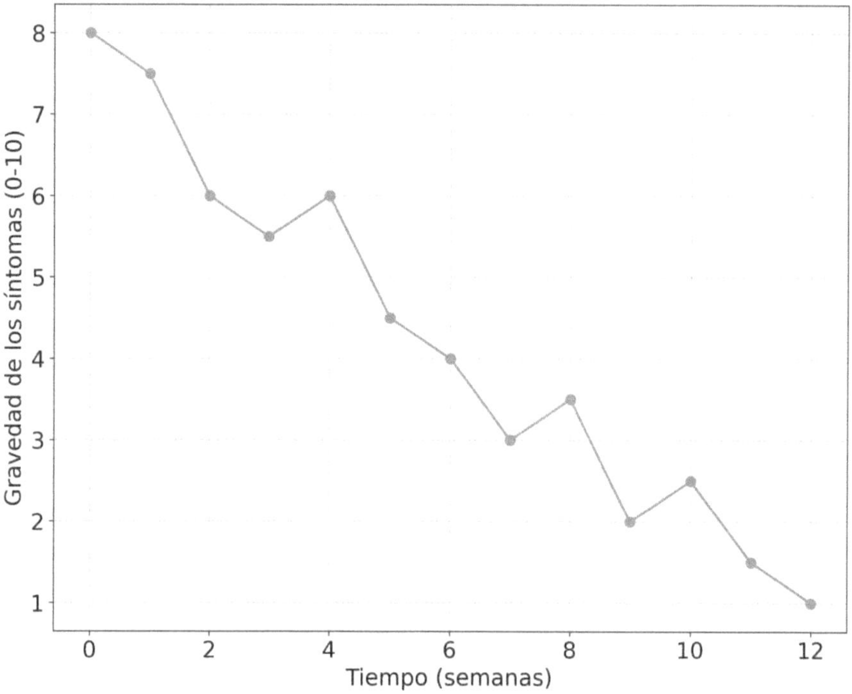


El gráfico muestra una tendencia general a la baja en la gravedad de los síntomas a lo largo del tiempo, lo que indica una respuesta positiva a las intervenciones dietéticas implementadas. Si bien hay fluctuaciones menores, la trayectoria general sugiere una mejora sostenida y destaca los beneficios potenciales de la modificación de la dieta en el manejo de enfermedades autoinmunes. Se espera que el cumplimiento continuo de la dieta prescrita reduzca aún más los síntomas y mejore el bienestar general.

## Optimización de los valores de laboratorio

Los valores de laboratorio proporcionan datos objetivos que permiten medir el éxito de una terapia nutricional en enfermedades autoinmunes. La selección de los parámetros relevantes depende de la enfermedad individual y de los síntomas. Los marcadores de inflamación, como la PCR (proteína C-reactiva) o la velocidad de sedimentación, pueden ofrecer información sobre el grado de inflamación en el cuerpo. Así, mediante controles regulares de los valores de PCR, se puede verificar la efectividad de las estrategias nutricionales antiinflamatorias. También se pueden controlar anticuerpos específicos dirigidos contra el tejido propio durante el transcurso de la terapia para observar la evolución de la enfermedad. En caso de deficiencias nutricionales, que a menudo acompañan a las enfermedades autoinmunes, es útil medir vitaminas y minerales como la vitamina D, B12, hierro o zinc. La interpretación de los valores de laboratorio debe realizarse siempre en el contexto de la situación individual y en consulta con un médico o terapeuta. La determinación precisa del valor de hemoglobina, por ejemplo, se realiza idealmente mediante el análisis de sangre venosa utilizando analizadores automatizados de hematología, teniendo en cuenta estrictos controles de calidad en todas las fases del análisis [s114]. La correcta interpretación y los ajustes resultantes en la estrategia nutricional son decisivos para el éxito de la terapia. Además de los valores de laboratorio cuantitativos, la percepción subjetiva del paciente también es importante. Una consideración holística de los valores de laboratorio y la mejora de los síntomas forma la base para una terapia exitosa.

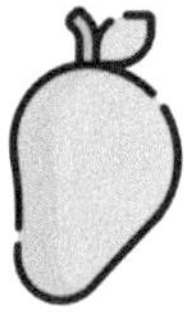

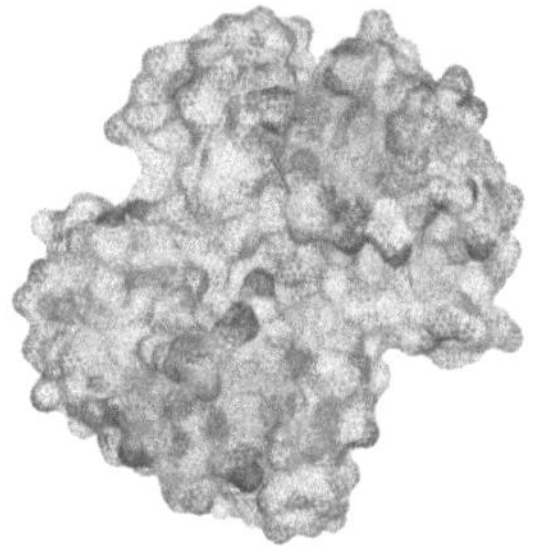

*Hemoglobina* [i84]

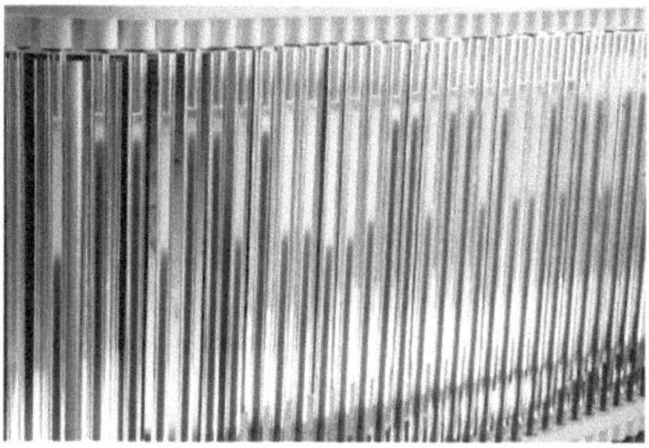

*Velocidad de sedimentación globular (VSG)* [i85]

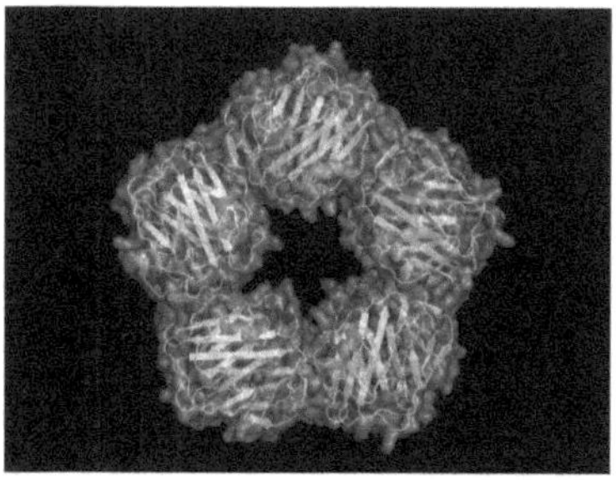

*Proteína C reactiva (PCR)* [i86]

**Hemoglobina**

El pigmento rojo de la sangre responsable del transporte de oxígeno en la sangre. El valor de hemoglobina proporciona información sobre la cantidad de glóbulos rojos y puede ayudar en la evaluación de la anemia y otras enfermedades.

**Velocidad de sedimentación**

La velocidad a la que los glóbulos rojos se sedimentan en una muestra de sangre. Un valor elevado puede indicar inflamaciones en el cuerpo y se observa en el marco del control de éxito de una terapia nutricional en enfermedades autoinmunes.

**Venoso**

Se refiere a la sangre venosa, que regresa al corazón con bajo contenido de oxígeno desde los tejidos del cuerpo. La sangre venosa se utiliza a menudo para análisis de laboratorio.

## Ejemplo de Optimización de Valores de Laboratorio en Nutrición Autoinmune

Impacto de los cambios en la dieta sobre los marcadores clave

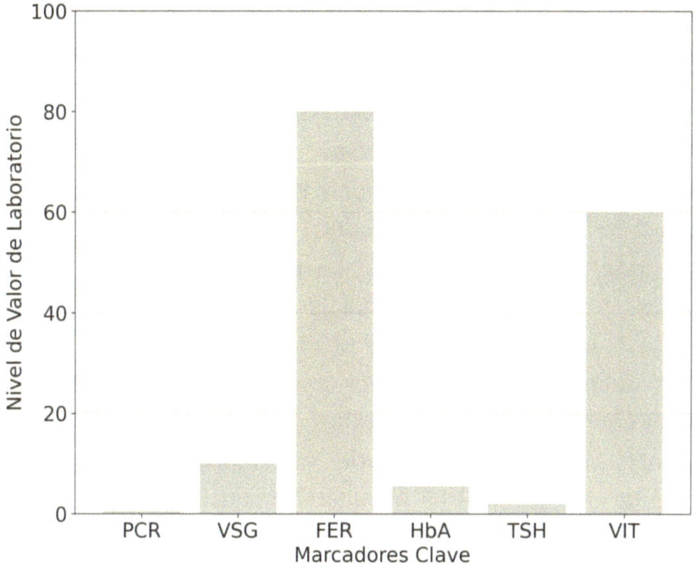


FER: Ferritina (ng/mL)

HbA: Hemoglobina A1c (%)

PCR: Proteína C Reactiva (mg/L)

TSH: Hormona Estimulante de la Tiroides ($\mu$UI/mL)

VIT: Vitamina D (ng/mL)

VSG: Velocidad de Sedimentación Globular (mm/h)

Este gráfico ilustra mejoras significativas en varios marcadores de laboratorio clave después de las intervenciones dietéticas. La PCR y la VSG muestran reducciones sustanciales, lo que indica una disminución de la inflamación. Los niveles de vitamina D han aumentado hasta el rango óptimo, lo que sugiere una mejor absorción y/o una mayor eficacia de los suplementos. Si bien la ferritina se mantiene dentro de un rango saludable, el ligero aumento observado puede indicar una mejor capacidad de almacenamiento de hierro. En general, estos cambios reflejan una respuesta positiva a las estrategias dietéticas implementadas para controlar la autoinmunidad.

## Adaptación de la dieta

La adaptación de la dieta en enfermedades autoinmunes requiere un enfoque individual y flexible. No se trata de planes dietéticos rígidos, sino de la integración gradual de nuevos patrones alimentarios en la vida cotidiana. La base es una alimentación equilibrada con una amplia gama de nutrientes de diferentes grupos de alimentos [s115]. Por ejemplo, el enfoque puede estar en alimentos integrales como verduras, frutas, legumbres y nueces, que son ricos en vitaminas, minerales y antioxidantien. Paralelamente, se recomienda reducir los alimentos procesados, el azúcar y las grasas no saludables. La adaptación debe orientarse a las necesidades y objetivos individuales, como la reducción de la inflamación o la mejora de la salud intestinal [s116]. El conocimiento sobre las interrelaciones entre la alimentación y las enfermedades autoinmunes es crucial para el éxito. Cuanto mejor informados estén los pacientes sobre los efectos de sus decisiones alimentarias, más capaces serán de cambiar sus hábitos alimenticios de manera sostenible y adaptarlos a sus necesidades individuales [s116]. Un asesoramiento nutricional complementario puede ofrecer un apoyo valioso y ayudar a considerar aspectos culturales y sociales en la transición [s116]. La documentación de la alimentación y las reacciones físicas asociadas también es útil para reconocer patrones y optimizar aún más la dieta. Por ejemplo, se puede determinar si ciertos alimentos provocan intolerancias o reacciones inflamatorias. Esta información forma la base para ajustes adicionales y el desarrollo de una estrategia dietética individual. El control regular de los progresos, tanto a través de la autoobservación como de valores de laboratorio y exámenes médicos, asegura el éxito a largo plazo de la modificación de la dieta. Es importante no ver la alimentación como la única medida terapéutica, sino integrarla en un concepto de tratamiento holístico que también considere otros aspectos de la salud, como la gestión del estrés, el ejercicio y un sueño

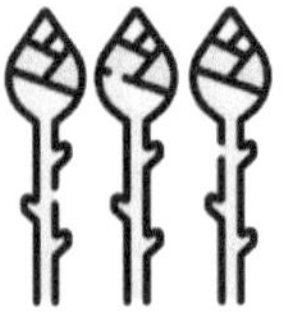

adecuado. La adaptación de la dieta es un proceso dinámico que requiere observación continua, reflexión y ajustes. A través de la combinación de conocimiento, autoobservación y apoyo profesional, los afectados pueden ajustar su alimentación de manera óptima a sus necesidades individuales y así contribuir a una mejora de su bienestar. Un enfoque estructurado que incluya la documentación de la alimentación, los síntomas y los valores de laboratorio permite evaluar objetivamente el éxito de la modificación de la dieta y realizar ajustes si es necesario. La colaboración con médicos, terapeutas y asesores nutricionales es esencial para garantizar una terapia segura y efectiva.

## Áreas de Ajuste Dietético

Distribución de las áreas de enfoque de ajuste dietético dentro de la nutrición autoinmune.

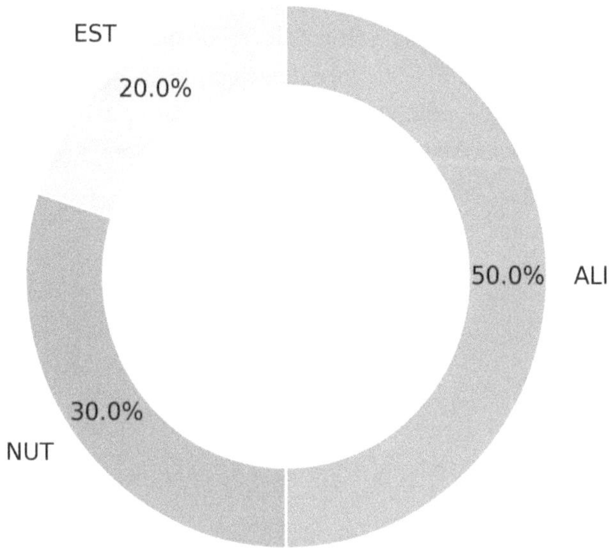


- ALI: Alimentos Inflamatorios Eliminados
- EST: Manejo del Estrés (Dietético)
- NUT: Optimización de Nutrientes

La visualización destaca el énfasis relativo puesto en diferentes ajustes dietéticos para el manejo de las condiciones autoinmunes. La eliminación de alimentos inflamatorios recibe la mayor atención, lo que indica su importancia como elemento fundamental. Si bien la optimización específica de nutrientes y el manejo del estrés a través de la dieta son cruciales, desempeñan un papel de apoyo a la estrategia central de reducir la inflamación. Esto enfatiza un enfoque holístico donde los ajustes de nutrientes específicos y las prácticas de alimentación consciente funcionan en conjunto con la eliminación de alimentos desencadenantes para lograr resultados óptimos.

**Consejos concretos**

- Vincule el control de su éxito en la optimización de la alimentación con un ancla visual, como una foto de usted en su prenda favorita, que pronto debería volver a ajustarle.
- Cree un sistema de puntos individual para su cambio de alimentación, donde recompense comportamientos positivos y así aumente su motivación.
- Aproveche el poder de la música: elabore una lista de reproducción con canciones motivadoras que escuche durante la preparación de las comidas o al hacer ejercicio.
- Establezca reuniones regulares con una amiga o un familiar para compartir sus éxitos en la alimentación y apoyarse mutuamente.
- Lleve un diario de gratitud en el que anote diariamente por qué está agradecido en relación con su alimentación y salud.
- Desarrolle un símbolo personal para su cambio de alimentación y colóquelo en un lugar visible para recordarle diariamente sus objetivos.
- Integre la meditación o el yoga en su vida diaria para reducir el estrés y fomentar su atención en la alimentación.
- Visualice sus progresos mediante un gráfico dibujado por usted, en el que registre, por ejemplo, sus valores de laboratorio o cambios en los síntomas.
- Elabore una lista de características positivas que desea fortalecer a través de su cambio de alimentación, como energía, equilibrio o concentración.
- Celebre sus éxitos con un ritual creado por usted, como un baño relajante o un paseo por la naturaleza.

**Revisión - 5. Optimización Nutricional Sostenible**

La optimización nutricional sostenible en enfermedades autoinmunes es un proceso individual que va mucho más allá de las dietas a corto plazo. Se trata de cambiar sus hábitos alimenticios a largo plazo de manera que aumenten su bienestar y afecten positivamente su enfermedad. La clave del éxito radica en centrar la atención en sus necesidades personales, preferencias y estilo de vida. Comience con pequeños pasos realistas, en lugar de hacer cambios radicales que quizás no pueda mantener a largo plazo. Por ejemplo, si desea reducir su consumo de azúcar, podría comenzar reemplazando las bebidas azucaradas por alternativas sin azúcar y, gradualmente, reducir el azúcar en otras áreas. Integre poco a poco más alimentos integrales y ricos en nutrientes, como verduras, frutas, legumbres y nueces, en su dieta. Asegúrese de tener un suministro adecuado de macronutrientes y micronutrientes para prevenir deficiencias. Es especialmente importante identificar los posibles desencadenantes de los síntomas de la enfermedad y evitarlos de manera específica. Un diario de alimentación puede ayudarle a reconocer las conexiones entre su dieta y su bienestar.

La orientación de un asesor nutricional calificado puede facilitar considerablemente el proceso de cambio. Un nutricionista puede ayudarle a crear un plan de alimentación individualizado que se ajuste a sus necesidades específicas y a su enfermedad. También puede apoyarle en la implementación en la vida diaria y ofrecerle valiosos consejos sobre cómo manejar los desafíos. Recuerde que sus circunstancias de vida y, por ende, sus necesidades nutricionales pueden cambiar con el tiempo. Un nuevo trabajo, cambios en la situación familiar o incluso fluctuaciones estacionales en la oferta de alimentos pueden requerir un ajuste en su estrategia alimentaria. Sea flexible y esté abierto a los cambios, y no dude en buscar apoyo profesional si es necesario.

Una optimización nutricional exitosa considera su salud de manera integral. Además de la alimentación, otros factores como un sueño adecuado, ejercicio regular y una gestión efectiva del estrés juegan un papel importante en su bienestar. El estrés crónico puede afectar negativamente el sistema inmunológico y aumentar las reacciones autoinmunes. Técnicas de relajación como el yoga, la meditación o el entrenamiento autógeno pueden ayudarle a reducir el estrés y recuperar su equilibrio interno. Asegúrese de tener un suministro adecuado de alimentos calmantes, ricos en fibra, ácidos grasos omega-3 y antioxidantes. Los alimentos fermentados pueden influir positivamente en su salud intestinal y contribuir así a la reducción del estrés. Observe cuidadosamente la mejora de sus síntomas y documente sus progresos. Exámenes de laboratorio regulares pueden proporcionarle datos objetivos y ayudarle a optimizar aún más su estrategia alimentaria.

Cambiar su forma de alimentarse es un proceso a largo plazo que requiere paciencia y perseverancia. Sin duda, también habrá contratiempos, pero no se desanime por ello. Concéntrese en sus éxitos y celebre cada pequeño paso en la dirección correcta. Una optimización nutricional sostenible puede mejorar significativamente su calidad de vida y ayudarle a manejar mejor su enfermedad autoinmune. Está invirtiendo en su salud y bienestar, una inversión que dará sus frutos a largo plazo.

**Ofertas adicionales gratuitas planificadas**

Nos complace poder ofrecerle en el futuro materiales complementarios gratuitos para este libro:

- Un capítulo bonus exclusivo con contenido adicional
- Un resumen compacto de todo el libro en formato PDF
- Una versión de radioteatro (En Planificación)

Se prevé que estos materiales se publiquen en 2025.
Le invitamos a visitar nuestro sitio web hoy mismo. Cuando se lance nuestro servicio de boletín (previsto para 2025), podrá registrarse para recibir actualizaciones y no perderse ninguna novedad sobre las ofertas adicionales gratuitas.

www.SaageBooks.com/es/
alimentacion_para_enfermedades_autoinmunes-bonus-SPOOCP

**Estimados lectores,**

Nos sentimos profundamente honrados de que hayan dedicado tiempo a leer nuestro libro de principio a fin. Nuestro mayor deseo es proporcionarles ideas valiosas y orientación práctica. Su confianza en nuestro trabajo significa mucho para nosotros. Esperamos que la lectura haya sido enriquecedora para ustedes. Si tienen alguna pregunta o sugerencia, no duden en contactarnos a través de nuestro sitio web.

Si han disfrutado de este libro, agradeceríamos enormemente una reseña honesta. Pueden dejar fácilmente su valoración honesta en la plataforma de venta donde compraron el libro.
¡Gracias por su apoyo!

**Bendis Saage**

Saage Media GmbH - Equipo

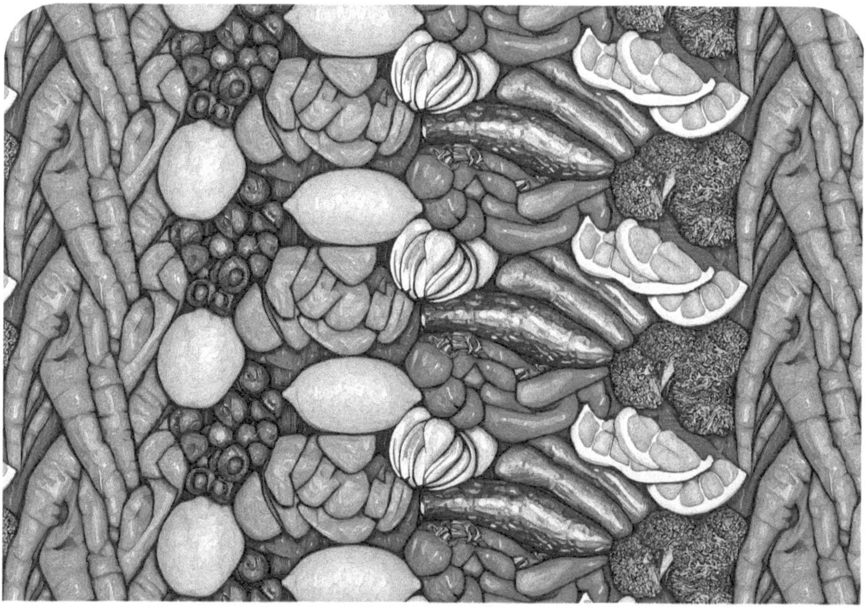

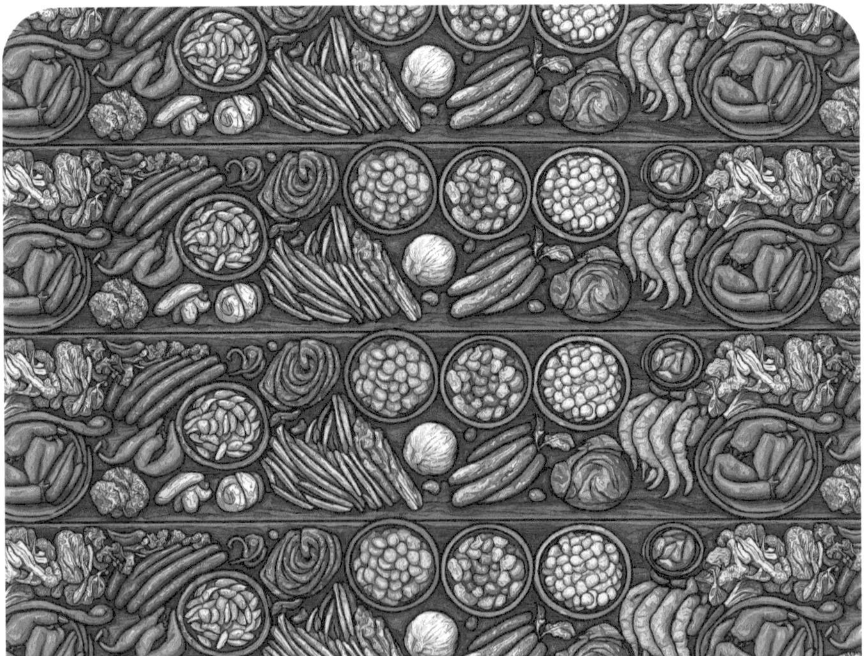

# Fuentes

**Nuestro sincero agradecimiento a todos los autores de las fuentes científicas y no científicas citadas, a los operadores de los sitios web referenciados y a los creadores de las imágenes, gráficos y estudios utilizados, cuyo valioso trabajo ha contribuido a la creación de este libro.**

Para más información, le recomendamos visitar los sitios web de las fuentes.

Si descubre errores de asignación u otras inconsistencias, por favor contáctenos.

Todas las fuentes fueron consultadas por última vez el: 2025-02-19


**[s1]** - https://www.ncbi.nlm.nih.gov/pmc/articles/PMC5859494/

| | | | |
|---|---|---|---|
| **Autor:** | Laura Soldati, Laura Di Renzo, Emilio Jirillo, Paolo A Ascierto, Francesco M Marincola, Antonino De Lorenzo | **Título:** | The influence of diet on anti-cancer immune responsiveness |
| **DOI:** | 10.1186/s12967-018-1448-0 | **Fecha:** | 2018 Mar 20 |
| **Sitio web:** | PubMed Central (PMC) | **Editorial:** | Journal of Translational Medicine |

**[s2]** - https://hivinfo.nih.gov/understanding-hiv/fact-sheets/hiv-and-nutrition-and-food-safety

| | | | |
|---|---|---|---|
| **Título:** | HIV and Nutrition and Food Safety \| NIH | **por:** | NIH (National Institutes of Health) |
| **Sitio web:** | hivinfo.nih.gov | **Editorial:** | NIH |

**[s3]** - https://www.healthline.com/nutrition/aip-diet-autoimmune-protocol-diet

| | | | |
|---|---|---|---|
| **Autor:** | Alina Petre, MS, RD (NL) | **Título:** | AIP (Autoimmune Protocol) Diet: A Beginner's Guide |
| **por:** | Healthline | **Fecha:** | 2020-08-25T06:00:00Z |
| **Sitio web:** | Healthline | **Editorial:** | Healthline Media |

**[s4]** - https://www.ncbi.nlm.nih.gov/books/NBK597377/

| | | | |
|---|---|---|---|
| **Autor:** | Alexander Scheiber, Victoria Mank | **Título:** | Anti-Inflammatory Diets |
| **por:** | StatPearls Publishing | **Fecha:** | 2023/10/28 |
| **Sitio web:** | NCBI Bookshelf | **Editorial:** | StatPearls |

**[s5]** - https://health.clevelandclinic.org/aip-diet-autoimmune-protocol-diet

| | | | |
|---|---|---|---|
| **Título:** | What Is the AIP (Autoimmune Protocol) Diet? | **por:** | Cleveland Clinic |
| **Sitio web:** | health.clevelandclinic.org | **Editorial:** | Cleveland Clinic |

**[s6]** - https://www.healthline.com/nutrition/aip-diet-autoimmune-protocol-diet

| | | | |
|---|---|---|---|
| **Autor:** | Alina Petre, MS, RD (NL) | **Título:** | AIP (Autoimmune Protocol) Diet: A Beginner's Guide |
| **por:** | Healthline | **Fecha:** | 2020-08-25T06:00:00Z |
| **Sitio web:** | Healthline.com | **Editorial:** | Healthline Media |

**[s7]** - https://pmc.ncbi.nlm.nih.gov/articles/PMC8201077/

| | | | |
|---|---|---|---|
| **Autor:** | Evanthia Tourkochristou, Christos Triantos, Athanasia Mouzaki | **Título:** | The Influence of Nutritional Factors on Immunological Outcomes |
| **por:** | University of Patras | **DOI:** | 10.3389/fimmu.2021.665968 |
| **Fecha:** | 2021 May 31 | **Sitio web:** | PubMed Central (PMC) |
| **Editorial:** | Frontiers in Immunology | | |

**[s8]** - https://pmc.ncbi.nlm.nih.gov/articles/PMC8435108/

| | | | |
|---|---|---|---|
| **Autor:** | Toan Do, Sarah Diamond, Caitlin Green, Malissa Warren | **Título:** | Nutritional Implications of Patients with Dysautonomia and Hypermobility Syndromes |
| **por:** | Oregon Health & Science University; Medical University of South Carolina | **DOI:** | 10.1007/s13668-021-00373-1 |
| **Fecha:** | 2021 Sep 12 | **Sitio web:** | PubMed Central (PMC) |
| **Editorial:** | Current Nutrition Reports | | |

**[s9]** - https://pmc.ncbi.nlm.nih.gov/articles/PMC5466942/

| | | | |
|---|---|---|---|
| **Autor:** | Julieanna Hever, Raymond J Cronise | **Título:** | Plant-based nutrition for healthcare professionals: implementing diet as a primary modality in the prevention and treatment of chronic disease |
| **por:** | To Your Health Fitness and Nutrition, Thermogenex | **DOI:** | 10.11909/j.issn.1671-5411.2017.05.012 |
| **Fecha:** | 2017 May | **Sitio web:** | PubMed Central (PMC) |
| **Editorial:** | Journal of Geriatric Cardiology : JGC | | |

**[s10]** - https://pmc.ncbi.nlm.nih.gov/articles/PMC8620243/

| | | | |
|---|---|---|---|
| **Autor:** | Camilla Barbero Mazzucca, Davide Raineri, Giuseppe Cappellano, Annalisa Chiocchetti | **Título:** | How to Tackle the Relationship between Autoimmune Diseases and Diet: Well Begun Is Half-Done |
| **DOI:** | 10.3390/nu13113956 | **Fecha:** | 2021 Nov 5 |
| **Sitio web:** | PubMed Central (PMC) | **Editorial:** | Nutrients |

**[s11]** - https://pmc.ncbi.nlm.nih.gov/articles/PMC8955724/

| | | | |
|---|---|---|---|
| **Autor:** | Panagiotis Stoiloudis, Evangelia Kesidou, Christos Bakirtzis, Styliani-Aggeliki Sintila, Natalia Konstantinidou, Marina Boziki, Nikolaos Grigoriadis | **Título:** | The Role of Diet and Interventions on Multiple Sclerosis: A Review |
| **por:** | Aristotle University of Thessaloniki | **DOI:** | 10.3390/nu14061150 |
| **Fecha:** | 2022 Mar 9 | **Sitio web:** | PubMed Central (PMC) |
| **Editorial:** | MDPI | | |

**[s12]** - https://www.ncbi.nlm.nih.gov/books/NBK597377/

| | | | |
|---|---|---|---|
| **Autor:** | Alexander Scheiber, Victoria Mank | **Título:** | Anti-Inflammatory Diets |
| **por:** | StatPearls Publishing | **Fecha:** | 2023/10/28 |
| **Sitio web:** | NCBI Bookshelf | **Editorial:** | StatPearls Publishing |

**[s13]** - https://pmc.ncbi.nlm.nih.gov/articles/PMC8955724/

| | | | |
|---|---|---|---|
| **Autor:** | Panagiotis Stoiloudis, Evangelia Kesidou, Christos Bakirtzis, Styliani-Aggeliki Sintila, Natalia Konstantinidou, Marina Boziki, Nikolaos Grigoriadis | **Título:** | The Role of Diet and Interventions on Multiple Sclerosis: A Review |
| **por:** | 2nd Department of Neurology, AHEPA Hospital, Faculty of Health Sciences, Aristotle University of Thessaloniki | **DOI:** | 10.3390/nu14061150 |
| **Fecha:** | 2022 Mar 9 | **Sitio web:** | PubMed Central (PMC) |
| **Editorial:** | Nutrients | | |

**[s14]** - https://pmc.ncbi.nlm.nih.gov/articles/PMC8389628/

| | | | |
|---|---|---|---|
| **Autor:** | Kristine Stromsnes, Angela G Correas, Jenny Lehmann, Juan Gambini, Gloria Olaso-Gonzalez | **Título:** | Anti-Inflammatory Properties of Diet: Role in Healthy Aging |
| **por:** | National Center for Biotechnology Information (NCBI) | **DOI:** | 10.3390/biomedicines9080922 |
| **Fecha:** | 2021 Jul 30 | **Sitio web:** | PubMed Central (PMC) |
| **Editorial:** | Biomedicines | | |

**[s15]** - https://www.nia.nih.gov/health/alzheimers-and-dementia/what-do-we-know-about-diet-and-prevention-alzheimers-disease

| | | | |
|---|---|---|---|
| **Título:** | What Do We Know About Diet and Prevention of Alzheimer's Disease? | **por:** | National Institute on Aging (NIA) |
| **Sitio web:** | National Institute on Aging | | |

**[s16]** - https://pmc.ncbi.nlm.nih.gov/articles/PMC7284442/

| | | | |
|---|---|---|---|
| **Autor:** | Chiara Gioia, Bruno Lucchino, Maria Grazia Tarsitano, Cristina Iannuccelli, Manuela Di Franco | **Título:** | Dietary Habits and Nutrition in Rheumatoid Arthritis: Can Diet Influence Disease Development and Clinical Manifestations? |
| **DOI:** | 10.3390/nu12051456 | **Fecha:** | 2020 May 18 |
| **Sitio web:** | PubMed Central (PMC) | **Editorial:** | Nutrients |

**[s17]** - https://pmc.ncbi.nlm.nih.gov/articles/PMC8620243/

| | | | |
|---|---|---|---|
| **Autor:** | Camilla Barbero Mazzucca, Davide Raineri, Giuseppe Cappellano, Annalisa Chiocchetti | **Título:** | How to Tackle the Relationship between Autoimmune Diseases and Diet: Well Begun Is Half-Done |
| **por:** | Università del Piemonte Orientale | **DOI:** | 10.3390/nu13113956 |
| **Fecha:** | 2021 Nov 5 | **Sitio web:** | PubMed Central (PMC) |

**[s18]** - https://www.ncbi.nlm.nih.gov/pmc/articles/PMC8464906/

| | | | |
|---|---|---|---|
| **Autor:** | Carlijn A Wagenaar, Marieke van de Put, Michelle Bisschops, Wendy Walrabenstein, Catharina S de Jonge, Hilde Herrema, Dirkjan van Schaardenburg | **Título:** | The Effect of Dietary Interventions on Chronic Inflammatory Diseases in Relation to the Microbiome: A Systematic Review |
| **DOI:** | 10.3390/nu13093208 | **Fecha:** | 2021 Sep 15 |
| **Sitio web:** | PubMed Central (PMC) | **Editorial:** | Nutrients |

**[s19]** - https://pmc.ncbi.nlm.nih.gov/articles/PMC7284442/
**Autor:** Chiara Gioia, Bruno Lucchino, Maria Grazia Tarsitano, Cristina Iannuccelli, Manuela Di Franco
**Título:** Dietary Habits and Nutrition in Rheumatoid Arthritis: Can Diet Influence Disease Development and Clinical Manifestations?
**por:** Sapienza University of Rome
**DOI:** 10.3390/nu12051456
**Fecha:** 2020 May 18
**Sitio web:** PubMed Central (PMC)
**Editorial:** Nutrients

---

**[s20]** - https://pmc.ncbi.nlm.nih.gov/articles/PMC9101513/
**Autor:** Yana Danailova, Tsvetelina Velikova, Georgi Nikolaev, Zorka Mitova, Alexander Shinkov, Hristo Gagov, Rossitza Konakchieva
**Título:** Nutritional Management of Thyroiditis of Hashimoto
**DOI:** 10.3390/ijms23095144
**Fecha:** 2022 May 5
**Sitio web:** PubMed Central (PMC)
**Editorial:** International Journal of Molecular Sciences

---

**[s21]** - https://pmc.ncbi.nlm.nih.gov/articles/PMC7400883/
**Autor:** Daniela Cannas, Eleonora Loi, Matteo Serra, Davide Firinu, Paolo Valera, Patrizia Zavattari
**Título:** Relevance of Essential Trace Elements in Nutrition and Drinking Water for Human Health and Autoimmune Disease Risk
**por:** University of Cagliari
**DOI:** 10.3390/nu12072074
**Fecha:** 2020 Jul 13
**Sitio web:** PubMed Central (PMC)
**Editorial:** MDPI

---

**[s22]** - https://pmc.ncbi.nlm.nih.gov/articles/PMC8531728/
**Autor:** Tianyi Shao, Henu Kumar Verma, Babita Pande, Vincenzo Costanzo, Weibing Ye, Yuyan Cai, L V K S Bhaskar
**Título:** Physical Activity and Nutritional Influence on Immune Function: An Important Strategy to Improve Immunity and Health Status
**DOI:** 10.3389/fphys.2021.751374
**Fecha:** 2021 Oct 8
**Sitio web:** PubMed Central (PMC)
**Editorial:** Frontiers in Physiology

---

**[s23]** - https://pmc.ncbi.nlm.nih.gov/articles/PMC9772031/
**Autor:** Camelia Munteanu, Betty Schwartz
**Título:** The relationship between nutrition and the immune system
**DOI:** 10.3389/fnut.2022.1082500
**Fecha:** 2022 Dec 8
**Sitio web:** PubMed Central (PMC)
**Editorial:** Frontiers in Nutrition

---

**[s24]** - https://pmc.ncbi.nlm.nih.gov/articles/PMC9101513/
**Autor:** Yana Danailova, Tsvetelina Velikova, Georgi Nikolaev, Zorka Mitova, Alexander Shinkov, Hristo Gagov, Rossitza Konakchieva
**Título:** Nutritional Management of Thyroiditis of Hashimoto
**por:** Sofia University "St. Kliment Ohridski", University Hospital Lozenetz, Bulgarian Academy of Sciences, Medical University of Sofia
**DOI:** 10.3390/ijms23095144
**Fecha:** 2022 May 5
**Sitio web:** PubMed Central (PMC)
**Editorial:** International Journal of Molecular Sciences

**[s25]** - https://pmc.ncbi.nlm.nih.gov/articles/PMC11314468/

| | | | |
|---|---|---|---|
| **Autor:** | Anna-Mariia Shulhai, Roberta Rotondo, Maddalena Petraroli, Viviana Patianna, Barbara Predieri, Lorenzo Iughetti, Susanna Esposito, Maria Elisabeth Street | **Título:** | The Role of Nutrition on Thyroid Function |
| **por:** | University of Parma; University Hospital of Parma; University of Modena and Reggio Emilia | **DOI:** | 10.3390/nu16152496 |
| **Fecha:** | 2024 Jul 31 | **Sitio web:** | PubMed Central (PMC) |
| **Editorial:** | MDPI | | |

**[s26]** - https://pmc.ncbi.nlm.nih.gov/articles/PMC9962371/

| | | | |
|---|---|---|---|
| **Autor:** | Karolina Osowiecka, Joanna Myszkowska-Ryciak | **Título:** | The Influence of Nutritional Intervention in the Treatment of Hashimoto's Thyroiditis—A Systematic Review |
| **DOI:** | 10.3390/nu15041041 | **Fecha:** | 2023 Feb 20 |
| **Sitio web:** | PubMed Central (PMC) | **Editorial:** | Nutrients |

**[s27]** - https://pmc.ncbi.nlm.nih.gov/articles/PMC10777438/

| | | | |
|---|---|---|---|
| **Autor:** | Siddhant P Murkey, Akash Agarwal, Pranam Pandit, Sunil Kumar, Arpita Jaiswal | **Título:** | Unveiling the Spectrum of Ophthalmic Manifestations in Nutritional Deficiencies: A Comprehensive Review |
| **por:** | Jawaharlal Nehru Medical College, Datta Meghe Institute of Higher Education and Research, Wardha, IND | **DOI:** | 10.7759/cureus.50311 |
| **Fecha:** | 2023 Dec 11 | **Sitio web:** | PubMed Central (PMC) |
| **Editorial:** | Cureus | | |

**[s28]** - https://pmc.ncbi.nlm.nih.gov/articles/PMC11314468/

| | | | |
|---|---|---|---|
| **Autor:** | Anna-Mariia Shulhai, Roberta Rotondo, Maddalena Petraroli, Viviana Patianna, Barbara Predieri, Lorenzo Iughetti, Susanna Esposito, Maria Elisabeth Street | **Título:** | The Role of Nutrition on Thyroid Function |
| **por:** | University of Parma; University Hospital of Parma; University of Modena and Reggio Emilia | **DOI:** | 10.3390/nu16152496 |
| **Fecha:** | 2024 Jul 31 | **Sitio web:** | PubMed Central (PMC) |

**[s29]** - https://ods.od.nih.gov/factsheets/VitaminB6-HealthProfessional/

| | | | |
|---|---|---|---|
| **Título:** | Vitamin B6 - Health Professional Fact Sheet | **por:** | NIH Office of Dietary Supplements |
| **Fecha:** | Sat, 15 Feb 2025 | **Sitio web:** | ods.od.nih.gov |

**[s30]** - https://pmc.ncbi.nlm.nih.gov/articles/PMC9772031/

| | | | |
|---|---|---|---|
| **Autor:** | Camelia Munteanu, Betty Schwartz | **Título:** | The relationship between nutrition and the immune system |
| **DOI:** | 10.3389/fnut.2022.1082500 | **Fecha:** | 2022 Dec 8 |
| **Sitio web:** | PubMed Central (PMC) | **Editorial:** | Frontiers in Nutrition |

**[s31]** - https://pmc.ncbi.nlm.nih.gov/articles/PMC9101513/

| | | | |
|---|---|---|---|
| **Autor:** | Yana Danailova, Tsvetelina Velikova, Georgi Nikolaev, Zorka Mitova, Alexander Shinkov, Hristo Gagov, Rossitza Konakchieva | **Título:** | Nutritional Management of Thyroiditis of Hashimoto |
| **por:** | Sofia University "St. Kliment Ohridski", University Hospital Lozenetz, Institute of Experimental Morphology, Pathology and Anthropology with Museum, Bulgarian Academy of Sciences, Medical University of Sofia | **DOI:** | 10.3390/ijms23095144 |
| **Fecha:** | 2022 May 5 | **Sitio web:** | PubMed Central (PMC) |
| **Editorial:** | MDPI | | |

**[s32]** - https://pmc.ncbi.nlm.nih.gov/articles/PMC9962371/

| | | | |
|---|---|---|---|
| **Autor:** | Karolina Osowiecka, Joanna Myszkowska-Ryciak | **Título:** | The Influence of Nutritional Intervention in the Treatment of Hashimoto's Thyroiditis—A Systematic Review |
| **por:** | Warsaw University of Life Sciences ( WULS) | **DOI:** | 10.3390/nu15041041 |
| **Fecha:** | 2023 Feb 20 | **Sitio web:** | PubMed Central (PMC) |
| **Editorial:** | Nutrients | | |

**[s33]** - https://pubmed.ncbi.nlm.nih.gov/35308285/

| | | | |
|---|---|---|---|
| **Autor:** | Méndez-López LF, Sosa de León D, López-Cabanillas Lomelí M, Gonzá lez-Martínez BE, Vázquez-Rodríguez JA | **Título:** | Phytochemicals From Vicia faba Beans as Ligands of the Aryl Hydrocarbon Receptor to Regulate Autoimmune Diseases |
| **DOI:** | 10.3389/fnut.2022.790440 | **Fecha:** | 03/04/2022 |
| **Sitio web:** | PubMed | **Editorial:** | Front Nutr |

**[s34]** - https://pmc.ncbi.nlm.nih.gov/articles/PMC8931403/

| | | | |
|---|---|---|---|
| **Autor:** | Luis Fernando Méndez-López, Deisy Sosa de León, Manuel López-Cabanillas Lomelí, Blanca Edelia González-Martínez, Jesús Alberto Vá zquez-Rodríguez | **Título:** | Phytochemicals From Vicia faba Beans as Ligands of the Aryl Hydrocarbon Receptor to Regulate Autoimmune Diseases |
| **por:** | Universidad Autónoma de Nuevo Leó n | **DOI:** | 10.3389/fnut.2022.790440 |
| **Fecha:** | 2022 Mar 4 | **Sitio web:** | PubMed Central (PMC) |
| **Editorial:** | Frontiers in Nutrition | | |

**[s35]** - https://pmc.ncbi.nlm.nih.gov/articles/PMC5909253/

| | | | |
|---|---|---|---|
| **Autor:** | Anna Winkvist, Linnea Bärebring, Inger Gjertsson, Lars Ellegård, Helen M Lindqvist | **Título:** | A randomized controlled cross-over trial investigating the effect of anti-inflammatory diet on disease activity and quality of life in rheumatoid arthritis: the Anti-inflammatory Diet In Rheumatoid Arthritis (ADIRA) study protocol |
| **por:** | Sahlgrenska Academy, University of Gothenburg | **DOI:** | 10.1186/s12937-018-0354-x |
| **Fecha:** | 2018 Apr 20 | **Sitio web:** | PubMed Central (PMC) |
| **Editorial:** | Nutrition Journal | | |

**[s36]** - https://pmc.ncbi.nlm.nih.gov/articles/PMC11722875/

| | | | |
|---|---|---|---|
| **Autor:** | Sylvia Goedeke, Tamzyn Murphy, Amy Rush, Caryn Zinn | **Título:** | Assessing the Nutrient Composition of a Carnivore Diet: A Case Study Model |
| **por:** | Auckland University of Technology | **DOI:** | 10.3390/nu17010140 |
| **Fecha:** | 2024 Dec 31 | **Sitio web:** | PubMed Central (PMC) |
| **Editorial:** | Nutrients | | |

**[s37]** - https://pmc.ncbi.nlm.nih.gov/articles/PMC10304460/

| | | | |
|---|---|---|---|
| **Autor:** | Madeleine Myers, Carrie Helen Stevenson Ruxton | **Título:** | Eggs: Healthy or Risky? A Review of Evidence from High Quality Studies on Hen's Eggs |
| **DOI:** | 10.3390/nu15122657 | **Fecha:** | 2023 Jun 7 |
| **Sitio web:** | PubMed Central (PMC) | **Editorial:** | Nutrients |

**[s38]** - https://pmc.ncbi.nlm.nih.gov/articles/PMC7284442/

| | | | |
|---|---|---|---|
| **Autor:** | Chiara Gioia, Bruno Lucchino, Maria Grazia Tarsitano, Cristina Iannuccelli, Manuela Di Franco | **Título:** | Dietary Habits and Nutrition in Rheumatoid Arthritis: Can Diet Influence Disease Development and Clinical Manifestations? |
| **por:** | Sapienza University of Rome | **DOI:** | 10.3390/nu12051456 |
| **Fecha:** | 2020 May 18 | **Sitio web:** | PubMed Central (PMC) |
| **Editorial:** | Nutrients | | |

**[s39]** - https://pmc.ncbi.nlm.nih.gov/articles/PMC5288891/

| | | | |
|---|---|---|---|
| **Autor:** | Pauline Ducrot, Caroline Méjean, Vani Aroumougame, Gladys Ibanez, Benjamin Allès, Emmanuelle Kesse-Guyot, Serge Hercberg, Sandrine Pé neau | **Título:** | Meal planning is associated with food variety, diet quality and body weight status in a large sample of French adults |
| **por:** | Equipe de Recherche en Epidé miologie Nutritionnelle, Centre de Recherche en Epidémiologie et Statistiques, Université Paris 13, Inserm (U1153), Inra (U1125), Cnam, COMUE Sorbonne Paris Cité, Bobigny, France | **DOI:** | 10.1186/s12966-017-0461-7 |
| **Fecha:** | 2017 Feb 2 | **Sitio web:** | PMC (PubMed Central) |

**[s40]** - https://pmc.ncbi.nlm.nih.gov/articles/PMC5962965/

| | | | |
|---|---|---|---|
| **Autor:** | Monika Potter, Antonis Vlassopoulos, Undine Lehmann | **Título:** | Snacking Recommendations Worldwide: A Scoping Review |
| **por:** | Nestlé Research Center | **DOI:** | 10.1093/advances/nmx003 |
| **Fecha:** | 2018 Apr 7 | **Sitio web:** | PubMed Central (PMC) |
| **Editorial:** | Advances in Nutrition | | |

**[s41]** - https://pmc.ncbi.nlm.nih.gov/articles/PMC7071230/

| | | | |
|---|---|---|---|
| **Autor:** | Stephanie Cowan, Surbhi Sood, Helen Truby, Aimee Dordevic, Melissa Adamski, Simone Gibson | **Título:** | Inflaming Public Interest: A Qualitative Study of Adult Learners' Perceptions on Nutrition and Inflammation |
| **por:** | Department of Nutrition, Dietetics and Food, Monash University | **DOI:** | 10.3390/nu12020345 |
| **Fecha:** | 2020 Jan 28 | **Sitio web:** | PubMed Central (PMC) |
| **Editorial:** | Nutrients | | |

**[s42]** - https://pmc.ncbi.nlm.nih.gov/articles/PMC8064481/

| | | | |
|---|---|---|---|
| **Autor:** | Marjo J E Campmans-Kuijpers, Gerard Dijkstra | **Título:** | Food and Food Groups in Inflammatory Bowel Disease (IBD): The Design of the Groningen Anti-Inflammatory Diet (GrAID) |
| **por:** | University Medical Center Groningen, University of Groningen | **DOI:** | 10.3390/nu13041067 |
| **Fecha:** | 2021 Mar 25 | **Sitio web:** | PubMed Central (PMC) |
| **Editorial:** | Nutrients | | |

**[s43]** - https://pmc.ncbi.nlm.nih.gov/articles/PMC4070292/

| | | | |
|---|---|---|---|
| **Autor:** | Gregory Hostetler, Ken Riedl, Horacio Cardenas, Mayra Diosa-Toro, Daniel Arango, Steven Schwartz, Andrea I Doseff | **Título:** | Flavone deglycosylation increases their anti-inflammatory activity and absorption |
| **por:** | The Ohio State University | **DOI:** | 10.1002/mnfr.201100596 |
| **Fecha:** | 2012 Feb 20 | **Sitio web:** | PubMed Central (PMC) |
| **Editorial:** | Molecular nutrition & food research | | |

**[s44]** - https://pmc.ncbi.nlm.nih.gov/articles/PMC6049644/

| | | | |
|---|---|---|---|
| **Autor:** | Seongeung Lee, Youngmin Choi, Heon Sang Jeong, Junsoo Lee, Jeehye Sung | **Título:** | Effect of different cooking methods on the content of vitamins and true retention in selected vegetables |
| **DOI:** | 10.1007/s10068-017-0281-1 | **Fecha:** | 2017 Dec 12 |
| **Sitio web:** | PubMed Central (PMC) | | |

**[s45]** - https://pmc.ncbi.nlm.nih.gov/articles/PMC7693970/

| | | | |
|---|---|---|---|
| **Autor:** | Sandra Zavadlav, Marijana Blažić, Franco Van de Velde, Charito Vignatti, Cecilia Fenoglio, Andrea M Piagentini, María Elida Pirovani, Cristina M Perotti, Danijela Bursać Kovačević, Predrag Putnik | **Título:** | Sous-Vide as a Technique for Preparing Healthy and High-Quality Vegetable and Seafood Products |
| **DOI:** | 10.3390/foods9111537 | **Fecha:** | 2020 Oct 25 |
| **Sitio web:** | PubMed Central (PMC) | | |

**[s46]** - https://www.mdpi.com/2304-8158/13/14/2217

| | | | |
|---|---|---|---|
| **Autor:** | Georgiana Ancuta Misu, Cristina Maria Canja, Mirabela Lupu, Florentina Matei | **Título:** | Advances and Drawbacks of Sous-Vide Technique—A Critical Review |
| **por:** | Multidisciplinary Digital Publishing Institute | **DOI:** | 10.3390/foods13142217 |
| **Fecha:** | 2024-07-15 | **Sitio web:** | MDPI |
| **Editorial:** | Multidisciplinary Digital Publishing Institute | | |

**[s47]** - https://pmc.ncbi.nlm.nih.gov/articles/PMC7601710/

| | | | |
|---|---|---|---|
| **Autor:** | Inmaculada Gómez, Rasmi Janardhanan, Francisco C Ibañez, María José Beriain | **Título:** | The Effects of Processing and Preservation Technologies on Meat Quality: Sensory and Nutritional Aspects |
| **DOI:** | 10.3390/foods9101416 | **Fecha:** | 2020 Oct 7 |
| **Sitio web:** | PubMed Central (PMC) | **Editorial:** | MDPI |

**[s48]** - https://pubmed.ncbi.nlm.nih.gov/34441559/

| | | | |
|---|---|---|---|
| **Autor:** | de Castro NT;de Alencar ER; Zandonadi RP;Han H;Raposo A; Ariza-Montes A;Araya-Castillo L; Botelho RBA | **Título:** | Influence of Cooking Method on the Nutritional Quality of Organic and Conventional Brazilian Vegetables: A Study on Sodium, Potassium, and Carotenoids |
| **DOI:** | 10.3390/foods10081782 | **Fecha:** | 07/31/2021 |
| **Sitio web:** | PubMed | **Editorial:** | Foods |

**[s49]** - https://pmc.ncbi.nlm.nih.gov/articles/PMC7693970/

| | | | |
|---|---|---|---|
| **Autor:** | Sandra Zavadlav, Marijana Blažić, Franco Van de Velde, Charito Vignatti, Cecilia Fenoglio, Andrea M Piagentini, María Elida Pirovani, Cristina M Perotti, Danijela Bursać Kovačević, Predrag Putnik | **Título:** | Sous-Vide as a Technique for Preparing Healthy and High-Quality Vegetable and Seafood Products |
| **por:** | Karlovac University of Applied Sciences; Universidad Nacional del Litoral; Consejo Nacional de Investigaciones Científicas y Técnicas; University of Zagreb; Greenbird Medical Inc.; University North | **DOI:** | 10.3390/foods9111537 |
| **Fecha:** | 2020 Oct 25 | **Sitio web:** | PMC |
| **Editorial:** | MDPI | | |

**[s50]** - https://pubmed.ncbi.nlm.nih.gov/36299246/

| | | | |
|---|---|---|---|
| **Autor:** | Coe S; Spiro A | **Título:** | Cooking at home to retain nutritional quality and minimise nutrient losses: A focus on vegetables, potatoes and pulses |
| **DOI:** | 10.1111/nbu.12584 | **Fecha:** | 2022 Dec |
| **Sitio web:** | PubMed | **Editorial:** | Nutr Bull |

**[s51]** - https://pmc.ncbi.nlm.nih.gov/articles/PMC5466942/

| | | | |
|---|---|---|---|
| **Autor:** | Julieanna Hever, Raymond J Cronise | **Título:** | Plant-based nutrition for healthcare professionals: implementing diet as a primary modality in the prevention and treatment of chronic disease |
| **por:** | To Your Health Fitness and Nutrition, Thermogenex | **DOI:** | 10.11909/j.issn.1671-5411.2017.05.012 |
| **Fecha:** | 2017 May | **Sitio web:** | PubMed Central (PMC) |
| **Editorial:** | Journal of Geriatric Cardiology : JGC | | |

**[s52]** - https://pmc.ncbi.nlm.nih.gov/articles/PMC9080102/

| | | | |
|---|---|---|---|
| **Autor:** | Gabriel P Esteves, Bruna Caruso Mazzolani, Fabiana Infante Smaira, Elizabeth Silva Mendes, Gabriela Guimarães de Oliveira, Hamilton Roschel, Bruno Gualano, Rosa Maria R Pereira, Eimear Dolan | **Título:** | Nutritional recommendations for patients undergoing prolonged glucocorticoid therapy |
| **por:** | Faculdade de Medicina FMUSP, Universidade de Sao Paulo | **DOI:** | 10.1093/rap/rkac029 |
| **Fecha:** | 2022 Apr 21 | **Sitio web:** | PubMed Central (PMC) |
| **Editorial:** | Oxford University Press | | |

**[s53]** - https://pmc.ncbi.nlm.nih.gov/articles/PMC7284442/

| | | | |
|---|---|---|---|
| **Autor:** | Chiara Gioia, Bruno Lucchino, Maria Grazia Tarsitano, Cristina Iannuccelli, Manuela Di Franco | **Título:** | Dietary Habits and Nutrition in Rheumatoid Arthritis: Can Diet Influence Disease Development and Clinical Manifestations? |
| **por:** | Sapienza University of Rome | **DOI:** | 10.3390/nu12051456 |
| **Fecha:** | 2020 May 18 | **Sitio web:** | PubMed Central (PMC) |
| **Editorial:** | MDPI | | |

**[s54]** - https://pmc.ncbi.nlm.nih.gov/articles/PMC5466942/

| | | | |
|---|---|---|---|
| **Autor:** | Julieanna Hever, Raymond J Cronise | **Título:** | Plant-based nutrition for healthcare professionals: implementing diet as a primary modality in the prevention and treatment of chronic disease |
| **por:** | National Center for Biotechnology Information (NCBI) | **DOI:** | 10.11909/j.issn.1671-5411.2017.05.012 |
| **Fecha:** | 2017 May | **Sitio web:** | PubMed Central (PMC) |
| **Editorial:** | Journal of Geriatric Cardiology : JGC | | |

**[s55]** - https://pmc.ncbi.nlm.nih.gov/articles/PMC8804093/

| | | | |
|---|---|---|---|
| **Autor:** | Sapna Langyan, Pranjal Yadava, Fatima Nazish Khan, Zahoor A Dar, Renu Singh, Ashok Kumar | **Título:** | Sustaining Protein Nutrition Through Plant-Based Foods |
| **DOI:** | 10.3389/fnut.2021.772573 | **Fecha:** | 2022 Jan 18 |
| **Sitio web:** | PubMed Central (PMC) | **Editorial:** | Frontiers in Nutrition |

**[s56]** - https://pmc.ncbi.nlm.nih.gov/articles/PMC10746081/

| | | | |
|---|---|---|---|
| **Autor:** | Tatiana Palotta Minari, Lúcia Helena Bonalume Tácito, Louise Buonalumi Tácito Yugar, Sílvia Elaine Ferreira-Melo, Carolina Freitas Manzano, Antô nio Carlos Pires, Heitor Moreno, José Fernando Vilela-Martin, Luciana Neves Cosenso-Martin, Juan Carlos Yugar-Toledo | **Título:** | Nutritional Strategies for the Management of Type 2 Diabetes Mellitus: A Narrative Review |
| **por:** | National Center for Biotechnology Information (NCBI) | **DOI:** | 10.3390/nu15245096 |
| **Fecha:** | 2023 Dec 13 | **Sitio web:** | PMC (PubMed Central) |
| **Editorial:** | MDPI | | |

**[s57]** - https://pmc.ncbi.nlm.nih.gov/articles/PMC5466942/

| | | | |
|---|---|---|---|
| **Autor:** | Julieanna Hever, Raymond J Cronise | **Título:** | Plant-based nutrition for healthcare professionals: implementing diet as a primary modality in the prevention and treatment of chronic disease |
| **por:** | To Your Health Fitness and Nutrition, Beverly Hills, CA, USA, Thermogenex, Huntsville, AL, USA | **DOI:** | 10.11909/j.issn.1671-5411.2017.05.012 |
| **Fecha:** | 2017 May | **Sitio web:** | PubMed Central (PMC) |
| **Editorial:** | Journal of Geriatric Cardiology : JGC | | |

**[s58]** - https://pmc.ncbi.nlm.nih.gov/articles/PMC8620243/

| | | | |
|---|---|---|---|
| **Autor:** | Camilla Barbero Mazzucca, Davide Raineri, Giuseppe Cappellano, Annalisa Chiocchetti | **Título:** | How to Tackle the Relationship between Autoimmune Diseases and Diet: Well Begun Is Half-Done |
| **por:** | Università del Piemonte Orientale | **DOI:** | 10.3390/nu13113956 |
| **Fecha:** | 2021 Nov 5 | **Sitio web:** | PubMed Central (PMC) |

**[s59]** - https://pmc.ncbi.nlm.nih.gov/articles/PMC8747310/

| | | | |
|---|---|---|---|
| **Autor:** | Jagoda Garbicz, Beata Całyniuk, Michał Górski, Marta Buczkowska, Małgorzata Piecuch, Aleksandra Kulik, Piotr Rozentryt | **Título:** | Nutritional Therapy in Persons Suffering from Psoriasis |
| **por:** | Medical University of Silesia in Katowice | **DOI:** | 10.3390/nu14010119 |
| **Fecha:** | 2021 Dec 28 | **Sitio web:** | PubMed Central (PMC) |
| **Editorial:** | Nutrients | | |

**[s60]** - https://pmc.ncbi.nlm.nih.gov/articles/PMC8955724/

| | | | |
|---|---|---|---|
| **Autor:** | Panagiotis Stoiloudis, Evangelia Kesidou, Christos Bakirtzis, Styliani-Aggeliki Sintila, Natalia Konstantinidou, Marina Boziki, Nikolaos Grigoriadis | **Título:** | The Role of Diet and Interventions on Multiple Sclerosis: A Review |
| **por:** | 2nd Department of Neurology, AHEPA Hospital, Faculty of Health Sciences, Aristotle University of Thessaloniki, Thessaloniki, Greece | **DOI:** | 10.3390/nu14061150 |
| **Fecha:** | 2022 Mar 9 | **Sitio web:** | PubMed Central (PMC) |
| **Editorial:** | Nutrients | | |

**[s61]** - https://pmc.ncbi.nlm.nih.gov/articles/PMC7284442/

| | | | |
|---|---|---|---|
| **Autor:** | Chiara Gioia, Bruno Lucchino, Maria Grazia Tarsitano, Cristina Iannuccelli, Manuela Di Franco | **Título:** | Dietary Habits and Nutrition in Rheumatoid Arthritis: Can Diet Influence Disease Development and Clinical Manifestations? |
| **por:** | Sapienza University of Rome | **DOI:** | 10.3390/nu12051456 |
| **Fecha:** | 2020 May 18 | **Sitio web:** | PubMed Central (PMC) |

**[s62]** - https://pmc.ncbi.nlm.nih.gov/articles/PMC4034518/

| | | | |
|---|---|---|---|
| **Autor:** | Arndt Manzel, Dominik N Muller, David A Hafler, Susan E Erdman, Ralf A Linker, Markus Kleinewietfeld | **Título:** | Role of "Western Diet" in Inflammatory Autoimmune Diseases |
| **DOI:** | 10.1007/s11882-013-0404-6 | **Fecha:** | 2014 Jan |
| **Sitio web:** | PubMed Central (PMC) | **Editorial:** | Current allergy and asthma reports |

**[s63]** - https://pmc.ncbi.nlm.nih.gov/articles/PMC5097114/

| | | | |
|---|---|---|---|
| **Autor:** | Stefanie Jörg, Diana A Grohme, Melanie Erzler, Marilene Binsfeld, Aiden Haghikia, Dominik N Müller, Ralf A Linker, Markus Kleinewietfeld | **Título:** | Environmental factors in autoimmune diseases and their role in multiple sclerosis |
| **DOI:** | 10.1007/s00018-016-2311-1 | **Fecha:** | 2016 Aug 4 |
| **Sitio web:** | PubMed Central (PMC) | **Editorial:** | Cellular and Molecular Life Sciences: CMLS |

**[s64]** - https://pmc.ncbi.nlm.nih.gov/articles/PMC10710847/

| | | | |
|---|---|---|---|
| **Autor:** | Kartikey V Shekhar, Mrunmayee M Pathak, Gajanan Pisulkar | **Título:** | Diet and Lifestyle Impact on Rheumatoid Arthritis: A Comprehensive Review |
| **por:** | Jawaharlal Nehru Medical College, Datta Meghe Institute of Higher Education and Research | **DOI:** | 10.7759/cureus.48625 |
| **Fecha:** | 2023 Nov 10 | **Sitio web:** | PubMed Central (PMC) |
| **Editorial:** | Cureus | | |

**[s65]** - https://pmc.ncbi.nlm.nih.gov/articles/PMC9101513/

| | | | |
|---|---|---|---|
| **Autor:** | Yana Danailova, Tsvetelina Velikova, Georgi Nikolaev, Zorka Mitova, Alexander Shinkov, Hristo Gagov, Rossitza Konakchieva | **Título:** | Nutritional Management of Thyroiditis of Hashimoto |
| **DOI:** | 10.3390/ijms23095144 | **Fecha:** | 2022 May 5 |
| **Sitio web:** | PubMed Central (PMC) | | |

**[s66]** - https://pmc.ncbi.nlm.nih.gov/articles/PMC10056161/

| | | | |
|---|---|---|---|
| **Autor:** | Mihaela Simona Popoviciu, Nirja Kaka, Yashendra Sethi, Neil Patel, Hitesh Chopra, Simona Cavalu | **Título:** | Type 1 Diabetes Mellitus and Autoimmune Diseases: A Critical Review of the Association and the Application of Personalized Medicine |
| **por:** | University of Oradea, PearResearch, GMERS Medical College, Government Doon Medical College, HNB Uttarakhand Medical Education University, Chitkara College of Pharmacy | **DOI:** | 10.3390/jpm13030422 |
| **Fecha:** | 2023 Feb 26 | **Sitio web:** | PubMed Central (PMC) |
| **Editorial:** | MDPI | | |

**[s67]** - https://pmc.ncbi.nlm.nih.gov/articles/PMC11597059/

| | | | |
|---|---|---|---|
| **Autor:** | Aleksandra Anna Kajdas, Agnieszka Żebrowska, Anna Zalewska-Janowska, Aneta Czerwonogrodzka-Senczyna | **Título:** | The Role of Nutrition in the Pathogenesis and Treatment of Autoimmune Bullous Diseases—A Narrative Review |
| **por:** | PubMed Central (PMC) | **DOI:** | 10.3390/nu16223961 |
| **Fecha:** | 2024 Nov 20 | **Sitio web:** | PMC |
| **Editorial:** | Nutrients | | |

**[s68]** - https://pmc.ncbi.nlm.nih.gov/articles/PMC9772031/

| | | | |
|---|---|---|---|
| **Autor:** | Camelia Munteanu, Betty Schwartz | **Título:** | The relationship between nutrition and the immune system |
| **por:** | University of Agricultural Sciences and Veterinary Medicine Cluj-Napoca, The Hebrew University of Jerusalem | **DOI:** | 10.3389/fnut.2022.1082500 |
| **Fecha:** | 2022 Dec 8 | **Sitio web:** | PubMed Central (PMC) |
| **Editorial:** | Frontiers in Nutrition | | |

**[s69]** - https://pmc.ncbi.nlm.nih.gov/articles/PMC9710406/

| | | | |
|---|---|---|---|
| **Autor:** | NURIYE GOKCE, NESLIHAN BASGOZ, SERCAN KENANOGLU, HILAL AKALIN, YUSUF OZKUL, MAHMUT CERKEZ ERGOREN, TOMMASO BECCARI, MATTEO BERTELLI, MUNIS DUNDAR | **Título:** | An overview of the genetic aspects of hair loss and its connection with nutrition |
| **DOI:** | 10.15167/2421-4248/jpmh2022.63.2S3.2765 | **Fecha:** | 2022 Oct 17 |
| **Sitio web:** | PubMed Central (PMC) | **Editorial:** | Journal of Preventive Medicine and Hygiene |

**[s70]** - https://pmc.ncbi.nlm.nih.gov/articles/PMC11205075/

| | | | |
|---|---|---|---|
| **Autor:** | Luca Pecoraro, Carla Mastrorilli, Stefania Arasi, Simona Barni, Davide Caimmi, Fernanda Chiera, Giulio Dinardo, Serena Gracci, Michele Miraglia Del Giudice, Roberto Bernardini, Arianna Giannetti | **Título:** | Nutritional and Psychosocial Impact of Food Allergy in Pediatric Age |
| **DOI:** | 10.3390/life14060695 | **Fecha:** | 2024 May 28 |
| **Sitio web:** | PubMed Central (PMC) | **Editorial:** | Life |

**[s71]** - https://pmc.ncbi.nlm.nih.gov/articles/PMC8152468/

| | | | |
|---|---|---|---|
| **Autor:** | Domenico Gargano, Ramapraba Appanna, Antonella Santonicola, Fabio De Bartolomeis, Cristiana Stellato, Antonella Cianferoni, Vincenzo Casolaro, Paola Iovino | **Título:** | Food Allergy and Intolerance: A Narrative Review on Nutritional Concerns |
| **por:** | Allergy and Clinical Immunology Unit, San Giuseppe Moscati Hospital; Department of Medicine, Surgery and Dentistry "Scuola Medica Salernitana", University of Salerno; Division of Allergy and Immunology, The Children's Hospital of Philadelphia, Perelman School of Medicine at University of Pennsylvania | **DOI:** | 10.3390/nu13051638 |
| **Fecha:** | 2021 May 13 | **Sitio web:** | PubMed Central (PMC) |
| **Editorial:** | Nutrients | | |

**[s72]** - https://pmc.ncbi.nlm.nih.gov/articles/PMC10084985/

| | | | |
|---|---|---|---|
| **Autor:** | Linda Liang, Clarissa Saunders, Nerses Sanossian | **Título:** | Food, gut barrier dysfunction, and related diseases: A new target for future individualized disease prevention and management |
| **por:** | University of Southern California, Los Angeles, California, USA; Department of Neurology, Medical School of Southern California, Los Angeles, California, USA | **DOI:** | 10.1002/fsn3.3229 |
| **Fecha:** | 2023 Mar 7 | **Sitio web:** | PubMed Central (PMC) |
| **Editorial:** | Food Science & Nutrition | | |

**[s73]** - https://pmc.ncbi.nlm.nih.gov/articles/PMC5466942/

| | | | |
|---|---|---|---|
| **Autor:** | Julieanna Hever, Raymond J Cronise | **Título:** | Plant-based nutrition for healthcare professionals: implementing diet as a primary modality in the prevention and treatment of chronic disease |
| **por:** | To Your Health Fitness and Nutrition, Thermogenex | **DOI:** | 10.11909/j.issn.1671-5411.2017.05.012 |
| **Fecha:** | 2017 May | **Sitio web:** | PubMed Central (PMC) |
| **Editorial:** | Journal of Geriatric Cardiology : JGC | | |

**[s74]** - https://pmc.ncbi.nlm.nih.gov/articles/PMC6899614/

| | | | |
|---|---|---|---|
| **Autor:** | D Partridge, K A Lloyd, J M Rhodes, A W Walker, A M Johnstone, B J Campbell | **Título:** | Food additives: Assessing the impact of exposure to permitted emulsifiers on bowel and metabolic health – introducing the FADiets study |
| **por:** | The Rowett Institute, University of Aberdeen; Institute of Translational Medicine, University of Liverpool | **DOI:** | 10.1111/nbu.12408 |
| **Fecha:** | 2019 Nov 25 | **Sitio web:** | PubMed Central (PMC) |
| **Editorial:** | Nutrition Bulletin | | |

**[s75]** - https://pmc.ncbi.nlm.nih.gov/articles/PMC8600158/

| | | | |
|---|---|---|---|
| **Autor:** | Victoria Peteliuk, Lesia Rybchuk, Maria Bayliak, Kenneth B Storey, Oleh Lushchak | **Título:** | Natural sweetener Stevia rebaudiana: Functionalities, health benefits and potential risks |
| **por:** | Vasyl Stefanyk Precarpathian National University; Carleton University | **DOI:** | 10.17179/excli2021-4211 |
| **Fecha:** | 2021 Sep 22 | **Sitio web:** | PubMed Central (PMC) |
| **Editorial:** | EXCLI Journal | | |

**[s76]** - https://pmc.ncbi.nlm.nih.gov/articles/PMC6363527/

| | | | |
|---|---|---|---|
| **Autor:** | Francisco Javier Ruiz-Ojeda, Julio Plaza-Díaz, Maria Jose Sáez-Lara, Angel Gil | **Título:** | Effects of Sweeteners on the Gut Microbiota: A Review of Experimental Studies and Clinical Trials |
| **por:** | University of Granada, Instituto de Investigación Biosanitaria IBS. GRANADA, CIBEROBN | **DOI:** | 10.1093/advances/nmy037 |
| **Fecha:** | 2019 Feb 5 | **Sitio web:** | PubMed Central (PMC) |
| **Editorial:** | Oxford University Press | | |

**[s77]** - https://pmc.ncbi.nlm.nih.gov/articles/PMC10563692/

| | | | |
|---|---|---|---|
| **Autor:** | Qausar Hamed ALKaisy, Jasim S Al-Saadi, Ali Khudhair Jaber AL-Rikabi, Ammar B Altemimi, Mohammad Ali Hesarinejad, Tarek Gamal Abedelmaksoud | **Título:** | Exploring the health benefits and functional properties of goat milk proteins |
| **DOI:** | 10.1002/fsn3.3531 | **Fecha:** | 2023 Jun 27 |
| **Sitio web:** | PubMed Central (PMC) | **Editorial:** | Food Science & Nutrition |

**[s78]** - https://pmc.ncbi.nlm.nih.gov/articles/PMC7120678/

| | | | |
|---|---|---|---|
| **Autor:** | Christian de Virgilio | **Título:** | Question Sets and Answers |
| **DOI:** | 10.1007/978-1-4939-1726-6_59 | **Fecha:** | 2014 Jul 19 |
| **Sitio web:** | PubMed Central (PMC) | | |

**[s79]** - https://pmc.ncbi.nlm.nih.gov/articles/PMC5384531/

| | | | |
|---|---|---|---|
| **Autor:** | Guillaume Pouessel, Claire Claverie, Julien Labreuche, Jean-Marie Renaudin, Aimée Dorkenoo, Mireille Eb, Anne Moneret-Vautrin, Antoine Deschildre, Stephane Leteurtre, Linus Grabenhenrich, Margitta Worm, Sabine Dölle, Kathrin Scherer, Isidor Hutteger, Morten Christensen, Carsten Bindslev-Jensen, Charlotte Mortz, Esben Eller, Henrik Fomsgaard Kjaer, Leonor Carneiro-Leão, Jenny Badas, Alice Coimbra, Dikla Pivko Levy, Moshe Ben-Shoshan, Ayelet Rimon, Shira Benor, Nicolette J T Arends, Nikki Edelbroek, Hans de Groot, Joyce A M Emons, H Kim A Brand, Dirk Verhoeven, Leonieke N van Veen, Nicolette W de Jong, Geunwoong Noh, Eun Ha Jang, Mariona Pascal, Olga Dominguez, Mònica Piquer, Montserrat Alvaro, Rosa Jimenez-Feijoo, Jaime Lozano, Adriana Machinena | **Título:** | Abstracts from the Food Allergy and Anaphylaxis Meeting 2016 |
| **Sitio web:** | PMC | | |

**[s80]** - https://pmc.ncbi.nlm.nih.gov/articles/PMC5647120/

| | | | |
|---|---|---|---|
| **Autor:** | Gauree G Konijeti, NaMee Kim, James D Lewis, Shauna Groven, Anita Chandrasekaran, Sirisha Grandhe, Caroline Diamant, Emily Singh, Glenn Oliveira, Xiaoyun Wang, Bhuvan Molparia, Ali Torkamani | **Título:** | Efficacy of the Autoimmune Protocol Diet for Inflammatory Bowel Disease |
| **DOI:** | 10.1097/MIB.0000000000001221 | **Fecha:** | 2017 Aug 29 |
| **Sitio web:** | PubMed Central (PMC) | **Editorial:** | Inflammatory Bowel Diseases |

**[s81]** - https://pmc.ncbi.nlm.nih.gov/articles/PMC9817715/

| | | | |
|---|---|---|---|
| **Autor:** | Aditi Saha, Isabella Dreyfuss, Humaira Sarfraz, Mark Friedman, Joseph Markowitz | **Título:** | Dietary Considerations for Inflammatory Bowel Disease Are Useful for Treatment of Checkpoint Inhibitor-Induced Colitis |
| **por:** | H. Lee Moffitt Cancer Center and Research Institute | **DOI:** | 10.3390/cancers15010084 |
| **Fecha:** | 2022 Dec 23 | **Sitio web:** | PubMed Central (PMC) |
| **Editorial:** | MDPI | | |

**[s82]** - https://pmc.ncbi.nlm.nih.gov/articles/PMC5647120/

| | | | |
|---|---|---|---|
| **Autor:** | Gauree G Konijeti, NaMee Kim, James D Lewis, Shauna Groven, Anita Chandrasekaran, Sirisha Grandhe, Caroline Diamant, Emily Singh, Glenn Oliveira, Xiaoyun Wang, Bhuvan Molparia, Ali Torkamani | **Título:** | Efficacy of the Autoimmune Protocol Diet for Inflammatory Bowel Disease |
| **DOI:** | 10.1097/MIB.0000000000001221 | **Fecha:** | 2017 Aug 29 |
| **Sitio web:** | PubMed Central (PMC) | **Editorial:** | Inflammatory Bowel Diseases |

**[s83]** - https://pmc.ncbi.nlm.nih.gov/articles/PMC8955724/

| | | | |
|---|---|---|---|
| **Autor:** | Panagiotis Stoiloudis, Evangelia Kesidou, Christos Bakirtzis, Styliani-Aggeliki Sintila, Natalia Konstantinidou, Marina Boziki, Nikolaos Grigoriadis | **Título:** | The Role of Diet and Interventions on Multiple Sclerosis: A Review |
| **por:** | 2nd Department of Neurology, AHEPA Hospital, Faculty of Health Sciences, Aristotle University of Thessaloniki, 54636 Thessaloniki, Greece | **DOI:** | 10.3390/nu14061150 |
| **Fecha:** | 2022 Mar 9 | **Sitio web:** | PubMed Central (PMC) |
| **Editorial:** | Nutrients | | |

**[s84]** - https://pmc.ncbi.nlm.nih.gov/articles/PMC8620243/

| | | | |
|---|---|---|---|
| **Autor:** | Camilla Barbero Mazzucca, Davide Raineri, Giuseppe Cappellano, Annalisa Chiocchetti | **Título:** | How to Tackle the Relationship between Autoimmune Diseases and Diet: Well Begun Is Half-Done |
| **por:** | Università del Piemonte Orientale | **DOI:** | 10.3390/nu13113956 |
| **Fecha:** | 2021 Nov 5 | **Sitio web:** | PubMed Central (PMC) |

**[s85]** - https://pmc.ncbi.nlm.nih.gov/articles/PMC6592837/

| | | | |
|---|---|---|---|
| **Autor:** | Robert D Abbott, Adam Sadowski, Angela G Alt | **Título:** | Efficacy of the Autoimmune Protocol Diet as Part of a Multi-disciplinary, Supported Lifestyle Intervention for Hashimoto's Thyroiditis |
| **DOI:** | 10.7759/cureus.4556 | **Fecha:** | 2019 Apr 27 |
| **Sitio web:** | PubMed Central (PMC) | **Editorial:** | Cureus |

**[s86]** - https://www.ncbi.nlm.nih.gov/pmc/articles/PMC8464906/

| | | | |
|---|---|---|---|
| **Autor:** | Carlijn A Wagenaar, Marieke van de Put, Michelle Bisschops, Wendy Walrabenstein, Catharina S de Jonge, Hilde Herrema, Dirkjan van Schaardenburg | **Título:** | The Effect of Dietary Interventions on Chronic Inflammatory Diseases in Relation to the Microbiome: A Systematic Review |
| **DOI:** | 10.3390/nu13093208 | **Fecha:** | 2021 Sep 15 |
| **Sitio web:** | PubMed Central (PMC) | **Editorial:** | Nutrients |

**[s87]** - https://pmc.ncbi.nlm.nih.gov/articles/PMC8620243/

| | | | |
|---|---|---|---|
| **Autor:** | Camilla Barbero Mazzucca, Davide Raineri, Giuseppe Cappellano, Annalisa Chiocchetti | **Título:** | How to Tackle the Relationship between Autoimmune Diseases and Diet: Well Begun Is Half-Done |
| **por:** | Università del Piemonte Orientale | **DOI:** | 10.3390/nu13113956 |
| **Fecha:** | 2021 Nov 5 | **Sitio web:** | PubMed Central (PMC) |
| **Editorial:** | MDPI | | |

**[s88]** - https://pmc.ncbi.nlm.nih.gov/articles/PMC7284442/
**Autor:** Chiara Gioia, Bruno Lucchino, Maria Grazia Tarsitano, Cristina Iannuccelli, Manuela Di Franco
**Título:** Dietary Habits and Nutrition in Rheumatoid Arthritis: Can Diet Influence Disease Development and Clinical Manifestations?
**por:** Sapienza University of Rome
**DOI:** 10.3390/nu12051456
**Fecha:** 2020 May 18
**Sitio web:** PubMed Central (PMC)
**Editorial:** Nutrients

---

**[s89]** - https://pmc.ncbi.nlm.nih.gov/articles/PMC10496934/
**Autor:** Shubhangi Singh, Swarupa Chakole, Suyash Agrawal, Nidhi Shetty, Roshan Prasad, Tejaswee Lohakare, Mayur Wanjari, Seema Yelne
**Título:** A Comprehensive Review of Upper Gastrointestinal Symptom Management in Autoimmune Gastritis: Current Insights and Future Directions
**por:** Jawaharlal Nehru Medical College, Datta Meghe Institute of Higher Education and Research, Wardha, IND
**DOI:** 10.7759/cureus.43418
**Fecha:** 2023 Aug 13
**Sitio web:** PubMed Central (PMC)
**Editorial:** Cureus

---

**[s90]** - https://pmc.ncbi.nlm.nih.gov/articles/PMC8531728/
**Autor:** Tianyi Shao, Henu Kumar Verma, Babita Pande, Vincenzo Costanzo, Weibing Ye, Yuyan Cai, L V K S Bhaskar
**Título:** Physical Activity and Nutritional Influence on Immune Function: An Important Strategy to Improve Immunity and Health Status
**DOI:** 10.3389/fphys.2021.751374
**Fecha:** 2021 Oct 8
**Sitio web:** PubMed Central (PMC)
**Editorial:** Frontiers in Physiology

---

**[s91]** - https://pmc.ncbi.nlm.nih.gov/articles/PMC9772031/
**Autor:** Camelia Munteanu, Betty Schwartz
**Título:** The relationship between nutrition and the immune system
**DOI:** 10.3389/fnut.2022.1082500
**Fecha:** 2022 Dec 8
**Sitio web:** PubMed Central (PMC)
**Editorial:** Frontiers in Nutrition

---

**[s92]** - https://pmc.ncbi.nlm.nih.gov/articles/PMC8620243/
**Autor:** Camilla Barbero Mazzucca, Davide Raineri, Giuseppe Cappellano, Annalisa Chiocchetti
**Título:** How to Tackle the Relationship between Autoimmune Diseases and Diet: Well Begun Is Half-Done
**por:** Università del Piemonte Orientale
**DOI:** 10.3390/nu13113956
**Fecha:** 2021 Nov 5
**Sitio web:** PubMed Central (PMC)
**Editorial:** MDPI

[s93] - https://pmc.ncbi.nlm.nih.gov/articles/PMC10496934/

| | | | |
|---|---|---|---|
| **Autor:** | Shubhangi Singh, Swarupa Chakole, Suyash Agrawal, Nidhi Shetty, Roshan Prasad, Tejaswee Lohakare, Mayur Wanjari, Seema Yelne | **Título:** | A Comprehensive Review of Upper Gastrointestinal Symptom Management in Autoimmune Gastritis: Current Insights and Future Directions |
| **por:** | Jawaharlal Nehru Medical College, Datta Meghe Institute of Higher Education and Research; Smt. Radhikabai Meghe Memorial College of Nursing, Datta Meghe Institute of Higher Education and Research; Shalinitai Meghe College of Nursing, Datta Meghe Institute of Higher Education and Research | **DOI:** | 10.7759/cureus.43418 |
| **Fecha:** | 2023 Aug 13 | **Sitio web:** | PubMed Central (PMC) |
| **Editorial:** | Cureus | | |

[s94] - https://pmc.ncbi.nlm.nih.gov/articles/PMC9921002/

| | | | |
|---|---|---|---|
| **Autor:** | Sareen S Gropper | **Título:** | The Role of Nutrition in Chronic Disease |
| **por:** | Christine E. Lynn College of Nursing, Florida Atlantic University | **DOI:** | 10.3390/nu15030664 |
| **Fecha:** | 2023 Jan 28 | **Sitio web:** | PubMed Central (PMC) |
| **Editorial:** | Nutrients | | |

[s95] - https://pmc.ncbi.nlm.nih.gov/articles/PMC8955724/

| | | | |
|---|---|---|---|
| **Autor:** | Panagiotis Stoiloudis, Evangelia Kesidou, Christos Bakirtzis, Styliani-Aggeliki Sintila, Natalia Konstantinidou, Marina Boziki, Nikolaos Grigoriadis | **Título:** | The Role of Diet and Interventions on Multiple Sclerosis: A Review |
| **por:** | 2nd Department of Neurology, AHEPA Hospital, Faculty of Health Sciences, Aristotle University of Thessaloniki | **DOI:** | 10.3390/nu14061150 |
| **Fecha:** | 2022 Mar 9 | **Sitio web:** | PubMed Central (PMC) |
| **Editorial:** | MDPI | | |

[s96] - https://pmc.ncbi.nlm.nih.gov/articles/PMC9721046/

| | | | |
|---|---|---|---|
| **Autor:** | Ewa Czubek, Klaudia Alcer, Mirjana Varjacic, Piotr Romaniuk | **Título:** | The importance and effectiveness of nutritional counselling in patients with autoimmune thyroid diseases in Poland |
| **por:** | Medical University of Silesia, University of Kragujevac, National Library of Medicine (NLM), National Institutes of Health (NIH), Department of Health and Human Services (HHS) | **DOI:** | 10.1186/s12962-022-00397-6 |
| **Fecha:** | 2022 Dec 5 | **Sitio web:** | PubMed Central (PMC) |
| **Editorial:** | Cost Effectiveness and Resource Allocation : C/E | | |

**[s97]** - https://pmc.ncbi.nlm.nih.gov/articles/PMC8620243/
**Autor:** Camilla Barbero Mazzucca, Davide Raineri, Giuseppe Cappellano, Annalisa Chiocchetti
**Título:** How to Tackle the Relationship between Autoimmune Diseases and Diet: Well Begun Is Half-Done
**por:** Università del Piemonte Orientale
**DOI:** 10.3390/nu13113956
**Fecha:** 2021 Nov 5
**Sitio web:** PubMed Central (PMC)
**Editorial:** Nutrients

**[s98]** - https://pmc.ncbi.nlm.nih.gov/articles/PMC2647073/
**Autor:** Denise Holtzman, Jeanmarie Burke
**Título:** Nutritional counseling in the chiropractic practice: a survey of New York practitioners
**por:** New York Chiropractic College
**DOI:** 10.1016/j.jcme.2007.02.008
**Fecha:** 2007
**Sitio web:** PubMed Central (PMC)
**Editorial:** Journal of Chiropractic Medicine

**[s99]** - https://www.myrescuemd.com/nutritionist-salt-lake-city-ut/
**Título:** Registered Dietitian Nutritionist Salt Lake City,UT
**por:** RescueMD
**Fecha:** 2024-11-21
**Sitio web:** myrescuemd.com
**Editorial:** RescueMD

**[s100]** - https://www.mdpi.com/2072-6643/16/22/3961
**Autor:** Aleksandra Anna Kajdas, Agnieszka Żebrowska, Anna Zalewska-Janowska, Aneta Czerwonogrodzka-Senczyna
**Título:** The Role of Nutrition in the Pathogenesis and Treatment of Autoimmune Bullous Diseases—A Narrative Review
**por:** Multidisciplinary Digital Publishing Institute
**DOI:** 10.3390/nu16223961
**Fecha:** 2024-11-20
**Sitio web:** mdpi.com
**Editorial:** Multidisciplinary Digital Publishing Institute

**[s101]** - https://ods.od.nih.gov/factsheets/Selenium-HealthProfessional/
**Título:** Selenium - Health Professional Fact Sheet
**por:** Office of Dietary Supplements, National Institutes of Health (NIH)
**Fecha:** Fri, 14 Feb 2025
**Sitio web:** ods.od.nih.gov

**[s102]** - https://pmc.ncbi.nlm.nih.gov/articles/PMC9101513/
**Autor:** Yana Danailova, Tsvetelina Velikova, Georgi Nikolaev, Zorka Mitova, Alexander Shinkov, Hristo Gagov, Rossitza Konakchieva
**Título:** Nutritional Management of Thyroiditis of Hashimoto
**DOI:** 10.3390/ijms23095144
**Fecha:** 2022 May 5
**Sitio web:** PubMed Central (PMC)
**Editorial:** International Journal of Molecular Sciences

**[s103]** - https://ods.od.nih.gov/factsheets/ImmuneFunction-HealthProfessional/
**Título:** Dietary Supplements for Immune Function and Infectious Diseases - Health Professional Fact Sheet
**por:** National Institutes of Health (NIH)
**Fecha:** Sat, 15 Feb 2025
**Sitio web:** Office of Dietary Supplements (ODS)
**Editorial:** ods.od.nih.gov

**[s104]** - https://pmc.ncbi.nlm.nih.gov/articles/PMC7213601/

| | | | |
|---|---|---|---|
| **Autor:** | Annelise Madison, Janice K Kiecolt-Glaser | **Título:** | Stress, depression, diet, and the gut microbiota: human–bacteria interactions at the core of psychoneuroimmunology and nutrition |
| **por:** | National Library of Medicine (NLM); National Institutes of Health (NIH) | **DOI:** | 10.1016/j.cobeha.2019.01.011 |
| **Fecha:** | 2019 Mar 25 | **Sitio web:** | PubMed Central (PMC) |

**[s105]** - https://pmc.ncbi.nlm.nih.gov/articles/PMC9101513/

| | | | |
|---|---|---|---|
| **Autor:** | Yana Danailova, Tsvetelina Velikova, Georgi Nikolaev, Zorka Mitova, Alexander Shinkov, Hristo Gagov, Rossitza Konakchieva | **Título:** | Nutritional Management of Thyroiditis of Hashimoto |
| **DOI:** | 10.3390/ijms23095144 | **Fecha:** | 2022 May 5 |
| **Sitio web:** | PubMed Central (PMC) | **Editorial:** | International Journal of Molecular Sciences |

**[s106]** - https://pmc.ncbi.nlm.nih.gov/articles/PMC7284442/

| | | | |
|---|---|---|---|
| **Autor:** | Chiara Gioia, Bruno Lucchino, Maria Grazia Tarsitano, Cristina Iannuccelli, Manuela Di Franco | **Título:** | Dietary Habits and Nutrition in Rheumatoid Arthritis: Can Diet Influence Disease Development and Clinical Manifestations? |
| **por:** | Dipartimento di Scienze Cliniche, Internistiche, Anestesiologiche e Cardiovascolari-Reumatologia, Sapienza University of Rome; Dipartimento di Medicina Sperimentale, Sapienza University of Rome | **DOI:** | 10.3390/nu12051456 |
| **Fecha:** | 2020 May 18 | **Sitio web:** | PubMed Central (PMC) |
| **Editorial:** | Nutrients | | |

**[s107]** - https://pmc.ncbi.nlm.nih.gov/articles/PMC5647120/

| | | | |
|---|---|---|---|
| **Autor:** | Gauree G Konijeti, NaMee Kim, James D Lewis, Shauna Groven, Anita Chandrasekaran, Sirisha Grandhe, Caroline Diamant, Emily Singh, Glenn Oliveira, Xiaoyun Wang, Bhuvan Molparia, Ali Torkamani | **Título:** | Efficacy of the Autoimmune Protocol Diet for Inflammatory Bowel Disease |
| **DOI:** | 10.1097/MIB.0000000000001221 | **Fecha:** | 2017 Aug 29 |
| **Sitio web:** | PubMed Central (PMC) | | |

**[s108]** - https://pmc.ncbi.nlm.nih.gov/articles/PMC10057655/

| | | | |
|---|---|---|---|
| **Autor:** | Antonina Kurowska, Wojciech Ziemichód, Mariola Herbet, Iwona Pią tkowska-Chmiel | **Título:** | The Role of Diet as a Modulator of the Inflammatory Process in the Neurological Diseases |
| **por:** | Medical University of Lublin | **DOI:** | 10.3390/nu15061436 |
| **Fecha:** | 2023 Mar 16 | **Sitio web:** | PMC (PubMed Central) |
| **Editorial:** | MDPI | | |

**[s109]** - https://pmc.ncbi.nlm.nih.gov/articles/PMC5426415/

| | | | |
|---|---|---|---|
| **Autor:** | Waqas Sami, Tahir Ansari, Nadeem Shafique Butt, Mohd Rashid Ab Hamid | **Título:** | Effect of diet on type 2 diabetes mellitus: A review |
| **Fecha:** | 2017 Apr-Jun | **Sitio web:** | PubMed Central (PMC) |
| **Editorial:** | International Journal of Health Sciences | | |

**[s110]** - https://pmc.ncbi.nlm.nih.gov/articles/PMC10720671/

| | | | |
|---|---|---|---|
| **Autor:** | Anil Patani, Deepak Balram, Virendra Kumar Yadav, Kuang-Yow Lian, Ashish Patel, Dipak Kumar Sahoo | **Título:** | Harnessing the power of nutritional antioxidants against adrenal hormone imbalance-associated oxidative stress |
| **DOI:** | 10.3389/fendo.2023.1271521 | **Fecha:** | 2023 Nov 30 |
| **Sitio web:** | PubMed Central (PMC) | **Editorial:** | Frontiers in Endocrinology |

**[s111]** - https://pmc.ncbi.nlm.nih.gov/articles/PMC10176046/

| | | | |
|---|---|---|---|
| **Autor:** | Idris Zubairu Sadiq | **Título:** | Lifestyle medicine as a modality for prevention and management of chronic diseases |
| **DOI:** | 10.1016/j.jtumed.2023.04.001 | **Fecha:** | 2023 Apr 15 |
| **Sitio web:** | PubMed Central (PMC) | **Editorial:** | Journal of Taibah University Medical Sciences |

**[s112]** - https://www.ncbi.nlm.nih.gov/books/NBK540989/

| | | | |
|---|---|---|---|
| **Autor:** | Sarosh Vaqar, Karen B. Shackelford | **Título:** | Pernicious Anemia |
| **por:** | StatPearls Publishing | **Fecha:** | 2023/05/08 |
| **Sitio web:** | NCBI Bookshelf | **Editorial:** | StatPearls Publishing |

**[s113]** - https://pmc.ncbi.nlm.nih.gov/articles/PMC9101513/

| | | | |
|---|---|---|---|
| **Autor:** | Yana Danailova, Tsvetelina Velikova, Georgi Nikolaev, Zorka Mitova, Alexander Shinkov, Hristo Gagov, Rossitza Konakchieva | **Título:** | Nutritional Management of Thyroiditis of Hashimoto |
| **DOI:** | 10.3390/ijms23095144 | **Fecha:** | 2022 May 5 |
| **Sitio web:** | PubMed Central (PMC) | **Editorial:** | International Journal of Molecular Sciences |

**[s114]** - https://pmc.ncbi.nlm.nih.gov/articles/PMC10880862/

| | | | |
|---|---|---|---|
| **Autor:** | Maria Nieves Garcia-Casal, Omar Dary, Maria Elena Jefferds, Sant-Rayn Pasricha | **Título:** | Diagnosing anemia: Challenges selecting methods, addressing underlying causes, and implementing actions at the public health level |
| **DOI:** | 10.1111/nyas.14996 | **Fecha:** | 2023 Apr 15 |
| **Sitio web:** | PubMed Central (PMC) | **Editorial:** | Annals of the New York Academy of Sciences |

**[s115]** -
https://www.nia.nih.gov/health/healthy-eating-nutrition-and-diet/healthy-meal-planning-tips-older-adults

| | | | |
|---|---|---|---|
| **Título:** | Healthy Meal Planning: Tips for Older Adults | **por:** | National Institute on Aging |
| **Sitio web:** | National Institute on Aging | | |

[s116] - https://pmc.ncbi.nlm.nih.gov/articles/PMC5426415/

| | | | |
|---|---|---|---|
| **Autor:** | Waqas Sami, Tahir Ansari, Nadeem Shafique Butt, Mohd Rashid Ab Hamid | **Título:** | Effect of diet on type 2 diabetes mellitus: A review |
| **por:** | Universiti Malaysia Pahang; Majmaah University; King Abdulaziz University | **Fecha:** | 2017 Apr-Jun |
| **Sitio web:** | PubMed Central (PMC) | **Editorial:** | International Journal of Health Sciences |

# Fuentes de imágenes

Las imágenes no listadas son de creación propia o fueron adquiridas con la licencia correspondiente. Todos los derechos están reservados para estas imágenes.

Para todas las demás imágenes listadas aquí:
Ninguna de las imágenes fue modificada, solo se ajustó la resolución. En la versión eBook, las imágenes se compilaron en collages numerados. Todas las imágenes permanecen sujetas a su licencia original y se utilizan de acuerdo con sus respectivos términos de licencia. Si descubre errores de atribución u otras discrepancias, contáctenos.

Fecha de la revisión final de la imagen: 2025-02-19.

### Licencia utilizada

| | |
|---|---|
| CC0 | http://creativecommons.org/publicdomain/zero/1.0/deed.en |

### Créditos de imágenes

**[i1]** - 001_001_001_image_mikrobiota.jpeg
https://upload.wikimedia.org/wikipedia/commons/6/6c/Bacteroides_biacutis_01.jpg

| | | | |
|---|---|---|---|
| **Date:** | 2007-03-29 | **por:** | Angusmclellan |
| **Artista:** | US gov | **License:** | Public domain |

**[i2]** - 001_001_001_image_omega3fettsaeuren.jpeg
https://upload.wikimedia.org/wikipedia/commons/f/fb/Sunsplash_omega3_leinsameno.jpg

| | | | |
|---|---|---|---|
| **Date:** | 2005-08-07 | **por:** | VisualBeo |
| **Artista:** | Christian H. | **License:** | Public domain |

**[i3]** - 001_001_001_image_immunzelle.jpeg
https://upload.wikimedia.org/wikipedia/commons/8/82/SEM_blood_cells.jpg

| | | | |
|---|---|---|---|
| **Date:** | Date | **por:** | Tm |
| **Artista:** | Bruce Wetzel (photographer). Harry Schaefer (photographer) | **License:** | Public domain |

**[i4]** - 001_001_002_image_antioxidantien.jpeg
https://upload.wikimedia.org/wikipedia/commons/3/3c/Glutathione-3D-vdW.png

| | | | |
|---|---|---|---|
| **Date:** | 2007-06-24 | **por:** | dodekairaamen |
| **Artista:** | Ben Mills | **License:** | Public domain |

**[i5]** - 001_001_002_image_kurzkettige_fettsaeuren.jpeg
https://upload.wikimedia.org/wikipedia/commons/3/32/Valeric-acid-3D-balls-B.png
**Date:** 2010-08-01 **por:** Jynto
**License:** Public domain

**[i6]** - 001_001_003_image_phytonaehrstoffe.jpeg
https://upload.wikimedia.org/wikipedia/commons/4/46/Bureau_of_Chemistry_Phytochemical_Laboratory_-_DPLA_-_4c67f498d16765ead99c84938171cff4.jpg
**Date:** 1916 **por:** DPLA bot
**Artista:** United States. Food and Drug Administration **License:** Public domain

**[i7]** - 001_002_001_image_huelsenfruechte.jpeg
https://upload.wikimedia.org/wikipedia/commons/e/e7/Various_legumes.jpg
**Date:** 2013-12-13 **por:** FarnhamJ
**Artista:** Keith Weller, Agricultural Research Service, USDA **License:** Public domain

**[i8]** - 001_002_001_image_transfette.jpeg
https://upload.wikimedia.org/wikipedia/commons/d/d4/Avoiding_Trans_Fat.png
**Date:** 2015-06-11 **por:** Reginarolague
**Artista:** The U.S. Food and Drug Administration **License:** Public domain

**[i9]** - 001_002_001_image_naehrstoffdefizit.jpeg
https://upload.wikimedia.org/wikipedia/commons/2/26/Pink_dandelion.jpg
**Date:** 2013-10-31 **por:** Natr
**License:** CC0

**[i10]** - 001_002_002_image_meeresfruechte.jpeg
https://upload.wikimedia.org/wikipedia/commons/4/45/Seafood_Linguine_%40_the_Caledonian_Hotel%2C_North_Adelaide_20240903-130351.jpg
**Date:** 2024-09-03 **por:** RegionVisitor90
**License:** CC0

**[i11]** - 001_002_002_image_olivenoel.jpeg
https://upload.wikimedia.org/wikipedia/commons/9/9e/Olive_Oil_%28Unsplash%29.jpg
**Date:** 2016-09-27 **por:** Fae
**Artista:** robertina **License:** CC0

**[i12]** - 001_002_002_image_tumornekrosefaktoralpha.jpeg
https://upload.wikimedia.org/wikipedia/commons/d/d0/TNF-alpha.png
**Date:** 2009-05-15 **por:** Doxepine
**License:** Public domain

**[i13]** - 001_002_002_image_vollkornprodukte.jpeg
https://upload.wikimedia.org/wikipedia/commons/f/f5/QuinoaGrains.jpg
**Date:** 2008-04-09 **por:** Ben pcc
**Artista:** User:Ben_pcc **License:** Public domain

**[i14]** - 001_002_003_image_ingwer.jpeg
https://upload.wikimedia.org/wikipedia/commons/a/a2/Ginger-cross-section.jpg
**Date:** 31 March 2007 **por:** Snarkmaster
**License:** Public domain

**[i15]** - 001_002_003_image_zimt.jpeg
https://upload.wikimedia.org/wikipedia/commons/d/db/Cinnamon_sticks_%282%29.jpg
**Date:** 2024-04-09 **por:** Fumikas Sagisavas
**License:** CC0

**[i16]** - 001_003_002_image_hashimotothyreoiditis.jpeg
https://upload.wikimedia.org/wikipedia/commons/f/f9/Hashimoto_Thyroiditis.jpg

| | | | |
|---|---|---|---|
| **Date:** | 2010-08-30 | **por:** | Schomynv |
| **License:** | Public domain | | |

**[i17]** - 001_003_002_image_interleukin2.jpeg
https://upload.wikimedia.org/wikipedia/commons/8/87/IL2_Crystal_Structure.png

| | | | |
|---|---|---|---|
| **Date:** | 2006-10-12 | **por:** | Sedmic |
| **Artista:** | Ramin Herati | **License:** | Public domain |

**[i18]** - 001_003_002_image_lymphozyt.jpeg
https://upload.wikimedia.org/wikipedia/commons/8/89/SEM_Lymphocyte.jpg

| | | | |
|---|---|---|---|
| **Date:** | 1976-09-20 | **por:** | DO11.10 |
| **License:** | Public domain | | |

**[i19]** - 001_003_003_image_carotinoide.jpeg
https://upload.wikimedia.org/wikipedia/commons/1/14/Pumpkin_Pie.jpg

| | | | |
|---|---|---|---|
| **Date:** | 2012-03-11 | **por:** | Jean-Frédéric |
| **Artista:** | Peggy Greb | **License:** | Public domain |

**[i20]** - 002_001_001_image_eier.jpeg
https://upload.wikimedia.org/wikipedia/commons/8/8f/Eggs_and_French_fries.jpg

| | | | |
|---|---|---|---|
| **Date:** | 2023-09-11 | **por:** | Doglover41 |
| **License:** | CC0 | | |

**[i21]** - 002_001_001_image_kokosoel.jpeg
https://upload.wikimedia.org/wikipedia/commons/2/2a/JUKEG_COCONUT_OIL.jpg

| | | | |
|---|---|---|---|
| **Date:** | 2024-09-12 | **por:** | Jukegventures |
| **License:** | CC0 | | |

**[i22]** - 002_001_001_image_leber.jpeg
https://upload.wikimedia.org/wikipedia/commons/6/67/Beef%2BLiver.jpg

| | | | |
|---|---|---|---|
| **Date:** | 2024-07-19 | **por:** | Lucia Skhosana |
| **Artista:** | Unknown authorUnknown author | **License:** | CC0 |

**[i23]** - 002_001_001_image_spinat.jpeg
https://upload.wikimedia.org/wikipedia/commons/2/25/Classic_spinach_salad.jpg

| | | | |
|---|---|---|---|
| **Date:** | 2024-04-16 | **por:** | Valereee |
| **License:** | CC0 | | |

**[i24]** - 002_001_003_image_blutzuckerspiegel.jpeg
https://upload.wikimedia.org/wikipedia/commons/f/f7/Testing_Blood_Sugar_Levels.jpg

| | | | |
|---|---|---|---|
| **Date:** | 2015-05-20 | **por:** | Laurajohnson09 |
| **Artista:** | Reversing Your Diabetes Today | **License:** | CC0 |

**[i25]** - 002_001_003_image_gemuesesmoothie.jpeg
https://upload.wikimedia.org/wikipedia/commons/0/0c/Kiwi_Smoothie.jpg

| | | | |
|---|---|---|---|
| **Date:** | 2018-05-15 | **por:** | LukeTriton |
| **Artista:** | rawpixel.com | **License:** | CC0 |

**[i26]** - 002_001_003_image_naehrstoffzufuhr.jpeg
https://upload.wikimedia.org/wikipedia/commons/1/19/Diet-ge013ccb43_1920.jpg

| | | | |
|---|---|---|---|
| **Date:** | 2015-01-31 | **por:** | Billy593pts |
| **Artista:** | Stevepb | **License:** | CC0 |

**[i27]** - 002_001_003_image_proteinpulver.jpeg
https://upload.wikimedia.org/wikipedia/commons/1/1b/Osaka_protein_shaker.jpg

| | | | |
|---|---|---|---|
| **Date:** | 2011-03-08 | **por:** | Karnaz |
| **License:** | CC0 | | |

**[i28]** - 002_001_003_image_heisshungerattacken.jpeg
https://upload.wikimedia.org/wikipedia/commons/d/d2/Cravings_%28Unsplash%29.jpg

| | | | |
|---|---|---|---|
| **Date:** | Taken | **por:** | Fae |
| **Artista:** | brookelark | **License:** | CC0 |

**[i29]** - 002_002_001_image_vitamin_a.jpeg
https://upload.wikimedia.org/wikipedia/commons/9/9e/Retinol_3D_balls.png

| | | | |
|---|---|---|---|
| **Date:** | 2011-06-15 | **por:** | Jynto |
| **License:** | CC0 | | |

**[i30]** - 002_002_001_image_betacarotin.jpeg
https://upload.wikimedia.org/wikipedia/commons/6/65/Beta-Carotene-3D-spacefill.png

| | | | |
|---|---|---|---|
| **Date:** | 2011-01-27 | **por:** | Jynto |
| **License:** | CC0 | | |

**[i31]** - 002_002_001_image_einwecken.jpeg
https://upload.wikimedia.org/wikipedia/commons/4/43/Strawberry_jam_%28home_preservation%29.jpg

| | | | |
|---|---|---|---|
| **Date:** | 2016-04-27 | **por:** | Ser Amantio di Nicolao |
| **Artista:** | Nutrition, Food Safety & Health | **License:** | CC0 |

**[i32]** - 002_002_001_image_kohlendioxid.jpeg
https://upload.wikimedia.org/wikipedia/commons/3/35/Carbon_dioxide_structure.png

| | | | |
|---|---|---|---|
| **Date:** | 2/21/10 | **por:** | Benji9072 |
| **License:** | Public domain | | |

**[i33]** - 002_002_002_image_brokkoli.jpeg
https://upload.wikimedia.org/wikipedia/commons/4/4f/Basket_of_broccoli_in_Singapore_market.jpg

| | | | |
|---|---|---|---|
| **Date:** | 2009-09-05 | **por:** | File Upload Bot (Magnus Manske) |
| **Artista:** | David | **License:** | Public domain |

**[i34]** - 002_002_002_image_leinoel.jpeg
https://upload.wikimedia.org/wikipedia/commons/9/9e/Flaxseed_is_fed_into_a_battery_of_five-roller_grinders%2C_the_first_step_in_extracting_linseed_oil_-_NARA_-_283916.jpg

| | | | |
|---|---|---|---|
| **Date:** | circa | **por:** | US National Archives bot |
| **Artista:** | class="fn value"> Unknown authorUnknown author or not provided | **License:** | Public domain |

**[i35]** - 002_002_002_image_walnuss.jpeg
https://upload.wikimedia.org/wikipedia/commons/1/1b/Juglans_regia_2009_G2.jpg

| | | | |
|---|---|---|---|
| **Date:** | 2009-06-25 | **por:** | George Chernilevsky |
| **License:** | Public domain | | |

**[i36]** - 002_002_003_image_chutney.jpeg
https://upload.wikimedia.org/wikipedia/commons/b/bb/Jars_of_Welsh_chutney_and_preserves.jpg

| | | | |
|---|---|---|---|
| **Date:** | 2010-09 | **por:** | Vouliagmeni |
| **License:** | Public domain | | |

**[i37]** - 002_002_003_image_kefir.jpeg
https://upload.wikimedia.org/wikipedia/commons/2/25/Kefir-insieme.jpg

| | | | |
|---|---|---|---|
| **Date:** | 2007-09-09 | **por:** | Bermas66~commonswiki |
| **Artista:** | Bermas66 | **License:** | Public domain |

**[i38]** - 002_002_003_image_kimchi.jpeg
https://upload.wikimedia.org/wikipedia/commons/b/b2/Kimchi_pancake_-_Korpan_2023-07-03.jpg

| | | | |
|---|---|---|---|
| **Date:** | 2023-07-03 | **por:** | Onthewings |
| **Artista:** | Andy Li | **License:** | CC0 |

**[i39]** - 002_002_003_image_sauerkraut.jpeg
https://upload.wikimedia.org/wikipedia/commons/6/61/German_sausages_in_Tokyo%2C_plus_sauerkraut_and_mustard.jpg

| | | | |
|---|---|---|---|
| **Date:** | 3 October 2020 | **por:** | Syced |
| **License:** | CC0 | | |

**[i40]** - 002_003_001_image_vitamin_c.jpeg
https://upload.wikimedia.org/wikipedia/commons/d/dd/Vitamin_C_%281989_calendar_march%29.jpg

| | | | |
|---|---|---|---|
| **Date:** | 1989-01 | **por:** | Fae |
| **Artista:** | Bill Branson (Photographer) | **License:** | Public domain |

**[i41]** - 002_003_001_image_daempfen.jpeg
https://upload.wikimedia.org/wikipedia/commons/6/6a/Steaming_frozen_food_1.jpg

| | | | |
|---|---|---|---|
| **Date:** | 4 April 2009, 11:52:49 | **por:** | Sameboat |
| **License:** | Public domain | | |

**[i42]** - 002_003_001_image_mikrowellenkochen.jpeg
https://upload.wikimedia.org/wikipedia/commons/6/6d/Stove_oven_combination_and_microwave_oven.jpg

| | | | |
|---|---|---|---|
| **Date:** | 2010-01-16 | **por:** | Northamerica1000 |
| **Artista:** | Tomwsulcer | **License:** | CC0 |

**[i43]** - 002_003_002_image_blanchieren.jpeg
https://upload.wikimedia.org/wikipedia/commons/e/e9/Blanched_almonds.jpg

| | | | |
|---|---|---|---|
| **Date:** | 2009-10-26 | **por:** | Nadiatalent |
| **License:** | Public domain | | |

**[i44]** - 002_003_003_image_einfrieren.jpeg
https://upload.wikimedia.org/wikipedia/commons/4/47/Refrigerator_with_frozen_foods_in_Sailor_House_%281%29.jpg

| | | | |
|---|---|---|---|
| **Date:** | 2022-02-19 | **por:** | Onthewings |
| **Artista:** | Andy Li | **License:** | CC0 |

**[i45]** - 002_003_003_image_eintoepfe.jpeg
https://upload.wikimedia.org/wikipedia/commons/4/41/Cream_Stew_001.jpg

| | | | |
|---|---|---|---|
| **Date:** | 2021-07-20 | **por:** | Ocdp |
| **License:** | CC0 | | |

**[i46]** - 002_003_003_image_vorkochen.jpeg
https://upload.wikimedia.org/wikipedia/commons/7/70/Cooking_pot_MET_me34_107_27.jpg

| | | | |
|---|---|---|---|
| **Date:** | circa III–VII century A.D. | **por:** | Pharos |
| **License:** | CC0 | | |

**[i47]** - 003_001_001_image_ballaststoffe.jpeg
https://upload.wikimedia.org/wikipedia/commons/3/3d/Fruit%2C_Vegetables_and_Grain_NCI_Visuals_Online.jpg

| | | | |
|---|---|---|---|
| **Date:** | 1989 | **por:** | Lobo |
| **Artista:** | Unknown authorUnknown author | **License:** | Public domain |

**[i48]** - 003_001_002_image_proteinprofil.jpeg
https://upload.wikimedia.org/wikipedia/commons/7/77/FDA_Center_for_Food_Safety_%26_Applied_Nutrition_%28CFSAN%29_6540_%2887548677859%29.jpg

| | | | |
|---|---|---|---|
| **Date:** | 2013-04-10 | **por:** | Vanished Account Byeznhpyxeuztibuo |
| **Artista:** | The U.S. Food and Drug Administration | **License:** | Public domain |

**[i49]** - 003_002_001_image_autoimmunthyreoiditis.jpeg
https://upload.wikimedia.org/wikipedia/commons/d/df/Histopathology_of_non-specific_chronic_thyroiditis.jpg

| | | | |
|---|---|---|---|
| **Date:** | 2023-01-08 | **por:** | Mikael Häggström |
| **License:** | CC0 | | |

**[i50]** - 003_002_001_image_pemphigus.jpeg
https://upload.wikimedia.org/wikipedia/commons/8/87/Pemphigus_vulgaris.jpg

| | | | |
|---|---|---|---|
| **Date:** | 2024-11-24 | **por:** | Sajid Sharif |
| **License:** | CC0 | | |

**[i51]** - 003_002_002_image_nahrungsmittelallergen.jpeg
https://upload.wikimedia.org/wikipedia/commons/b/bb/Hives_on_back.jpg

| | | | |
|---|---|---|---|
| **Date:** | 2008-07-22 | **por:** | Brigban |
| **Artista:** | DLdoubleE | **License:** | Public domain |

**[i52]** - 003_003_001_image_stevia_rebaudiana.jpeg
https://upload.wikimedia.org/wikipedia/commons/0/0f/Stevia_rebaudiana_%28potted_plant%29.jpg

| | | | |
|---|---|---|---|
| **Date:** | 2010-10-17 | **por:** | Gabriela Ruellan |
| **Artista:** | Gabriela F. Ruellan | **License:** | CC0 |

**[i53]** - 003_003_002_image_buchweizen.jpeg
https://upload.wikimedia.org/wikipedia/commons/e/e1/Fagopyrum_sagittatum.jpg

| | | | |
|---|---|---|---|
| **Date:** | 2008-09-04 | **por:** | Atilin |
| **License:** | Public domain | | |

**[i54]** - 003_003_002_image_hirse.jpeg
https://upload.wikimedia.org/wikipedia/commons/f/f0/Grain_millet%2C_early_grain_fill%2C_Tifton%2C_7-3-02.jpg

| | | | |
|---|---|---|---|
| **Date:** | 2005-10-29 | **por:** | Dlanglois |
| **License:** | Public domain | | |

**[i55]** - 003_003_002_image_quinoa.jpeg
https://upload.wikimedia.org/wikipedia/commons/1/16/Bolivian_tricolor_quinoa_%282%29.jpg

| | | | |
|---|---|---|---|
| **Date:** | 2024-04-09 | **por:** | Fumikas Sagisavas |
| **License:** | CC0 | | |

**[i56]** - 003_003_002_image_sorghum.jpeg
https://upload.wikimedia.org/wikipedia/commons/d/df/Sorghum.jpg

| | | | |
|---|---|---|---|
| **Date:** | before | **por:** | Slomox |
| **Artista:** | Larry Rana, USDA | **License:** | Public domain |

**[i57]** - 003_003_003_image_cashew.jpeg
https://upload.wikimedia.org/wikipedia/commons/4/4d/Macadamia_nut_milk_1.jpg

| | | | |
|---|---|---|---|
| **Date:** | 2022-06-13 | **por:** | Mx. Granger |
| **License:** | CC0 | | |

**[i58]** - 003_003_003_image_erbse.jpeg
https://upload.wikimedia.org/wikipedia/commons/8/85/Pea_protein_milk_with_yellow_split_peas.jpg

| | | | |
|---|---|---|---|
| **Date:** | 2020-07-26 | **por:** | Mx. Granger |
| **License:** | CC0 | | |

**[i59]** - 003_003_003_image_hafer.jpeg
https://upload.wikimedia.org/wikipedia/commons/3/3a/Field_with_mixed_intercropping_of_oat_and_rye.jpg

| | | | |
|---|---|---|---|
| **Date:** | 2018-07-10 | **por:** | W.carter |
| **License:** | CC0 | | |

**[i60]** - 003_003_003_image_kokosnuss.jpeg
https://upload.wikimedia.org/wikipedia/commons/3/3d/Coconut_palm_trees_Limewashed_-_In_Coimbatore_District.jpg

| | | | |
|---|---|---|---|
| **Date:** | 2018-12-21 | **por:** | Deadrat |
| **Artista:** | deadrat | **License:** | CC0 |

**[i61]** - 003_003_003_image_mandel.jpeg
https://upload.wikimedia.org/wikipedia/commons/4/4d/Almonds02.jpg

| | | | |
|---|---|---|---|
| **Date:** | 2006-08-09 | **por:** | Danielle dk |
| **Artista:** | Danielle_dk | **License:** | Public domain |

**[i62]** - 003_003_003_image_reis.jpeg
https://upload.wikimedia.org/wikipedia/commons/a/af/Rice_milk.jpg

| | | | |
|---|---|---|---|
| **Date:** | 2018-01-29 | **por:** | Phonet |
| **Artista:** | Daniele Pellati | **License:** | CC0 |

**[i63]** - 003_003_003_image_sojabohne.jpeg
https://upload.wikimedia.org/wikipedia/commons/8/82/Soybean.USDA.jpg

| | | | |
|---|---|---|---|
| **Date:** | 2004-11-20 | **por:** | Jurema Oliveira |
| **License:** | Public domain | | |

**[i64]** - 004_001_001_image_nahrungsmittel.jpeg
https://upload.wikimedia.org/wikipedia/commons/6/6d/Good_Food_Display_-_NCI_Visuals_Online.jpg

| | | | |
|---|---|---|---|
| **Date:** | 1988-12 | **por:** | Lobo |
| **Artista:** | Unknown authorUnknown author | **License:** | Public domain |

**[i65]** - 004_001_002_image_mediterrane_diaet.jpeg
https://upload.wikimedia.org/wikipedia/commons/8/8b/Michael_Taylor_and_colleagues_visit_the_farm_stand_owned_by_the_Spear_family_in_Waldoboro.jpg

| | | | |
|---|---|---|---|
| **Date:** | 2013-08-18 | **por:** | Darlenefrivera |
| **Artista:** | The U.S. Food and Drug Administration | **License:** | Public domain |

**[i66]** - 004_001_002_image_fluessigkeitsdiaet.jpeg
https://upload.wikimedia.org/wikipedia/commons/a/a8/Milk_Pitcher_With_Lid.jpg

| | | | |
|---|---|---|---|
| **Date:** | 2008-10-14 | **por:** | Pitcherman |
| **License:** | Public domain | | |

**[i67]** - 004_001_003_image_nachtschattengewaechse.jpeg
https://upload.wikimedia.org/wikipedia/commons/8/8b/Brugmansia_lg.jpg

| | | | |
|---|---|---|---|
| **Date:** | 2005-04-20 | **por:** | MattKingston~commonswiki |
| **License:** | Public domain | | |

**[i68]** - 004_002_003_image_cholesterin.jpeg
https://upload.wikimedia.org/wikipedia/commons/4/48/Cholesterol_molecule_skeletal.png

| | | | |
|---|---|---|---|
| **Date:** | 2011-08-04 | **por:** | Jynto |
| **License:** | CC0 | | |

**[i69]** - 004_002_003_image_multivitaminpraeparat.jpeg
https://upload.wikimedia.org/wikipedia/commons/2/23/New_Reference_Material_Can_Improve_testing_of_Multivitamin_Tablets_%285880985736%29.jpg

| | | | |
|---|---|---|---|
| **Date:** | 2009-02-10 | **por:** | Vanished Account Byeznhpyxeuztibuo |
| **Artista:** | National Institute of Standards and Technology | **License:** | Public domain |

**[i70]** - 004_003_001_image_blutbild.jpeg
https://upload.wikimedia.org/wikipedia/commons/e/e2/Blood_Types.jpg

| | | | |
|---|---|---|---|
| **Date:** | 2023-08-02 | **por:** | Bondarev.gal |
| **License:** | CC0 | | |

**[i71]** - 004_003_002_image_nahrungsergaenzungsmittel.jpeg
https://upload.wikimedia.org/wikipedia/commons/f/f1/Iodine_pills.jpg

| | | | |
|---|---|---|---|
| **Date:** | 2014-12-02 | **por:** | Mx. Granger |
| **License:** | CC0 | | |

**[i72]** - 004_003_003_image_mineralstoff.jpeg
https://upload.wikimedia.org/wikipedia/commons/7/72/Minerals.jpg

| | | | |
|---|---|---|---|
| **Date:** | 2006-03-11 | **por:** | Gap |
| **Artista:** | United States Geological Survey | **License:** | Public domain |

**[i73]** - 004_003_003_image_chiropraktik.jpeg
https://upload.wikimedia.org/wikipedia/commons/e/e0/KARUNK%21_%288223029%29.jpg

| | | | |
|---|---|---|---|
| **Date:** | Taken | **por:** | OptimusPrimeBot |
| **Artista:** | Bryan Gatchell | **License:** | Public domain |

**[i74]** - 004_003_003_image_ernaehrungsprotokoll.jpeg
https://upload.wikimedia.org/wikipedia/commons/d/df/Diary_of_Benjamin_Bennett_Briggs%2C_1849_%2822863%29.jpg

| | | | |
|---|---|---|---|
| **Date:** | 1849 | **por:** | Fae |
| **Artista:** | Briggs, Benjamin, fl. 1873-1879 | **License:** | Public domain |

**[i75]** - 005_001_001_image_lebensstil.jpeg
https://upload.wikimedia.org/wikipedia/commons/e/eb/Maintaining_a_healthy_lifestyle.jpg

| | | | |
|---|---|---|---|
| **Date:** | 2024-10-10 | **por:** | Keyidin28 |
| **License:** | CC0 | | |

**[i76]** - 005_001_001_image_stressmanagement.jpeg
https://upload.wikimedia.org/wikipedia/commons/3/35/57th_RQS_PJs_perform_cold_exposure_training_with_Wim_Hof_Instructor_%287352074%29.jpg

| | | | |
|---|---|---|---|
| **Date:** | Taken | **por:** | OptimusPrimeBot |
| **Artista:** | Brooke Keisler | **License:** | Public domain |

**[i77]** - 005_001_002_image_fette.jpeg
https://upload.wikimedia.org/wikipedia/commons/f/fe/Nutrition_Facts_label_with_94%25_saturated_fat_per_serving.jpg

| | | | |
|---|---|---|---|
| **Date:** | 2014-04-17 | **por:** | B137 |
| **License:** | CC0 | | |

**[i78]** - 005_001_002_image_gluten.jpeg
https://upload.wikimedia.org/wikipedia/commons/b/b3/Gluten_Sources.png

| | | | |
|---|---|---|---|
| **Date:** | 29 July 2007 | **por:** | IKAl |
| **Artista:** | Photograph by Pdeitiker | **License:** | Public domain |

**[i79]** - 005_001_002_image_kohlenhydrate.jpeg
https://upload.wikimedia.org/wikipedia/commons/0/00/KetoCal.jpg

| | | | |
|---|---|---|---|
| **Date:** | 2008-03-02 | **por:** | Colin |
| **License:** | Public domain | | |

**[i80]** - 005_001_003_image_vitamin_d.jpeg
https://upload.wikimedia.org/wikipedia/commons/0/0a/Vitamin_D_SRM_%2859410783900%29.jpg

| | | | |
|---|---|---|---|
| **Date:** | 2009-06-12 | **por:** | Vanished Account Byeznhpyxeuztibuo |
| **Artista:** | National Institute of Standards and Technology | **License:** | Public domain |

**[i81]** - 005_003_001_image_laborparameter.jpeg
https://upload.wikimedia.org/wikipedia/commons/0/0c/Barbara_Askins%2C_Chemist_-_GPN-2004-00022.jpg

| | | | |
|---|---|---|---|
| **Date:** | 1978 | **por:** | BotMultichillT |
| **Artista:** | NASA | **License:** | Public domain |

**[i82]** - 005_003_001_image_medizinische_untersuchungen.jpeg
https://upload.wikimedia.org/wikipedia/commons/d/dc/230525-F-AV821-202_-_USS_Oscar_Austin_%28DDG_79%29_Hospital_Corpsman_highlight_during_Formidable_Shield_2023.jpg

| | | | |
|---|---|---|---|
| **Date:** | 2023-05-25 | **por:** | Noah Wulf |
| **Artista:** | Senior Airman Jan Valle | **License:** | Public domain |

**[i83]** - 005_003_001_image_rote_blutkoerperchen.jpeg
https://upload.wikimedia.org/wikipedia/commons/5/5b/Red_blood_cells_infected_with_malaria.jpg

| | | | |
|---|---|---|---|
| **Date:** | 2016-03-30 | **por:** | Iluvicedtea |
| **Artista:** | Rick Fairhurst and Jordan Zuspann, National Institute of Allergy and Infectious Diseases, National Institutes of Health | **License:** | Public domain |

**[i84]** - 005_003_002_image_haemoglobin.jpeg
https://upload.wikimedia.org/wikipedia/commons/4/41/Hemoglobin-model-large-1.png

| | | | |
|---|---|---|---|
| **Date:** | 2021-10-28 | **por:** | RFZYNSPY |
| **License:** | CC0 | | |

**[i85]** - 005_003_002_image_blutsenkungsgeschwindigkeit.jpeg
https://upload.wikimedia.org/wikipedia/commons/9/9d/StaRRsed_pipet_array.jpg

| | | | |
|---|---|---|---|
| **Date:** | 2013-04-17 | **por:** | MechESR |
| **License:** | CC0 | | |

**[i86]** - 005_003_002_image_creaktives_protein.jpeg
https://upload.wikimedia.org/wikipedia/commons/f/f5/Computer-generated_image_of_the_structure_for_C-reactive_protein.jpg

| | | | |
|---|---|---|---|
| **Date:** | 2009-11-03 | **por:** | Maureendberryhill |
| **Artista:** | National Institute of Standards and Technology | **License:** | Public domain |

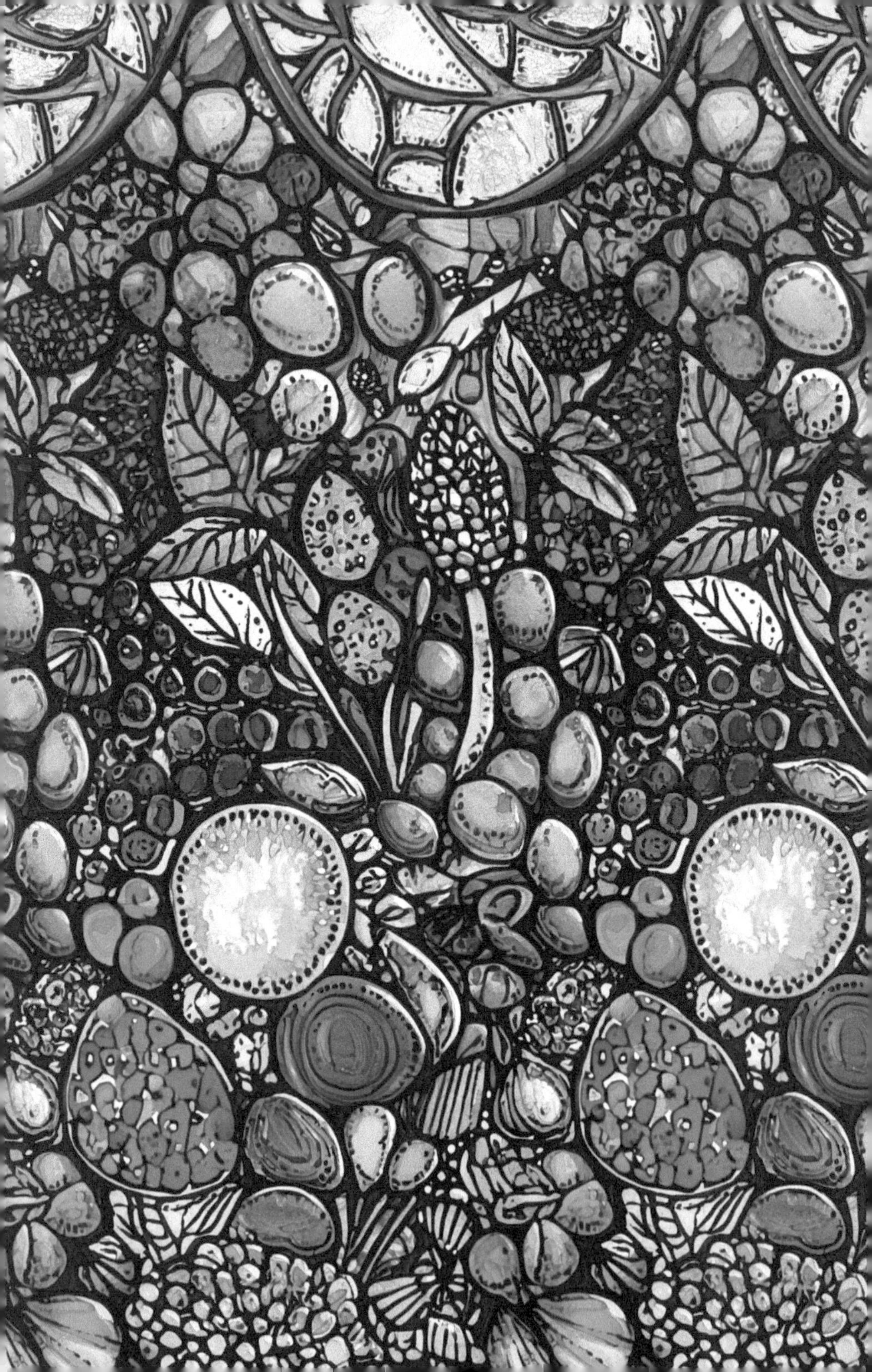

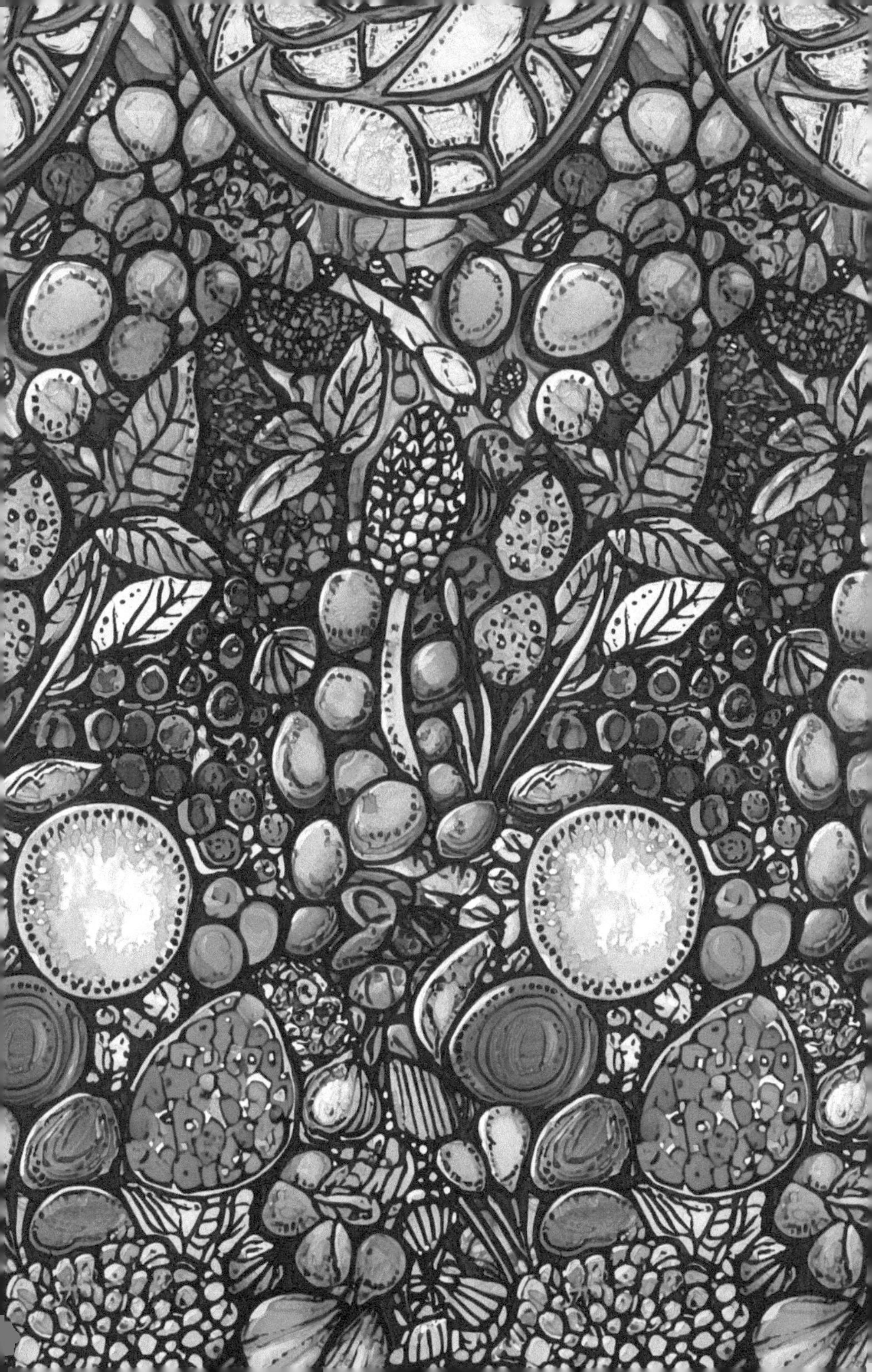

FSC
www.fsc.org
MIX
Papier | Fördert gute Waldnutzung
FSC® C083411

Kolibri 360 GmbH
Ferdinand-Jühlke-Straße 7
99095 Erfurt, Deutschland
produktsicherheit@kolibri360.de